JN270912

近代日本における衛生の展開と受容

宝月理恵
HOGETSU, Rie

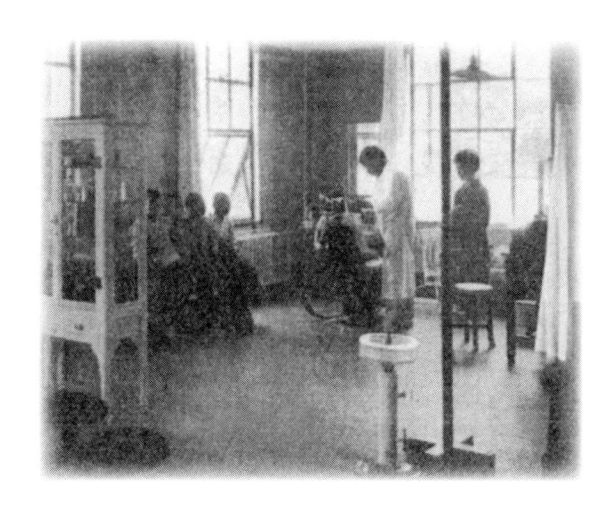

東信堂

はしがき

　本書が主題とするのは、近代日本の「衛生」である。

　このテーマへの私の関心は、学部生時代、タイトルに惹かれて手に取った「衛生」に関する本に発する。それは、ジョルジュ・ヴィガレロ（Vigarello, Georges）『*Le propre et le sale: L'hygiène du corps depuis le Moyen Âge*』(1985) であった（邦訳名『清潔になる〈私〉——身体管理の文化誌』見市雅俊監訳、同文舘、1994年。英訳版は *Concepts of cleanliness: changing attitudes in France since the Middle Ages*）。同書は西欧社会における水の表象と、清潔イメージの変遷とを関連づけて考察した興味深い社会史である。現代社会を生きるわれわれにとって、身体を水で洗うということは身体を清潔にするため、きれいにするためだと一般に了解されている。だが、時代が異なると、その前提が単純には共有できなくなることが、ヴィガレロの本には説得的に描かれていた。

　それ以来、私は衛生の歴史に興味を持ち、大学院での研究テーマを近代日本の衛生に決めた。そして衛生に関する先行研究を読んでいくうちに、衛生（衞生）という言葉は、岩倉使節団に同行した明治初期の官僚である長与専斎が、「健康保護」に関する行政制度を視察後に帰朝した際、古典（荘子『庚桑楚篇』）から邦訳語として採用したことがわかった。つまり、衛生という言葉が日常的な用語として日本社会に登場したのはおよそ140年前ということになる。現在では多少古臭ささえ感じる衛生という言葉が、当時は新しい響きを持った流行語として、明治期を通して人口に膾炙していった。衛生という語が冠されたおびただしい数の文書が発行され、菓子箱の宣伝文句にも「滋養衛生」という語が登場するようになっていたほどである（柳田 [1931] 1993）。

そして、そのように生み出された当時の衛生関連史料に目を通していると、衛生という語を現代的な用法、つまり清潔という意味で理解すると、しっくりこない場面が多くあることがわかってきた。衛生は、その言葉からわれわれが抱く狭いイメージでは補足しきれない拡がり、射程を有している。むしろその言葉の読みの通り、「生をまもる（衞る）」という、健康形成・健康維持全般を包含するような広い意味で理解する必要があるのではないか。そのような思いに至ったのは、衛生と近代統治とを結びつける M. フーコーを中心とする統治性の議論に出会った時だった。清潔概念の歴史という視点を超えて、近代国家形成という枠組みのなかで衛生の歴史を考察することができるのではないかという期待が徐々に膨らんでいった。

　しかし次第に、近代国家という大きな存在に目を向けるだけでは、近代社会における衛生の歴史を十分にとらえることができないのではないか、という疑念が生じはじめた。衛生制度や衛生規範が定着するには、国家を構成する国民にとって、衛生がどのように経験されたのかということも関係しているはずである。にもかかわらず、これまでの多くの先行研究においては、衛生を立ち上げ、啓蒙する側である国家側・制度側の分析が中心であった。明治政府の近代国家建設過程において、衛生がいかなる役割を付与されたのかという側面に分析の重点が置かれてきたのである。確かにそうした側面は重要であるが、同時に、衛生が日常的規範としてどのような人々に受容され、実践されていったのかという側面をも主題化することが必要なのではないだろうか。そして同時に、衛生知と人々とを媒介する医療専門職の役割も検討する必要がある。

　以上のような問題意識から、本書は、明治初期から昭和初期をおもな考察の対象とし、子どもの身体管理という観点から、衛生がかかわる3つの〈場〉を分析の中心として取り上げる。それは、衛生制度や衛生行政主導者の衛生

概念を検討するための〈国家〉、学校医と学校衛生を分析するための〈学校〉、家庭衛生の実践の一端を明らかにするための〈新中間層家庭〉である。この3つの場を重層的に主題化することによって、本書は、近代日本の衛生の導入、展開と受容の様相を包括的に検討することを目的とする。

しかし、新たな試みには当然問題も浮上した。衛生知や衛生規範の受容者の側面を主題化する際に直面する資料上の制約である。普通の人々の日常的な衛生実践が文書記録として残されている可能性は低い。そのため、本研究で採用した方法はオーラル・ヒストリーであった。歴史研究に口述資料を採用することには課題もあるが、文書資料だけでは浮かび上がってこない側面に光を当てる試みは、本書の中心的な主題となっていった。

現代社会においては、国家だけではなく個人にとっても、「生を衛ること」は日常におけるもっとも優先的な関心事のひとつとなり、獲得されるべき価値とみなされるようになっている。そのルーツともいえる近代日本における衛生の導入・展開および受容の様相をふり返ることは、歴史研究であると同時に、きわめて現代的な課題への挑戦であるといえるだろう。

近代日本における衛生の展開と受容／目次

はしがき …………………………………………………………… i
凡　例 ……………………………………………………………… xi

序章　課題と方法 …………………………………………………3

第1節　近代衛生の主題化 ……………………………………………3
1　近代衛生史研究の3つの系譜 …………………………………3
2　第2の系譜——都市社会史研究 ………………………………4
3　第3の系譜——統治技法としての衛生 ………………………6
　①衛生と家族　10
　②衛生と医療専門職　14
　③ポリスとしての衛生——個別化と全体化　17

第2節　先行研究の批判的検討 ………………………………………21
1　第3の系譜における衛生史研究の検討 ………………………21
　① 海外における近代衛生史研究　21
　　(1)医療専門職の専門職化と公衆衛生運動 (22)　(2)子どもの健康の特権化と医療化 (23)
　② 日本における近代衛生史研究　26
　　(1)衛生規範による身体の国民化 (26)　(2)衛生規範による家族の秩序化 (28)
2　先行研究の限界 …………………………………………………30

第3節　本書の課題と方法 ……………………………………………34
1　課題と方法 ………………………………………………………34
　① 新中間層という主題　34
　② 口腔衛生と医療専門職　37
　③ 作業課題　38
　　(1)国　家 (39)　(2)学　校 (39)　(3)家　庭 (41)
2　各章の構成 ………………………………………………………43

第一章　近代医事衛生制度の成立と衛生思想 …………………45

第1節　衛生概念の導入 …………………………………………46
1　近代西洋医学導入の経緯 ………………………………46
2　国家医学の構想 …………………………………………48
　① 西洋医学の正式採用　48
　② 大学東校　49
　③ 保護健全意見書　51
3　医制の制定 ………………………………………………56
　① 医制の理念　56
　② 医制の施行内容　61
4　医学教育の制度化 ………………………………………63

第2節　衛生概念の敷衍 …………………………………………65
1　漢方医学の排除 …………………………………………65
　① 漢方医側の抵抗　65
　② 漢方医学否定の論理　68
2　大日本私立衛生会の結成 ………………………………72
3　地方衛生の警察行政化 …………………………………74

第3節　医師法・歯科医師法の成立 ……………………………77
1　医師法制定の経緯 ………………………………………77
2　医師法の内容 ……………………………………………78
3　歯科医師法制定の経緯 …………………………………79
4　歯科医師法の内容 ………………………………………81

第4節　ポリス／ポリツァイと近代日本の衛生 ………………82
1　明治期の衛生論の特徴 …………………………………82
2　後藤新平の衛生制度論 …………………………………84
3　長与専斎の衛生論 ………………………………………89
4　森林太郎の衛生学 ………………………………………91
5　生に対するポリス／ポリツァイとしての衛生 ………98

第5節　学校衛生の創始と展開 …………………………………103
　1　学校環境と体育への関心 …………………………………103
　2　児童の身体へのまなざし …………………………………105
　3　三島通良の学校衛生観 ……………………………………106
　4　学校衛生行政の縮小と復興 ………………………………111
第6節　民間医学、民間療法の位置づけ …………………………112
　1　富士川游の民間療法観 ……………………………………112
　2　家庭向け衛生書と民間薬 …………………………………117
第7節　小　括 ………………………………………………………120

第二章　学校口腔衛生の確立と歯科学の専門職化 …………125

第1節　歯科学と学校衛生 …………………………………………126
　1　学校口腔衛生への着目 ……………………………………126
　2　学校衛生における支配管轄権闘争 ………………………127
　　① 口腔衛生の支配管轄権をめぐって　127
　　② 学校医制度　130
第2節　歯科学言説 …………………………………………………131
　1　歯科学知をめぐる言説 ……………………………………131
　　① 健康の関門としての口腔　132
　　② 乳歯と六歳臼歯の特別性　133
　　③ 全身疾患との関係　135
　2　学校歯科医確立を求めるクレイム ………………………136
第3節　学校歯科医令の実現に寄与した外的要因 ………………139
第4節　小　括 ………………………………………………………143

第三章　衛生経験の聞き取り ………………………………………145

第1節　「生きられた経験」への分析視角 …………………………146
　　──抵抗、ハビトゥス、戦略

1　抵　抗……………………………………………………………146
　　2　ハビトゥスと戦略……………………………………………151
　第2節　主観的衛生経験の検討………………………………………158
　　1　受容者への接近方法…………………………………………158
　　2　「聞き取り」という方法……………………………………161
　　　① オーラル・ヒストリー　162
　　　② ライフ・ヒストリー　164
　　　③ 新中間層の口述史へ　165
　　3　調査の概要……………………………………………………166
　　　① 調査対象　166
　　　② 対象者の属性　167
　　　③ 事例の選定基準　171
　第3節　語りが提供する視角…………………………………………172
　　1　学校衛生の記憶——規範の枠からのずれ・抵抗…………172
　　2　「健康優良児」に選ばれて——当事者の意識……………177
　　3　啓蒙教育の記憶——教育と身体化の隙間…………………183
　　4　家族員の衛生―医療実践——医療の多元性………………186
　第4節　小　括…………………………………………………………193

第四章　新中間層家族における母親の衛生戦略　195

　第1節　新中間層家族における母ー子と衛生………………………195
　　1　新中間層の再生産戦略としての衛生………………………195
　　2　分析の対象……………………………………………………199
　　3　分析の手続き…………………………………………………201
　第2節　母親たちの衛生戦略…………………………………………202
　　1　女学校の受験対策……………………………………………202
　　2　モディファイされた衛生戦略………………………………210
　　　① Gさんの事例　210
　　　② Cさんの事例　213

3　衛生戦略と資源 ……………………………………………………217
　　　① Iさんの事例　217
　　　② Fさんの事例　227
　第3節　資源としてのメディア ……………………………………………233
　第4節　小　括 ………………………………………………………………235

補遺　「京城府」の衛生経験 ……………………………………………240

　第1節　植民地朝鮮の医療と衛生 …………………………………………240
　第2節　Tさんの衛生経験——質問紙調査から ……………………………243

第五章　身体化される／されない衛生実践 ……………………249

　第1節　身体化への着目 ……………………………………………………250
　　1　通俗化と身体化の間 …………………………………………………250
　　2　分析の対象と手続き …………………………………………………251
　第2節　語りにみる身体化と非身体化 ……………………………………253
　　1　歯磨訓練の非―身体化 ………………………………………………253
　　2　性病予防教育の身体化 ………………………………………………258
　　3　「赤本」の教えの身体化 ……………………………………………263
　　　① 赤本の特徴　263
　　　② ハブ草の日常的飲用　265
　　4　ハビトゥスの生成条件 ………………………………………………271
　第3節　小　括 ………………………………………………………………275

終章　近代日本の衛生経験 …………………………………………276

　第1節　本研究の知見と意義 ………………………………………………276
　第2節　現代社会との連続性と断絶性 ……………………………………285
　参考文献 ………………………………………………………………………288

あとがき ……………………………………………………………305
事項索引 ……………………………………………………………309
人名索引 ……………………………………………………………314

凡　例

(1)　史料からの引用文は、旧字体は新字体にあらためた。また、旧かなづかい・送りがな、および、当て字・誤字・脱字は原文どおりに表記し、筆者の補足は［　］で示した。

(2)　調査対象者の語りの引用は、聞き取り調査の逐語録どおりに表記し、筆者の補足は［　］で示した。

(3)　引用史料や小説が、初版もしくは私家版以降に著作集等に再録された場合には、文献注は（著者名［初版の出版年］参照した版の出版年）と表記した。例：（柳田［1931］1993）

(4)　翻訳書を参照した場合は、文献注は（原著者名　原書の出版年＝翻訳書の出版年: 引用頁）と表記した。例：（Foucault 1963=1969: 58）

東京朝日新聞
1930（昭和5）年5月5日朝刊
（段組み改変）

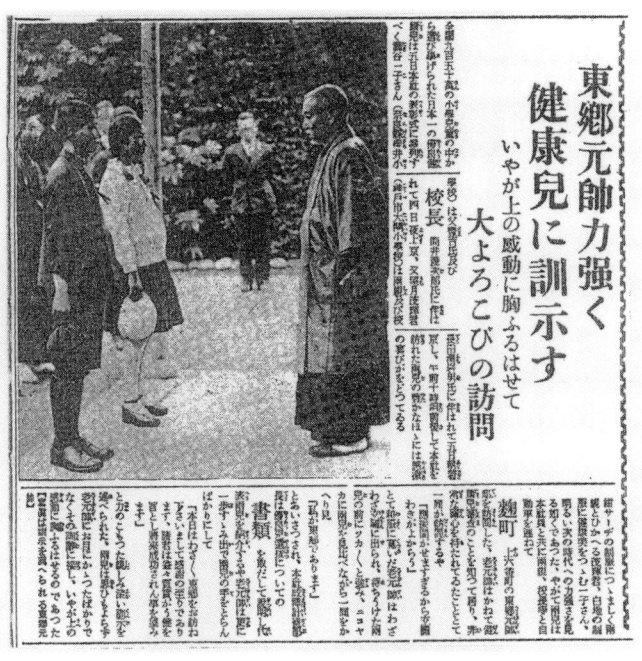

東京朝日新聞　1930（昭和5）年5月6日夕刊

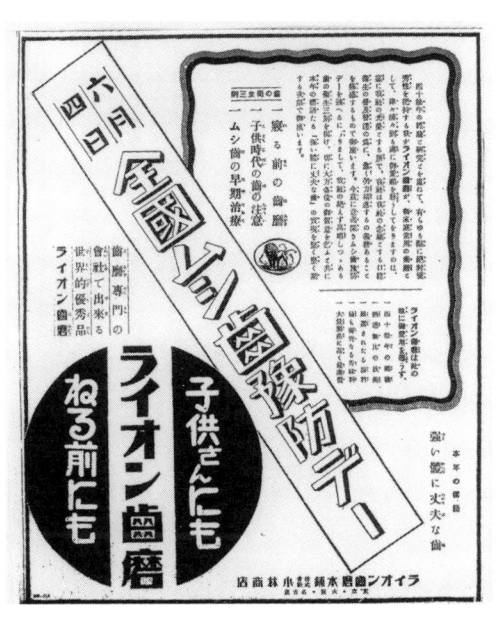

神戸新聞　1936（昭和11）年6月4日朝刊

近代日本における衛生の展開と受容

序章　課題と方法

第1節　近代衛生の主題化

1　近代衛生史研究の3つの系譜

　近代社会における衛生学や公衆衛生制度の成立および発展を、国民の生活問題の解決や生存の質の改善・充実としての社会的営為としてとらえてきた医学史や公衆衛生史の研究系譜[1]とは異なる衛生史研究が、日本の歴史学や社会学の分野で1つの潮流をつくりあげるようになったのは、1980年代後半から90年代終わりにかけてのことである。それら新しいタイプの衛生史研究は、大枠で言えば、近代社会の成立過程のなかに、あるいは成立の必要条件として衛生を位置づけるという営みであった。そのような研究が生み出された背景には、1970年代以降の欧米での動き、すなわちM.フーコーによる一連の研究成果、社会史の隆盛、国民国家論の流行、医療を政治的レベルでとらえる医療化論、医学知識を客観的事実としてではなく社会的・政治的関係において把握しなければならないとする社会構築主義の視点の展開等の要因があるものと思われる。

---

[1] これらの研究はおもに医家によって担われてきた。この系譜のなかには、戦前の公衆衛生を国家主義の体現としてネガティブにとらえるものも存在する。しかしそれは公衆衛生には本来的に「個人を尊重し、個人の人権を守るというヒューマニズムの精神」（中野他 1990: 5）が必要であるという認識に基づいており、公衆衛生の歴史のなかに政治性を見出す新しい研究潮流とはスタンスが異なっている。

デボラ・ラプトン（1995）は欧米で展開した公衆衛生（public health）史に関する研究[2]を、3つの系譜に整理している。第1の系譜は、伝統的な歴史学の系譜であり、19世紀末の「偉大な改革家」主導による公衆衛生や衛生改良運動の出現を「近代」の幕開け、公衆の健康を守護するための合理化されたアプローチの出現とみなすものである。特に19世紀の細菌の発見は「科学的な」公衆衛生の転機として肯定的にとらえられる。第2の系譜は、社会史である。社会構築主義アプローチを採用し、公衆衛生実践のシンボリックでイデオロギー的な側面を明らかにする意図を持つ。第1の系譜と異なり、19世紀から20世紀初頭の公衆衛生運動はマイノリティに対する不公正性を内在するものとして批判的検証の対象となる。第3の系譜は、（本書では以下で詳述するが）フーコーの系譜学研究（genealogy）に依拠したものである。第2、第3の系譜は、第1の系譜とは異なり、公衆衛生の発達を進歩史観によってではなく、政治的闘争としてとらえる。また、医療、公衆衛生制度を、大衆を監視したり社会を規制する「正常化のまなざし（'normalizing gaze'）」を構築する中心としてとらえるという共通性を有している（Lupton 1995: 16-7）。

2　第2の系譜――都市社会史研究

　前述したとおり、日本の衛生史研究は欧米での研究潮流の影響を少なからず受けているため、ラプトンの分類は近代日本を対象とした衛生史研究の系譜とも一致するとみなすことができる。先に立場を明確にするならば、本研究は第3のフーコー・パースペクティヴの系譜に属し、かつ当該系譜の批判的展開を目指すものであるが、まずは第2の系譜について概観する。

　日本において1990年前後に衛生を最初に主題として取り上げ始めたのは、都市社会史の分野であった［安保（1989）；ひろた（1990）；成田（1993a、1995）；川越（1993）；小林（2001）など］。これらは特に貧困、貧民に対する秩序維持機能と

---

[2]　本研究においては「公衆衛生」を「衛生」に包含されるものとしてとらえる。その包含関係については後述する。ここでのラプトンの分類は「公衆衛生 public health」研究の分類とされているが、ひとまず、現段階では「衛生」研究の分類として採用する。

しての公衆衛生を研究対象としたものとして位置づけられるが、議論の要諦は、社会的差別を生産する構造の分析にあり、衛生史研究という以上に、歴史の現実的帰結に鋭い批判意識を内在した差別研究の様相を帯びた研究群であるといえる。すなわち、コレラやペスト等の急性伝染病の大流行（パンデミー）への対応策として、都市衛生の基準をもとに編成された日本の近代都市に注目し、その形成過程においてどのように社会的差別が構造化されていったかを明らかにすることを目的に据えている。研究対象となる時期は、主にコレラやペストなどの急性伝染病が定期的に猛威を振るい、その対応策が模索されていた明治時代前半である。例えば安保則夫は神戸市を考察の対象とし、小林丈広は京都市域を対象として、ジャーナリズムや公文書などの当時の史資料から各地域の防疫行政の展開と都市形成の歴史を詳細に跡づけていく。そして伝染病予防の過程とともに形成されていく不潔や貧困に対する嫌悪を内包した「良民社会」（ひろたまさきの言葉で言えば「一般社会構成員」）の「まなざし」が「被差別部落」を〈可視化－対象化〉し、それを解体、もしくは囲い込んでいった過程を指摘している。

　これらの議論に共通するのは、近代以降に導入された新しい衛生規範によって病の原因と不潔さが結びつけられ、貧民に対する嫌悪、憎悪、侮蔑、恐怖といった感情、差別心を惹起し、衛生・治安対策の対象として衛生行政のなかで特別な監視と警戒を要する集団が構築されていくというものである。それは、近代以前の身分制的な概念が、衛生という新たな評価軸に基づく近代的な概念によって再定義される過程としてとらえられている。差別的まなざしは医学的まなざしに覆われて衛生システムのなかに介在し、それは公的制度のなかで強化され、断ち切ることのできない差別の循環が起こっている点を指摘している。

　このように、衛生差別論の文脈では、実体としての差別される客体を措定するのではなく、衛生の規範を内面化した「良民社会」のまなざしが差別する対象を創出していくと論じる点に議論の中心がある。差別論における衛生は、個人に向けられたものというよりも、環境や集団に向けられたものとし

てとらえられており、都市空間の清浄化、秩序化という政治的・社会的要請の実現過程において、「良民社会」に生きる人々のまなざしを構成する基軸となる知として措定されている。それは実践的な知でもあるが、規範的な知でもある。規範的な知であるとは、「衛生的であること」が望ましいという価値を有することによって、「衛生的でないこと」が公衆や社会における規範の逸脱として、差別の視線の根拠となっていくということである。都市社会史における衛生史研究は、「単なる強制・抑圧の手段としての権力行使そのものではなく、清潔／不潔にまつわる秩序意識や規範、黙約、感受性などに照らして社会的空間の形成・編成を導いていくような、そうした権力作用のあり様」(安保 1997: 115) を明らかにしようとする研究であったといえるだろう[3]。

3 第3の系譜——統治技法としての衛生

続いて、都市社会史とは異なる系譜の衛生史研究 (第3の系譜) が登場するが、それらの理論的枠組みに大きな影響を与えたのが、フーコーとその後継者たちの議論であった。以下で検討するフーコーやジャック・ドンズロの議論は18世紀から19世紀のフランス社会を中心にしたものであるが、(公衆) 衛生の問題がこの時期になって初めて西欧社会に登場したというわけではもちろんない。ヨーロッパにおいては、ギリシア・ローマ時代から、排水、給水事業が展開したことは指摘されているし、中世 (およそ500年～1500年ごろ) においても、都市における環境衛生問題が浮上し、食品の監視や疾病予防のための行政機構が設置されたといわれている (Rosen 1958=1973)。また、中世

---

[3] これら先駆的な衛生差別論によって衛生規範を内面化した「良民社会のまなざし」が他者を差別化し、差別される客体を構築していく過程が明らかになった。しかし、小林丈広によれば、まなざし論は、しばしば〈まなざす主体・まなざされる客体〉として権力構造をとらえ、まなざされる者を差別され、囲い込まれる客体として、彼らの上昇志向や内発的・主体的営みを軽視する傾向を持つ (小林 2001: 108)。もちろん、先に引用した安保の社会的空間の編成をめぐる権力作用のあり方に関する記述からも、差別論が権力のはたらく空間を単純に支配と被支配の二項対立図式としてとらえようとしていないことは明らかであるが、「良民社会」「部落社会」とカテゴリー化することによって、多様な関係性をみえにくくしてしまう結果となっていることを指摘することができる。

期を通してカトリックの聖職者の管理による病院・施療院 (今日的意味での「病院」とは一致しないが) が発達したことも明らかにされている。しかし、衛生問題の大部分は魔術と宗教に属するものとして扱われ、疾病の原因そのものも、キリスト教の罪と罰の概念と結びついており (同前)、18世紀前後に現れた新しい衛生の問題系とは性質も出自も異にしていると考えるべきである。というのは、後述するように、衛生は人口の問題への関心の浮上とともに立ち現れる「ポリス」という国家の新しい統治技法 (政治理性) の枠組みにおいて誕生したものであるからだ。

　また、18世紀は啓蒙主義時代 (the Enlightenment) と呼ばれている[4]。旧体制 (アンシャン・レジーム) における宗教的・政治的権威を批判、人間の合理的思惟の自律を唱え、社会生活の進歩と発展を信じ、科学と技術によって社会を完全なものにすることができるという時代思潮は (Risse 1992: 149)、医学や衛生の展開にとっても大きな影響をもたらした。啓蒙主義は国際的な運動となったが、知的主導権は18世紀中葉に至りイギリスからフランスに移っていた (Rosen 1958=1973: 93)。啓蒙主義の思想と行動の基礎は、知性を至上の社会的価値とし、それゆえ理性こそ社会的進歩に効用があるとする信念であったため、啓蒙主義時代を特徴づけるのは、科学と医学の諸成果が大衆的に活用されるようになる啓蒙への熱烈な衝動であったとされる (同前)。そしてこのイデオロギーによって、経験知をもとに病や健康を扱っていた者たちは「にせ医者」とされ、正規の資格を持った医師たちが新たな医療エリートとして、ヨーロッパ社会において主導権を握り、ますます重要な役割を演じるようになっていく (Risse 1992: 154-5)。以下にとりあげるフーコーやドンズロの議論は、18世紀におけるこの時代思潮や新たな統治技法という広い文脈を念頭において検討する必要がある。

---

[4] 通常、1688年のイギリスの名誉革命から1776年のアメリカの独立宣言まで、あるいは1789年のフランス革命までがその時期に含まれる (Risse 1992: 149)。

ここではまず、フーコーの統治性研究を精査することによって[5]、統治性 (gouvernementalité, governmentality) という観点から衛生の問題系を明確にしていこう。

フーコーは18世紀に始まる「疾病政策 (noso-politics)」への関心を、フランスのみならずヨーロッパ全域に広がった現象としてとらえるが、その最初の端緒を、社会の経済的負担を軽減するという目的における、貧者に対する扶助の解体と再組織化にみる。しかしより一般的な別のプロセスとして、貧者の支援のみならず、「住民／人口(ポピュラシオン) (population)」一般の健康レベルを向上させることが可能になる政治的方法が模索され始めたことが、疾病政策を作動させた動因として指摘される (Foucault 1979=2000: 17)。ここでわれわれは、この「住民／人口」という概念自体が、統治に固有の問題として18世紀に重要性を増したことに十分な注意を向ける必要がある。

「住民／人口」への関心の出現の背後にはどのような事態があったのだろうか。中世においては権力(主権)の対象は領地であり、そこに住まう領民であった。この権力は戦争と平和の機能を果たしてきたが、中世末期以降、秩序維持の機能、富の増大の機能が加わり、さらに18世紀には、「社会を、身体の満足感やできるかぎりの健康、そして長寿にふさわしい環境として整備する」機能が政治目標として付加された (Foucault1979=2000: 17)。これら秩序維持、富の増大、健康の機能は、ポリス／ポリツァイ (police/ polizei)[6]と呼ばれた多様な規則と制度の総体によって遂行されたという。

ポリスとは、古代ギリシアの「ポリティア」に起源を持つ近代的統治技術(の学)のことである。この古代に淵源を持つポリスは、「国力を拡張的かつ競争的な枠組みのなかで強化していくことを目的」とする国家理性(国家の統治技法にかかわる合理性)として、16世紀以降に体系化されていく (Foucault

---

[5] おもに参照する文献として「統治性」(1978a=2000)、「十八世紀における健康政策」(1979=2000)、「全体的なものと個的なもの――政治的理性批判に向けて」(1981=2001)。

[6] 日本語では「公安」「国勢管理」「医事警察」などと訳されるが、どれもその語が包含する領域の一部のみを指しており、適訳とは思われないため、「ポリス」または「ポリス／ポリツァイ」と表記する。

1981=2001: 357)。近代ポリス論の最初の体系とされるニコラ・ドラマール (N. Delamare, 1639-1723) の大著『ポリス論 (Tráite de la police)』(1705-1738) は、人間の生 (vie) にかかわる些細な局面すらも、細大漏らさず網羅しようという配慮に貫かれていた (白水 2004: 110)[7]。ドラマールの近代ポリス論の目的は、人間を「最も完全なる幸福」に導くことにあったという。この幸福は、「精神的善」(=宗教、習俗)、「身体的善」(=衛生、衣食住、公道の利便性、生活の治安と秩序)、「富」(=自由学芸、商取引、製造業と工芸) の3種類からなり、これら全体の調和を図ることで「公共善」が実現できると考えられていた (同前: 111)。「まさにポリスの活動は、日常生活に関わるあらゆる事象へとおよび、福祉領域から治安領域にわたる〈生〉の一切を配慮し、管理しようと努めてきたわけである」(同前: 62)。

中世において主権の対象は領土およびそこに住まう領民であったと述べたが、これに対置して、ポリスの対象をフーコーは次のように表現している。

> 「統治が関わるのは領土などではなく、人間と事物からなる一種の複合体であることを示すことが [ラ・ペリエール『政治の鏡、国家を統治し政治により治める様々なる方法をふくむ』(1555) の[8]] 主眼なのです。つまり、統治が責を追わなければならない事物とは人間たちなのですが、その人間たちとは、富、資源、食糧、そしてもちろん、国境に囲まれ、特徴、気候、干ばつや豊穣を備えた領土からなる諸々の事物との、関係、結びつき、絡みあいのなかにあるかぎりでの人間たちのことであるのです。それは、因習、習慣とか、行動や思考の様式といった他の事物との関係のなかにとらえられる人間たちであり、さらにまた、飢饉や疫病や死のような、事故や不幸といった他の事物との関係のなかにある人間たちのことであるのです」(Foucault 1978=2000:

---

[7] フーコーのほぼすべての著作にもたびたび登場するポリスを、18世紀フランスの啓蒙思想、百科全書、メルシェ『タブロー・ド・パリ』、ドラマール『ポリス論』、フランク『医療ポリツァイ』にさかのぼって渉猟し、包括的に検討し直した先行研究として白水浩信 (2004) 参照。

[8] 「統治性」論文において、フーコーはラ・ペリエール『政治の鏡、国家を統治し政治により治める様々なる方法をふくむ』を、マキャヴェリ『君主論』(1532) を批判・棄却した「反マキャヴェリ文献群」の最初の1つとしてとりあげている。この反マキャヴェリ文献群のなかにこそ、新しい統治の技法をフーコーは発見するのである。

257)[強調は引用者]

　つまり統治すべき対象は複雑なものに変容し、それぞれにとって「ふさわしい目的」へと導いていく必要性が生まれる (同前:259)。〈生〉の一切が統治の対象となるのはそのためであり、統治の道具は法律ではなく、固有の目的を達成するために生にはたらきかけるさまざまな戦術となるのである。
　ポリスを論じた文献群は、ヨーロッパの大部分の国々で流布し始める。それらは机上の理論にとどまらず、具体的な政策として実現し、また特にドイツでは「ポリツァイ学」(ポリツァイヴィッセンシャフト) として17世紀から18世紀の間じゅう、広がり続けた (Foucault 1981=2001: 361)。

　① 衛生と家族
　衛生は広範なる近代ポリス論の重要な主題の1つであった。ドラマールのポリス論をさらに掘り下げたドイツの医師 (臨床医学講座教授、オーストリア地方筆頭医) ヨハン・ペーター・フランク (Johann Peter Frank, 1745-1821) によって著された『医療ポリツァイ (System einer vollständigen medicinischen Polizey)』(1779-1819) は、結婚制度から、妊婦と胎児の保護、未婚の母や乳幼児の保護、食糧や衣服の管理、住居の管理、公共の安全＝治安、医学教育、医療施設、開業医の試験制度に至るまで、その射程に収められていた。フランクにとって衛生は、ポリス論の主題というよりも、むしろ、近代ポリス論そのものを「衛生的配慮」の下に再構成しようとしたものであり (白水 2004: 225)、'生を護る'技法を統治技術の根源に据えていたといえる。

　疾病政策が、慈善事業という狭い文脈から、より一般的な「医療ポリス」という形態へと移行した背景には、労働力の保護、維持、保存の目的、すなわち、18世紀の西洋社会の人口急増に伴ってその人口を生産機構に組み入れる必要が生じたことによるとフーコーは指摘する。
　差異ある肉体を監視、分析、介入、修正等の対象として出現させ、その有

用性を保証するためのしくみ、装置が組織されることになるが、その1つが〈幼年期の特権化と家族への医療の普及〉である。子どもの数を調整するだけではなく、幼年期を適切に管理することが重要となる。身体や衛生に関する親子に課された義務を通して、家族は、子どもの身体を包み込み、より良い発達を促す濃密で飽和した永続的、連続的環境でなければならなくなる。その結果、家族は緊密化、強化される。子どもの健康が家族のなかでもっとも拘束力を持つ目標の1つとなり、家族は医療化のためのもっとも恒常的なエージェントとなった (Foucault1979=2000: 20)。18世紀の後半には家庭向け育児・医療書が多数出版される。このように、18世紀にヨーロッパで形を明確にし始めた医療政策は、フーコーによれば、最初の成果として、〈親一子ども〉の複合体を、個人に対する医療化の最初かつもっとも重要な機関=審級 (instance) として組織した。つまり家族によって健康という私的倫理が社会体の衛生システムや科学的な治療技術と結びつくことができた。

新たな統治技法（ポリス）の登場により、家族を統治するように国家を統治すべしという〈統治の家族モデル〉は消え去り、「家族」は人口の内部の重要要素、人口の統治の基本要素として新たに政治の俎上に上ることになったのである (Foucault1978a=2000: 265-6)。

家族を介したポリスの具体的様相は、J. ドンズロ『家族のポリス』(邦題『家族に介入する社会』)(1977) に鮮やかに描かれている[9]。家族にはたらくポリスの戦術とはどのようなものであったのか。詳しくみていこう。

---

[9] 阪上孝によると、1970年代、フランスにおける家族の社会学・歴史学研究は大きく躍進した。その背景には伝統的な政治史や経済史にかわる社会史の台頭や、現実のフランス社会における家族生活や家族形態の変化があったとされている (阪上 1983: 1)。この家族研究には2つの主題があり、1つは家族内の諸関係における心性に焦点をあてるもの、いま1つは家族を、近代国家が社会を掌握・再編成する際の戦略点の1つとしてとらえ、その具体的戦略と過程を分析しようとするものであった (同前: 2)。ドンズロの『家族のポリス』は後者に属する代表的な著作である。本書は、「家族」という空間が個人と国民国家とを接続するエージェント・結節点として、すなわち国家による福祉・医療・教育・司法などのさまざまな諸政策を通じて介入する戦略的拠点なり、人々を管理・統制する装置が遍在的に配備されてきたことを明らかにしている (天田 2002: 94)。

18世紀半ばのフランス社会で、富裕層の子どもの教育風潮（乳母による養育、「人工的」な教育や束縛）が、国家の貧困化とエリートの退化を招くとして批判され始める。このような子どもの健康管理を求める議論を契機とし、2つの極の周りで教育活動は再組織化されることになったとドンズロは指摘する。一方は「家庭医学の普及」であり、それはブルジョワ階級が使用人の悪影響から子どもたちを守り、使用人を親の監視下に置くことを可能にする知識・技術の集成である。18世紀終わりから19世紀末までは、医師によるブルジョワ階級家庭向けの家庭用医学書や育児書が数多く発表された。医学（家庭医、かかりつけ医）と家庭とが有機的に結びつくことによって、家族が次のような形で再構成される。それは第1に、古い教育環境や召使の養育法に対し家庭を強化すること、第2に、母親の教育者としての価値を認識することで医師と母親が特権的な同盟関係を結ぶこと、そして第3にそれまでの教育法や宗教規律、寄宿制度の慣習といったものに対抗して、医師が家庭に介入し、利用することである。18世紀半ば以降、無資格医師や「いかさま治療師」、また産婆による医療市場支配の構造を、医学を履修した正規の医師はブルジョワ家庭の子どもの身体をめぐって母親と手を組むことで、転換させることができた。同時に母親も、その機能の重要性を増し、新しい力を付与されることになった。

　第1の極がブルジョワ家庭に対するものであったのに対し、第2の極は貧困にあえぐ労働者階級に対するものであり、それは「博愛」を通して行われた。博愛は、国家が最小限の公的費用で労働者を確保することを目標とする。その重要な目的は、非合法な同棲を規制し、貧民の捨て子をやめさせ、子どもの放浪を排除することであり、直接的な監視をすることであった。家族にとって望ましくない者を収容する施設（修道院、施療院、養育院）は、このような家族生活に対する介入の戦略的基地として機能した。また、労働者階級の子どもに対する医療管理も博愛の極の周りで拡大する。貧民の道徳性を確保するための公共住宅がつくられ、そこは衛生的であるとともに、雑居を排除し、親が子を監視できるように空間が配置されていた。

こういった家族をめぐる変容は何を意味するのか。アンシャン・レジーム期においては、家族成員は家長に依存しており、家族は連帯のネットワーク（ギルドや村落共同体）、封建的・宗教的ブロックに依存していた。国家の保護と承認に対し、税金や兵役で国家に報恩する家族は最小の政治機構だったのである。しかし、18世紀以降、工業化・都市化に伴う貧困・貧民の増加や「家族封印状」に象徴されるパターナリズムに対する批判の喚起により、このメカニズムは機能不全に陥り、家族の旧来の支配を脱構築する動きが革命となって結実する。革命後、家族は政治論争の中心になるのであるが、ドンズロは、家族を、国家の自由主義的定義によって提起された問題の解決のための積極的な形とみるのである。人口を維持し、増加させるという自由主義経済にとって、人々の福祉と支配、社会統合のニーズを満たすものとして、故意に非政治化された戦略が博愛であった。そしてこの博愛主義の戦略のターゲットがまぎれもない家族であり、家族を自律＝自立させることこそが、博愛主義の第1の目的であったのである。

　具体的には、博愛主義には2つの戦略があった。第1に、「援助の極（道徳化）」である。それは貧民に対して国家に援助を求める権利ではなく、節約（貯金）すべしとの美徳を教え、自律＝自立の手段を与えるものである。国家に援助を求める政治的権利を、経済的道徳性の問題に転換するのである。道徳と経済を結びつけることにより、家族に対する絶え間ない監視、家族生活のあらゆる側面の調査が可能となる。第2に、「医学＝衛生の極（正常化）」がある。衛生主義的博愛主義者は、産業化や都市人口の拡大が不衛生を増大させていることや、労働者階級の子どもの健康と教育の問題（放置＝身体の衰弱、私物化＝労働力搾取、非行）を提起して、その対応手段を提供するべく家族の私的な領域への介入を求める。

　これら2つの戦略は、前述したように、封建主義ではなく自由主義国家に適合的なものであった。そして、抑圧という主権の権力にかえて、助言や保護を通したオルタナティブな権力の形式を代置した。すなわち、旧来の連帯ネットワークや依存ブロックから家族を自律＝自立させるとともに、衛生主

義の規範化を通して、母親と子どもに家父長的権威からの自律の可能性を与えたのである。19世紀末には、これら2つの極は子どもの保護の問題という地点で合流する。家族の道徳化、正常化を通して、危険にさらされている子どもと危険な子どもを統一的に「保護」することが目標となる。博愛主義は、直接に家族の領域に入っていき、衛生的・教育的保護の名の下に父親の権力を除去し、経済＝道徳的な自律性を有するものとして家族を立ち上げた。

以上のドンズロの議論を要約すると、家族に対してはたらく衛生を以下のようにまとめることができるだろう。第1に、中産階級の家族と医学とを結びつけるための導入剤・接着剤としての役割。家族を旧来の地域的・親族的・宗教的依存関係から私的なものとして自律＝自立させ、家族内における母親の役割の重要性を増大し、親と子どもの関係を濃密化、緊密化する。その結果として家族は医療普及の拠点になる。第2に、国家が労働者階級の家族を監視する際の戦略的な支点としての役割。彼らの生活を、博愛という故意に非政治化された戦略を通して経済的・道徳的に立て直させる。

すなわちポリスとしての衛生が、健康という私的な欲求を家族に生じさせ、家族を統治すべき対象として措定したということである。実際これを可能にしたのは（特にブルジョワ家族に対する医療化を促進する役割を担ったのは）資格を持った専門医であった。ポリスとしての衛生にとって医療専門職は不可欠の役割を果たしていたのである。

② 衛生と医療専門職

「十八世紀になって突如として医学が帯びた重要性は、［貧民の］扶助についての新たな『分析』経済と、健康についての一般的ポリスの突然の出現が、交差する地点をその起源に持っている」(Foucault1979=2000: 18)。

さきに肉体の有用性を保障する装置として〈幼年期の特権化と家族への医療の普及〉、すなわちポリスの対象としての家族の機能化を取り上げたが、フーコーが同時に指摘したのは、〈衛生の特権化と社会の管理機関としての

医学の働き〉であった。生活規則あるいは一種の予防医学として古くからあった養生法 (régime) は、「住民／人口」への関心の出現により、全体としてとらえられた人口に対する療法＝衛生という概念になる。伝染病の予防、罹患率の減少、余命の延長を目標に据えた衛生は、医学の側からの介入と管理を前提としており、まず都市環境の医学‐衛生的観点からの整備が始まる。同時に、医師は住民個々に対しても衛生の規則を教える。健康のための一般技術としての医学は、18世紀を通して拡大していったポリスをめぐる権力装置のなかで、重要な位置を占めるようになっていく。この時期に医師は社会体を監視、矯正、改善する技術を持つ助言者としての役割を増大させることによって、むしろ臨床医としてではなく衛生監督者として、政治上の特権的立場を獲得することができたというのである (Foucault 1979=2000: 22-5)[10]。

　フーコーはこのように衛生を介した政治的なものと医学的なものとの結びつきに注目するなかで、政治、経済、家族の各者にかかわるものとしての医学および医師の存在の重要性を浮かびあがらせている。医学は革命前後に起こったさまざまな社会的変化の影響を受け、また影響を与える存在となり、ポリスの枠組みのなかで徐々にその存在を政治化させていったといえるが、一方で18世紀から19世紀における医学の認識論的変容についての考古学である『臨床医学の誕生』(Foucault 1963=1969) では、医学が国家的任務となる過程が、医学自身の知覚内部の構造の変化としても語られている。医学の知覚の変容とはどういうことか。

　フーコーによれば、18世紀半ばの医学と19世紀前半の医学との間には、異なる認識枠組みが存在していた。前者は「分類学的医学」と呼ばれるもので、解剖＝臨床医学的方法にやや先立ってあらわれ、病気を、科、属、種へと階層化された編成に分けてとらえる。生体内の局在論を重視するよりも、包含、従属関係、区分、類似などの概念によって諸関係が規定する認識に基づく医

---

[10] フランス社会におけるこの変化に関しては、衛生や清潔についての社会史的研究である以下の文献も参照。Corbin, A. (1982=1990) ; Goubert, J-P (1986=1991) ; Vigarello, G (1985=1994)。

学である。分類学的医学においては、風土病や流行病の概念は周縁でしかなかった。個別的な病と流行病的現象の間には性質や種類の差がないと考えられていたからだ。散発的な病が数回起こるだけで流行病になるというわけである。

　しかし流行病は集団的な現象であるために多様なまなざしを要請する。その反面、単一な現象であるゆえにその独特な点、偶発性をも記述する必要がある。細部が必要だが、多数の知覚の首尾一貫性にも従わねばならない。繰り返し情報を入手し、正しいものに更新する必要がある。18世紀末には、さまざまなまなざしが交錯する点において流行病という集団的現象が取り囲まれるようになっていた。これは恒常的かつ強制的な介入、すなわちポリスに裏づけられなくては存在しない。ここで注意を要するのは、「分類学的医学」では特別な位置を与えられなかった「流行病」が、18世紀末には医学的に観察し、強制的に介入する対象として変化したという指摘である。

　ちょうど同じころ（仏革命期〜19世紀初頭）、臨床医学的経験を構成する要素の1つが生まれたとフーコーはいう。医学的知識は閉ざされた空間にとどまることをやめ、開かれた全体的なものになる。絶えず情報を入手し、絶えず情報を改訂する。これを支えるのは集団的意識であって（すなわち住民／人口を対象にしたまなざし）、病人をその独自性において把握する知覚ではない。医学的空間は社会的空間と一致しうるし、医学的空間は社会的空間を貫徹してこれに完全に浸透することもありうる。あまねく存在する医師たちのまなざしが交差して網目を作り、空間、時間のあらゆるところ、時間のあらゆる時点において、恒久的、可動的、かつ分化した監視を行う。

　また、各個人の意識が医学的に目覚めることが要求される。各開業医は監視者としてだけではなく、教育者の役割も担う。知識が形成される場は、分類学的医学ではもはやなく、一般化した医学的意識である。この意識は時間と空間の中に拡がり、開かれた可動的なものであり、各個人の生活に結びついているが、同時に国家の集団生活にも結びついている (Foucault 1963=1969: 51-4)。

仏革命の前後数年間に2つの大きな神話が生まれた。1つは国家化された医業に関する神話で、医師たちは、聖職者が人々の霊魂に及ぼすのと同じような権力を、健康と肉体のレベルで授けられているというものである。もう1つは、医療化が浸透すれば、病は消滅し、ついには医学や医師自体が対象および存在理由とともに消えうせてしまうというものである。これはどちらも夢想に過ぎないが、医学を国家の運命と結びつけることによって医学のなかに積極的な意義を表現させた。

> 「[医学は] 今や堂々たる任務をさずかったのである。それは人間たちの生活の中に、健康、美徳、幸福というポジティブな形象を建設する任務である。(中略) 医学はもはや単なる治療技術と、それが必要とする知識の合成物であってはならない。それは健康な人間についての認識をも包含することになる。ということは、病気でない人間の経験と同時に模範的人間の定義をふくむということである。人間存在の管理の上で、医学は規範的な姿勢をとることになる」(同前:58)[強調は原文]

　医学は、個人の健康、国家の秩序、国民の繁殖力等との境界地帯 (すべてに関与する存在) に位置するものになったということである (同前)。
　『臨床医学の誕生』において示唆的なのは、革命前後の18世紀後半から19世紀にかけて医学自体の認識構造の転換があり、医学が集団＝住民／人口という存在に眼を向け始めるとともに、医学が人間を管理する上で政治的な立場を獲得し、社会のなかで規範的な役割を担うようになったという一連の変容であろう。近代国家における統治技法の変容は、医学自体の認識枠組＝知覚の変容も同時的に巻き込んでいたことがわかる。

　③ ポリスとしての衛生——**個別化と全体化**
　ところで、フーコーは統治性について論じた講演のなかで、〈神聖者、王あるいは首長は羊の群れを従えた羊飼いである〉という考え方、すなわち神＝王を羊飼い (牧人)、民を羊というメタファーでとらえる古代ヘブライの統

治モデルを[11]、キリスト教は「司牧者権力(牧人=司祭型権力)」として変容させたと述べている(Foucault 1981=2001)。ここで言われる「司牧者権力」とは何か。紀元後数世紀の間のキリスト教文献のなかで、牧人と羊の関係(司祭と信徒の関係)は以下のように説明される。

まず牧人は、羊たちのすべての行動について、羊たちが行う可能性のあるすべての善と悪について配慮しなければならない。羊の罪は羊飼いの責任に帰せられるとともに、牧人は自分の群れが救いの道に至る手助けをすることを通じて、自分自身の救いの道も見出す。群れの羊=構成員と牧人は、精神的な絆、個別的な絆(個人的服従の絆)で結ばれているがために、個人の行為のもっとも内密な細部まで、牧人は関与していくことが可能となる。

第2に、牧人と羊との関係は個的かつ全体的な依存関係とされる。羊は特定の目的があるから牧人に従うのではなく、従うことが美徳であるから恒常的に牧人に従属する。

第3に、牧人は羊たちの個別的な面接関係を有する。牧人は群れの各構成員の物質的欲求を知り、それを満たしてやらねばならない。また群れのなかで何が起こり、何をしているか把握していなければならない。そして、各構成員の魂のなかで起こっていることを知り、隠された罪を探りあて、聖性の道へ導いてやらなければならない。そのためにキリスト教は、「良心の究明」と「良心の指導」(自己認識と他者への告白=「告解」[12])という技術を必要とした。

最後に、キリスト教は、良心の究明や告白、指導、従属といった技術によって、個人(羊)が現世において自己の抑制(自己対自己の関係)に向けて努力す

---

[11] フーコーによれば、ギリシアやローマの政治思想には羊飼いのメタファーはなかったが、古代オリエント社会(エジプト、アッシリア、ユダヤ地方)にはこのメタファーが存在した。そしてこの羊飼いのテーマを発展・増幅させたのはヘブライ人だとされる。ヘブライでは神ヤハウェ=牧人とされた(Foucault 1981=2001)。ただし、フーコーはユダヤ社会において政治権力の実態として牧人権力が行使されていたと主張しているのではなく、あくまで命題として提示している。そしてこの古代ユダヤ社会に生まれた命題に対し、キリスト教が計り知れない重要性を与えたことこそを問題にしているのである。

[12] 告解とは受洗者が司祭(を通した神)に対し罪を告白し、赦しを受け、償いを果たす儀式を指す。告解の場での「性の告白」が17世紀には西洋社会全体に広がることは、『性の歴史Ⅰ 知への意志』で論じられている通りである(Foucault 1976=1986)。

るよう導くことを目的とした。「牧人の影響力は個人の個的な真理の開示という経路を介して個人の上に行使される」(Foucault 1981=2001: 349)。

要するに「司牧者権力」とは、たんに命令を下すだけの権力形式ではなく、「群れのそれぞれの構成員に対する個別的な配慮」を前提とした個人を見守る権力、すなわち、個別化する権力にほかならない。この初期キリスト教の理念に現れた司牧者権力の行使には、一定の文化的水準・経済的水準が求められ(それゆえ都市部に適合的とされている)、中世以降の教会理念には表立っては現れてこないことをフーコーは認めている。しかし、人々を牧人的に支配するという理念は、たとえそれが具体的な統治機構として制度化されなかったとしても、中世を通じて恒常的に生き続けたという(同前: 350)。そしてこの権力が表舞台に再び登場するのは、逆説的にも脱宗教化の動きが起こる近代になってからである。司牧者権力は、教会制度の外で拡がり増殖し始めるのである(Foucault 1982=1996: 294)。

では、個別化する権力である「司牧者権力」と、むしろその対局にある全体化を旨とする近代の国家統治とが、どうやって結びついたのか[13]。その両者を結びつけるものこそがポリス／ポリツァイである。ポリスは、微に入り細を穿つ配慮をもって行政的権力が介入する新たな分野の総体をつくりだした。それは事物との関係のなかにある人間たち、人口を「深部において、繊細に、細部にわたるまで管理」することによって、国力を増強する統治技法である(Foucault 1978a=2000: 268)。換言すれば、個人の生活を構成するいくつかの要素を発展させるとともに、そうした発展が同時に国家の力をも強化するようなやり方で発展させることが目指されているのである(Foucault 1981=2001: 364)。ポリスは、「住民／人口」をその成員において個別化してと

---

[13] 「『近代国家』というものを、個人を超えて展開し、個人が何者であるかということだけでなく個人の存在そのものをも無視するような実体とみなすべきではない、と私は考える。反対に、この個別性が新たな形態で形成され、一連の特殊なパターンに従うという条件さえつければ、国家とは、そのなかで諸個人が統合される一つの精巧な構造であるとみなされるべきなのだ。ある意味で国家は、個別化の近代的な母胎、牧人＝司祭型権力の新しい形式とみなしうる」(Foucault 1982=1996: 294)。

らえるとともに、国土、資源、住民、都市などを対象化して観察・分析することにより、全体化してとらえる技法であったといえるだろう。フーコーの言葉を借りれば、「個別化であると同時に全体化でもある近代の権力構造の［この種の］『二重拘束(ダブルバインド)』」という事態である (Foucault 1982=1996: 296)。

　以上のことと同時に指摘しておかなければならないのは、近代家族とならび、公教育や社会教育が行われる場も、ポリスにとって重要なターゲットとなりえたということであろう[14]。すなわち、医療ポリスにおいて、家族成員の個々の身体が医学的観点から規律化・監視化されるだけでなく、監獄、学校、工場、兵舎といった場においても個人衛生の規範を適用することにより、ミクロな身体に対する政治的・行政的介入が可能になる。主要な場の1つである学校における衛生は、「学校衛生」という形で実現し、学校衛生は1つには学校環境を衛生学的観点から整備すること、他方には子どもたちに、ひいては子どもたちを通して間接的にその両親に対しても、衛生観念を啓蒙し普及させることが目的となる[15]。一方で、個々の場に属する人間は集合体としての住民／人口の構成要素でもあり、公衆衛生の介入によって隈なく全体として監視・管理される。

　このように考えると、近代国家にとって、衛生とは、「医学的観点からの日常的な規範（健康形成・病気予防の規範）の適用によって、個人および家族を個別化して立ち上げるとともに、個人・家族の集合を住民／人口全体として管理するための統治技術」と定義することができるだろう。

14　寺崎弘昭によれば、「教育」(education) という言葉が、授乳を中心とした〈育〉そのものという本来的語義から、学校的な営みをイメージとして身にまとう、もっといえば学校こそが教育の場の中心、モデルとして認識されるようになるのは17世紀以降、特に18世紀を通じてであった（寺崎 1996: 204-5）。
15　1882年、フランスの公立初等学校において衛生は必須科目とされた。これより先の1836年、パリでは小学校への最初の医学査察が行われている（ただし、学校衛生において医学上の監視が組織的に実施されるのは1879年以降である）(Goubert, J-P 1986=1991)。

個別化と全体化が、「生権力」に対応したものであることは疑いない。政治的次元における統治技術として誕生した衛生 (ポリスとしての衛生) は、生権力の2つの極に対応する技術といえる。その一方は、18世紀の中葉に形成されたとされる「人口の生 – 政治学」(a biopolitics of the population) であり、「隈なく生を取り込むことにあるような一つの権力」である (Foucault 1976=1986: 177)。人口の生－政治学は、やや先に登場した最初の極である「人間の身体の解剖－政治学」(an anatomo-politics of the human body) とともに、さまざまな規律制度を発達させ、同時にまた、政治や経済の計画・実践の場で、出生率、長寿、公衆衛生、住居といった問題を出現させた (同前)。以上の考察から、『性の歴史Ⅰ』で提示された生権力による「身体の隷属化と住民の管理を手に入れるための多様かつ無数の技術の爆発的出現」(同前) の1つとしての衛生を、ポリスという観点からとらえることが可能になったと思われる。

第2節　先行研究の批判的検討

さて、以上のようなフーコーやドンズロの先駆的かつ示唆に富む考察は、その後の近代的衛生、近代的身体をめぐる国内外の研究に大きな影響を与えてきたことは先に指摘した通りである。以下、こういった先行研究の成果を整理するとともに、残された課題を明らかにし、本書の課題を明確にしたい。

1　第3の系譜における衛生史研究の検討

①　海外における近代衛生史研究

およそ1980年代以降、欧州やオーストラリア、北米等の西洋圏において、社会構築主義やフーコーの権力論に影響を受けた「健康と病の社会学」やカルチュラル・スタディーズのなかで新しい衛生史研究が登場した。これらは主に19世紀末から20世紀初頭にかけての公衆衛生 (改革) 運動・キャンペーンや公衆衛生に関する公教育を主題とし、社会－政治的 (ソシオ・ポリティカル) な文脈のなかで、住民を医療的に管理・監視する技術としての衛生を論じる

ものであった。特に重要と思われる具体的な論点を見ていこう。

(1) 医療専門職の専門職化と公衆衛生運動

　西洋圏における近代衛生史研究にみられる特徴の1つとして、19世紀から20世紀にかけて展開された公衆衛生運動が、医療専門職の専門職化にとって重要な役割を果たしたことを指摘しているという点があげられる。すなわち、医療専門職が専門職としての自身の権威や自律性を正統化し、確立した地位を占めるための足がかりとして、公衆衛生運動や公教育を活用したとみなしているのである。

　これは、先に検討したフーコーの議論と結びつくものである。フーコーは、社会体の衛生システムと科学的治療技術が、家族内の健康という私的倫理・私的欲求と結びつくことができたのは、資格をもった専門医集団の存在によることを指摘していた。同様に、公衆衛生が医学的介入と管理を前提としていたため、医師は社会体を監視、矯正、改善する技術をもつ助言者としての役割を増大させることによって、政治上の特権的立場を獲得することができたことも指摘されていた。

　公衆衛生運動は、医療専門職としての立場性・アイデンティティを確立するだけでなく、同時に新興の中産（ブルジョワ）階級が自分たちの階級のジェンダー・イデオロギー（middle-class gender ideology）を、放蕩する貴族階級や労働者階級と差異化して定義する過程でもあったとされる。例えばカナダの口腔衛生促進運動は、「アングロサクソン」かつ「中産階級」の「男性」の歯科医師によって担われ、歯科医と中産階級の母親との関係は、中産階級の白人家族のジェンダー関係を反映したものとして構築された。すなわち「妻や子どもを守り導く権威を持った男性」としての歯科医が、「夫より下位のパートナー」で、「育児を担う存在でありながらも、夫のアドバイスと導きが必要な存在」としての女性（母親）に、子どもの口腔衛生知識を啓蒙するものとして実施されたことが指摘されている（Adams 2000）。医療専門職は、中産階級の健康と衛生についての独占権を得ることによって、中産階級のパワフル

なイデオローグとしてふるまっていたのである (Mort [1987] 2000)。

こうして家庭内における乳児・子どもの健康が優先的ケアの対象となり、同時に中産階級の母親たちの健康管理者としての役割が重要視されるようになることで、母親に対して子どもの衛生知識を授け導く者として、医師だけでなく、保健婦や健康訪問員などの準専門職が制度化・専門職化される契機ともなった (Armstrong 1983; Lupton1995)。

子どもの身体および健康の前景化は、学校衛生の誕生にもつながる。家庭だけではなく、学校と互いに協力し連携しながら児童の健康管理を行うことが理想とされるようになっていく。医療専門職は、児童の身体を介して、学校と家庭の両者に介入しうる存在となったととらえることができる。

また子どもの身体への関心は、後述するように医療的なものだけでなく、道徳的・教育的関心としても構成されていったため（この時期の公衆衛生運動は、道徳改良運動でもあった）、不衛生は不道徳と結びつけられ（同時に労働者階級は非衛生的＝反道徳的とラベル付けされ）、医療専門職は道徳の守護者 (a moral guardian) としてもその権威を高めていくことができた。

以上のように、西洋圏の近代衛生史研究は、19世紀から20世紀初頭において、医療技術によってという以上に、衛生の啓蒙・指導者として、医療専門職が自身の専門職としての正統性や地位、権限を向上・拡大させてきたことを明らかにしたといえる[16]。

(2) 子どもの健康の特権化と医療化

家庭や学校のみならず、地域共同体においても子どもの身体は大きな関心の対象となっていく。

アームストロング (Armstrong 1983) によれば[17]、子どもの身体は、19世紀の

---

[16] ただし、公衆衛生の拡大がかならずしも医療専門職、特に開業医にとって歓迎されるケースばかりではなかったことも付言しておく。ポール・スターは、19世紀アメリカの公衆衛生の境界をめぐって開業医による医療 (private practice) との衝突の存在を指摘している。なぜなら、公衆衛生の介入が、開業医のマーケットを脅かすことになったからである (Starr 1982)。

[17] Armstrong はフーコー・パースペクティヴに基づく医療研究を精力的に行うイギリスの社会学者である。

終わり以降、医療言説によって構築されるだけではなく、義務教育の導入により、道徳的・教育的監視下にも置かれた。そして20世紀初頭には子どもの身体をめぐる2つの戦略が見出されたとアームストロングは述べている。1つは、学校や病院における規律訓練的まなざしであり、子どもの身体を検査し、点検する。もう1つは、「ディスペンサリー」(dispensary) のまなざしであり[18]、共同体における子どもの社会的関係を調べる。そして子どもの身体の監視が進むほど、「神経質な子ども」「不適応の子ども」など、子ども期を新たにまなざす方法が発明された。子どもはその誕生の瞬間から乳児期を含め、

18　病院を補う施設としての dispensary そのものは、18世紀に誕生していた。1840年までにロンドンでは23ケ所、地方では80ケ所開設されていたとされる (Rosen1958=1973: 104)。しかし、ここで Armstrong がいう「the Dispensary」は伝統的なそれとは意識的に区別され記述されている。「新しいディスペンサリーは建築物ではあるものの、新しい知覚の構造でもある。すなわち、異なった方法で病気をまなざす新たなやり方である」(Armstrong1983: 8)。アームストロングが提起する新しい統治法としての「ディスペンサリー (the Dispensary)」は、1887年のエディンバラ結核専門病院の設立に始まる。この病院は結核患者の外来クリニックとしても機能したが、看護婦が各患者の家庭を訪問し、患者の必要を満たし、状況を報告し、慈善団体につながるパイプとして活動し、健康な生活の方法を教授するためにつくられた。このシステムにおいては、結核の症状があまりない人間を調べたり、かつて結核患者と親交のあったものの、見た目は健康な人間までを集め検査することができた。要するに、ディスペンサリーは、病む人々の生活を保護するための多種多様な活動が放射線状に広がるように期待された中心地点であり、調査・情報・教育の事務局であった (同前: 7)。このディスペンサリーのシステムは、新たな知覚の構造を備えており、病気にたいする新しいまなざし方を生みだした。従来の病院(外来病院含む)は「壁の内部」で行われていたが、ディスペンサリーはコミュニティに広がり、病は共同体内のさまざまな技術や主体によって探求され、見出され、監視されるようになった。(フーコーが『臨床医学の誕生』で論じたように) 18世紀末に誕生したといわれる伝統的な病院医学は、身体の内部に病理学的な病変を位置づけ、医師による臨床医学的まなざしは、徴候と症状に基づいて、病気の変化を身体内部で観察するものであった。しかしながら、新たなディスペンサリーのまなざしは、疾病を、人間間の間・空間、関係の隙間、社会体それ自身に見出そうとする。それゆえ共同体全体を調べ、かつ持続的に監視する組織化された構造が必要となる。つまりディスペンサリーは「場」と「関係」の2つの調査を目的とした。そしてしだいにこのディスペンサリー的な医学のまなざしは拡大し、潜在的な病気、すなわち健康な人間と正常な人間にまで焦点をあて始める (同前: 8-9,40)。このディスペンサリーは大規模版パノプティコン (一望監視装置) とも言える。規律＝訓練型テクノロジーは原則的には、正常者も異常者も含めた人口全体を対象とする規律のメカニズムであるものの、19世紀においてはしかし、逸脱した身体を矯正すべく異常者の集団を主要な分析対象としていた。それに対して、ディスペンサリーは、パノプティコンの視覚を社会全体にまで拡大したものであるといえる。社会体を監視し、正常な人間にまでまなざしを拡大し、適切な関係や振舞いを教え、潜在的に異常な人間を浮かび上がらせるまなざしとして論じられている。

こまやかな医療的管理の対象となったのである (Armstrong 1983: 14)。

児童の医療管理という点でいえば、イングランドの学校における医療サービスは1908年に始まるが、それには、〈治療を主とする診療所〉と、〈診査 (inspection) を主とする診療所〉の2つの形態があった。前者はパノプティコン的構造を有し、身体は個別に検査され、異常性が診断され、適切な治療が施された。一方後者は、ディスペンサリーの構造を有し、すべての子どもたちを調べた。学校看護婦が児童の自宅を訪ね、健康状態を記録し、回復度を調べ、母親に子どものケアや処置の助言をした。診査のための診療所は、記録を集め、ファイルし、更新する調整センターとしても機能した (同前: 14-5)。戦間期においてはさらに小児科医が中心となって、子どもを含む共同体は絶えず監視され、データが記録され、ヘルスケアが組織化された。このように、子どもの身体をめぐって、教育システムと医療的監視システムのつながりが創出されたのは20世紀初頭であったことが指摘されているのである。

一方、これまで述べてきた2つの論点、すなわち公衆衛生運動における医療専門職の専門職化と、子どもの身体の医療化という主題の交差した地点に位置する研究としてサラ・ネトゥルトン (Nettleton 1988・1992) をあげることができるだろう。フーコーの知と権力の議論を援用したネトゥルトンの議論は、従来の医療社会学における専門職化論とは真逆に位置づけうるものである。というのも、医学の専門領域（ここでは「歯科学」）の成立がまずあって、それが公衆衛生運動のなかで専門職化されたと考えるのではなく、公衆衛生の領域で口腔への関心が高まったからこそ歯科学は誕生したのだと位置づけているからである。19世紀末から20世紀にかけて、公衆衛生の関心が環境から疾病を伝染させる個人へと移ると、すべての身体の監視が最重要課題となる。特に人間の「接触点」が問題となると、口の健康という関心が浮上してくるとネトゥルトンはいう。口は、〈内なる身体〉と〈外部の汚濁の源泉〉との境界として、危険なものから身体を守るヴァルネラブルな部分として知覚されるようになった。そしていったん口が社会的に重要な対象物として構築され

ると、口についての「真実」（知識）の探求が必要とされるようになる (Nettleton 1988: 161-3; Nettleton 1992: 25-8)。

　フーコーによれば、規律＝訓練型権力は、「個々人による自分自身の身体の統御の増大を主要目的」とし、「服従させられ、訓練される身体を、《従順な》身体を造り出す」(Foucault1975=1977: 142)。そのために、諸個人の身体は諸単位に分割され、また時間的・空間的に配分して個別化され、無駄のない有効な身振りを習慣化させる（同前：154-6）。ネトゥルトンは、20世紀初頭の公衆衛生運動における学校での児童の歯磨訓練を規律＝訓練の発動とみる。義務教育の場に口腔衛生を導入することで、監視の方法を容易にし、集合体というマクロレベルで口腔衛生を効果的に機能させることができるためだ (Nettleton 1992: 31)。口腔検査を行い、疫学的データを集め、口を標準化・正常化することによって口は取り締まりの対象となる。そして同時に個人レベルとしては、各児童を口腔予防法実践のエージェントとして立ち上げ、口腔ケアを日常生活の一部として組み込ませる（同前：37-40）。児童は歯磨訓練において綿密に組織化された磨き方を学ぶことにより、自らの口を管理することになるのである。歯磨訓練は、18世紀末以降ますます増大した人々の身体管理を司る権力のミクロ・メカニズムの好例であり、歯科学が専門職化するのも、すべての人々が日常的に口腔ケアを習慣化するのも、口と歯が監視の対象として構築されて以降のことであるとネトゥルトンはみるのである（同前 1988: 164-7）。このネトゥルトンの議論は、権力を特定の個人や集団の所有物・占有物としてとらえないというフーコーの権力論を忠実に踏襲したものであるといえる。

　続いて、日本の近代衛生史研究を検討する。

　② 日本における近代衛生史研究
(1) 衛生規範による身体の国民化
　本章冒頭で紹介した都市社会史の衛生差別論における対象とは異なり、環境や集団よりも個別の身体とのかかわりに着目し、衛生が近代的国民国家の

同一性を築くための身体をいかに創出したかを論じた研究群が1990年代半ば前後に登場する。これらはフーコーの生権力論にならって、身体に対する規律訓練型権力を作動させ、国民という均一な人間、常に自らの身体を管理する主体をつくりあげるための強力な権力装置の1つとして衛生をとらえている（成沢1997；谷釜1999；成田1990・1993b；川村1994など）。衛生規範を教授する場が学校や工場や軍隊であり、それらは身体を医学 – 衛生的観点から規律＝訓練化する場所として分析の対象に据えられる。この文脈では、近代知としての衛生と、近代以前の身体管理技術であった養生とを対置させた議論になりがちであるが、瀧沢利行の詳細な衛生概念研究を受け（瀧沢1993）、近世以前の養生論から近代の衛生論へという単純な図式ではない相互の入れ子構造ともいうべきものが指摘されている（第一章参照）（阿部1996；成田1995）。

また、「衛生学はもともと軍隊における医学の一形態として発達しており、帝国主義的国土拡大の戦線において日本の戦力を高めるために作り出された」(Bourdaghs 1997: 28) という認識から、帝国主義と衛生学（民族衛生学）の密接な関連性に着目した国民国家論が展開される。日本が植民地統治をする時代になると、医学と衛生は、国内の人々を国民化するだけではなく、アジアやミクロネシアといった支配地における他者に対しても作用することが指摘された（冨山1996;脇村1997）。さきの衛生差別論（第2の系譜）での論点である〈医学 – 衛生規範による他者の差異化と同質化〉と同じプロセスが植民地社会においても進行し、植民地下の人々は観察、分類され、治療される客体としてとらえられる。

一方、成田龍一（1990・1993b）は従来の衛生と病をめぐる史的考察は性差のない研究であったとして、1900年前後、1920年前後の衛生を女性の身体というジェンダー視点を導入して考察している。成田は1900年前後における女性への衛生知識伝授の経路として、学校、メディア、女性自身の出産・育児経験をあげる。女性の身体・セクシュアリティは衛生・医学知識によって医療化され、家族の衛生管理の担い手として女性が位置づけられるという近代衛生史のテーゼが援用される（成田1990）。続いて1920年代には衛生意識が

定着する時期であり、容姿の美醜も衛生と健康の観点から語られたことを明らかにする(成田1993b)。成田によれば、衛生は美を取り込むことによって、日常における生涯を通じての不断の努力と注意を女性の身体に向けることを可能にした。また、川村邦光は同様に主婦向け・女学生向け雑誌における美容相談や衛生啓蒙書における月経記事などを通して、医学的・衛生学的言説が女性の身体を包囲する様子を記述している(川村1994)。不潔は否定され、何よりも清潔が求められる。月経は「生理的な衛生」と「セクシュアリティの衛生」を訓育する上で標的となる。種としての人口においてその質を考えるならば、「医学上不良」な子どもを産まないために、特に中産階級の女性の純潔が求められ、純潔イデオロギーを内面化した女性自らが、自身の身体、セクシュアリティを日常的に管理・監督していく(同前)。

(2) 衛生規範による家族の秩序化

〈国民としての社会化(国民化)〉の場として、日本の近代家族もまた重要なトポスとなる。

牟田和恵(1996・1997)は、衛生史というよりも後述する近代家族論の系譜に位置づけられるが、日本の近代家族の成立条件として、衛生や医学的知識の果たした役割についても論じている。牟田は、日本が西欧社会とは異なる文化的特殊性を持っていても、西欧と同じく産業化と都市化を進行させ、中央集権国家を築き上げたという事実を重視し、日本の家族が西欧近代の家族とまったくは異質ではないとの前提に立つ(牟田1997: 261)。その上で、ドンズロやモッセ(Mosse 1988=1996)を参照しながら、近代日本における家族が「国民」を社会化するエージェントであったこと、そしてそこにはたらいた「『家庭』のイデオロギー」を指摘する。牟田によれば、明治期の「家庭」のディスクールは明治20年代から30年代にジャーナリズム、家庭教育、家庭小説に現れる。そこでは道徳の担い手としての家庭と、国家の礎としての家族というテーマが繰り返し語られた。これは古い習慣や習俗にまみれた「家」から、清浄で無垢な「家庭」へと変貌を遂げることを意味し、女性と子どもが中心に位置

する家族という小単位が国家社会を構成する要素となることが求められたことをあらわしていた(同前:270)。そしてまた、西欧から導入された「専門家の他律知」を通じて、母としての女性を戦略的に位置づけながら、モッセのいう「近代的リスペクタビリティ(respectability)」の理念を実現する場として家族が機能したのではないかと述べる。なお牟田は、家庭小説を載せた新聞の発行部数の増加を根拠に、この家庭イデオロギーが、家庭小説という媒体を通じて、中産階級、都市在住の人々のみならず、より下層の人々へも浸透していたと推測している(同前:269)。「国民」をつくりあげるためには、階層的多様性や身分制度に基づく非等質性、家の論理に基づき存在する個別性を否定し、均質的で国家の直接の構成員となりうる個人をつくりあげねばならず、そのために要請されたのが「家庭」であった。そしてその手段になるのが、西欧から輸入された体系的な科学知(ここに衛生学的な知が含まれる)と、清浄さや無垢さを強調する道徳[19]であったと結論づけるのである(同前:270-3)。

　同様に、理論的な枠組みをフーコーやドンズロに求めた家族衛生史研究として、以下の研究があげられる。山本起世子は、明治期の家庭衛生論・小児衛生論の内容の検討を行い、それらが医学的・衛生学的知識と技術を家庭に浸透させることによって、女性を医師の助手として、子どもを中心とした家族全体の身体を医学的視点で管理する役割を担うべきと規定されたことを論じた(山本2000)。また、戦時体制期には家庭生活を衛生学的視点から合理化する必要性が訴えられ、保健婦による家庭訪問によって、主婦に家族の看護や疾病予防を担う能力を身につけさせることを通じて、国民に自己規律を内面化させようとしたことを明らかにしている(山本[起]1999)。また山下大厚は、大正期に始まった「赤ん坊展覧会(赤ちゃんコンクール)」をフーコーの生‐政治学の典型とみなし、母親の身体と私的な家庭の内部が、乳幼児の身体と育児を通して点検と管理の対象とされたこと(山下2001b)、昭和初期に始まる「健康優良児表彰」が測定、統計という行為を通して子どもの身体を個別

---

[19] 「衛生的にきちんとしていること」は「清浄さや無垢さ」という道徳性のメタファーとしても機能する。

化し、子どもの身体が「平均」「標準」との比較対照において規律化、管理化されたことを指摘している (山下 2001a)。

2 先行研究の限界

以上、フーコーやドンゾロの影響を受けた先行研究を海外・日本に弁別し概観してきたが、次にこれらの批判的検討を行うことで本書の課題を明確にする。

歴史家の M. ジェンナーらは、「ここ15年来隆盛した身体の歴史」[20]のなかにフーコー・パースペクティヴに基づく研究 (特に規律＝訓練化された身体・医学的まなざしの議論を援用した研究を指す) を位置づけた上で、次のように論難する (Jenner and Taithe 2003)。すなわちフーコー派の研究は、我々を、みな自身を監視する主体として描き、まるで人間の非力さをマゾヒズム的に祝うことに夢中になっているかのようである。そして身体の歴史を単純に言説に縮小してしまっている[21]。すなわち、「身体」を、特定のジャンルや言説、つまるとこ

---

[20] 医学史家のロイ・ポーターは歴史学における身体への関心を「身体の復活」と名づけ、その主要なアプローチの1つに〈身体の統制〉をあげている。そして以下のような懐疑を表明している。「ミュシャンブレードは、身体にかんする民衆文化は、一望監視的な精神療法国家と資本主義的合理性の名のもとに、絶えず抑圧されてきたと説いているが、彼のような歴史家たちによって与えられた見取り図がどの程度正確なのか、いまだ定かではない。目指されたものがじっさいに達成されたものをはるかに凌駕していたのかもしれない。エリート文化が民衆文化を押し潰したというよりも、むしろそれは民衆文化から分離したのであって、後者は独特の、明確な形をもたない、表現力に富んだ身体言語や儀礼、洗練された趣味を発達させてきたのである。民間伝承的な民衆の性慣習や、草の根的な医療呪術は、上からの教化や介入に抗してひじょうに粘り強く存続しつづけたことが知られている。[中略] こうしてみると、国家権力の増大が身体の社会的服従を導いたのだという見解は表面的には魅力的だが、つまるところ素朴で説得力のないものであることがわかる」(Poter 1991=1996: 262-3)。

[21] ギデンズによれば、構造主義の「主体の脱中心化」と呼べる特徴 (傾向) には、「所与の主体」を否定し、「主体性が言語のなかでかつ言語によって構成される」という共通するテーゼが存在するという。つまり「『私』の構成は『他者の言説』を介して、すなわち意味作用をつうじてのみ生じる」。そのため、「自省的で活動的な主体」は、描かれない (Giddens 1979=1989: 42-3)。フーコー自身は構造主義者であることを否定しているものの、生権力を通じた主体化は、所与の「主体性」に対する不信を表明したものであり、権力関係のなかで言説を通じて成立させられるもの、として解釈可能であろう。

ろ、規律コードや規範的 (prescriptive) テキストの内部にある身体の表象に切り詰めてしまっている (同前: 193-4)。

また、身体にはたらく権力についての歴史議論のほとんどが、実は「身体的ではない」のだとジェンナーらはいう。身体は言説を通じて形成されるが、同時に、「プラシス」(praxis = 実践、行動) を通じても形成されるにもかかわらず、フーコー派の研究は、身体的実践の要素を捨象している[22]。さらに、身体の歴史は、「(規律的で従順な) 身体」を教え込む心理的・精神的プロセスについても何ら説明をしていない (「パノプティコン (一望監視装置)」を援用することで説明した気になっている)。身体の抽象的な議論を超えて、歴史の内部で、主体性と自己についての議論を始めることが不可欠である、とジェンナーらは主張した (同前: 195-6)。

ジェンナーの議論はラプトンの議論 (Lupton 1997) とも共振する。ラプトンは、フーコーに影響を受けた医学研究が、第1に公的な文書の言説を分析対象としていること、第2に医療従事者たちや素人たち (lay people) が医療を実践し、経験する方法を看過している点がこれまで批判の対象となってきたことを指摘している。フーコー・パースペクティヴを援用した研究は、医学的権力を圧倒的に強制的で制限的なものとして表象し、個人を脱出不可能な医学的権力の網の目にとらえられた存在、もがけばもがくほどその内部に閉じ込められる存在として描いている。言い換えれば、人々を、生権力や規律権力によるパワフルな言説と実践に支配された受動的な存在として描いてきたということである (同前: 101)。

実際のところ、フーコーが描こうとしたのは、抑圧的性質をもつものではなく生産的能力をもつ権力であったし、またフーコー自身、後述するように権力は抵抗を通じて創造されることや、権力の諸戦略と権力の成功的な行

---

[22] この指摘は、少なくとも本書でとりあげた Nettleton の研究に対する評価としては妥当性に欠けると筆者は考える。一方、日本における衛生史研究に対しては妥当性を有するといえるだろう。

使・発揮とは必ずしも一致しないことを頻繁に言及していた[23]。しかしながら、これらの点について具体的に説明された研究はなかったため (ただし、インタビューではフーコー自身によってたびたび補足されている)[24]、フーコー派の研究は、医学的・制度的文脈のなかで、身体を包み込む権力支配の体制とその装置には着目するが、身体の規律化を図る外部的な言説と戦略に対して人々がいかに反応するかについての議論はほとんど深めてこなかった。ラプトンは、「身体は言説に包囲され、言説を通して知覚しうるものかもしれない。しかし身体は言説には帰しえない。身体は、アクチュアルでマテリアルな現象として、知識と社会から影響を受け、同時に知識と社会に影響を与えるものとしてとらえられなければならない」[強調はシリング原文] とするクリス・シリング (Shilling 1991: 664) の言葉を引き、人々が生きられた存在として医学的まなざしにどのように応じるのかを経験的に研究することが求められていると主張する (Lupton 同前 : 102-3)。

フーコー・パースペクティヴを援用した研究に対するラプトンの内在的批判は、日本の衛生史研究の批判としても有効であると思われる。まず身体の規律化論は、個人を対象とした衛生の要請が身体を医学的・衛生学的に包囲し、「生きて、生産し、富を生み出す」(柿本 1991)国民を創出するテクノロジーとして作用することを指摘した。さらに、個人衛生の定着は、衛生がより微細に日常生活領域に浸透する契機となり、美意識やセクシュアリティの領域にも衛生的な基準が持ち込まれていたことが明らかにされた。これら身体の

---

23 例えば、フーコーに向けられた批判に対して答えたインタビューの中で、『監視と処罰』のパノプティコンを例にとり、フーコーは次のように述べている。「わたしは、それが一度も描かれたとおりに機能したことのないユートピアであり、監獄の歴史全体―その現実性―は、まさに、常にそのモデルの脇をすり抜けることにあったのだ、ということも同時に示しているのです」(Foucault 1978b=2000: 236)。フーコーの提示した数々の命題を実体化し、また権力を全能なものとして切り詰めたのは、フーコー研究の受容者の側だったのである。
24 ラプトンは、フーコーの後期作品での関心の変化 (self-discipline への論点の移行) は制度的レベルでの身体管理の義務と、個人が日常生活のなかで行う方法との関係性への関心への移行であったが、フーコーの死によって中断されてしまったと述べている (Lupton1997: 103-4)。

規律化論は、衛生という日常生活に密接にかかわる知識と諸実践を通して、個人は散在する生権力の網の目にとらえられ、主体化され、自ら進んで衛生規範を順守し、常に自らをモニタリングする存在となることを指摘してきた。集合体としての住民と公共的空間を主たる研究対象とした衛生差別論と異なり、身体の規律化論（国民国家論）や家族論は、分析の枠組を集団から個人単位へと移行させ、衛生知に攻囲され服従＝主体化される個人の身体に注目した。けれども、衛生的知識をいかに受容し実践したか、すなわち衛生規範や衛生学の知識の受け手側（レシピエント）の経験のありようという視点は希薄なままであった[25]。

さらに、衛生規範・知識の受容者への希薄な視点と関連する点であり、ジェンナーらの批判とも一致するが、フーコー・パースペクティヴを採用した衛生史研究では、抵抗や不服従という側面に注意をはらわず、医学・衛生言説の産出がとりもなおさず「絶えず衛生的な自己管理を行う主体」を構築したと素朴にとらえてきたきらいがある。ある特定の衛生言説が社会に流布するようになることと、その言説の内容が人々に内面化され、実践されることは必ずイコールの関係を取り結ぶといえるだろうか。言説は人々に、ひいては社会に対して均質的に作用するのか。衛生知識、衛生規範の受容者の経験に着目することは、衛生言説の産出が「絶えず衛生的な自己管理を行う主体」を創出しえていたのか、反省的考察をもたらすであろう。

また、受容者としての人々への視点が一枚岩的であったように、日本の近代衛生史研究では、衛生知識・衛生規範を媒介する医療専門職に対する視点が掘り下げられてきたとは言いがたい。前述したように、海外の近代衛生史研究では、衛生啓蒙者としての医療専門職の専門職化と公衆衛生運動が関連づけて論じられてきた。それに対して日本の衛生史研究では、そのような志

---

[25] 成田や川村は雑誌の読者投稿欄の分析を通じて、女性自身がどのように身体を表象し、いかにして自らの経験を医学・衛生的な言葉を通して言語化していたのかを明らかにしようとしたが、分析対象は雑誌の言説分析にとどまっており、成田や川村が分析対象とした女性雑誌が具体的にどの程度の影響力をもちえたのか、読者の社会階層、地域差、世代差などについては積極的に説明されてはいない。

向性のないまま、医療専門職に対する分析を周縁的なものにとどめてきた。衛生規範のターゲットたる家族に対する医師の介入という現象は、主に育児書や家庭医学書の分析によって説明されており、衛生という足がかりを得て医師が専門職としての地位を向上させていく過程の具体的な分析は行われてこなかったということである[26]。しかし、明治期に医学が国家的管理下に置かれて以降、近代を通して医学の専門分化は進み、医学界内部のヘゲモニー闘争も惹起されてくることを考慮するならば、もはや医療専門職をホモジニアスな存在ととらえることは不可能である。受容者の経験と同じく、衛生規範や衛生知識の啓蒙者としての医師が、どのように衛生を介して自身の正統性や支配権を拡大させていったのか、あるいはその試みが成功したのか否かも含めた考察が必要とされている。

第3節　本書の課題と方法

1　課題と方法

そこで本書は、2つの視点を提起して、近代日本の衛生史を再検討したい。1つは、衛生規範の受容者である家族の「生きられた衛生経験」に着目する視点である。いま1つは、学校衛生への参入によって支配権拡大を目指す医療専門職(専門医の医師団体)の分析から、学校における子どもの身体の医療化を検討する視点である。

① 新中間層という主題

1つ目の課題については、特に新中間層家族の衛生実践を検討する。なぜ新中間層家族なのか。この点を明確にするためには、近代家族論の研究成果

---

[26]　川越修は第一次世界大戦期のドイツにおいて、小児科医をはじめとする専門家集団や衛生学者が自らの影響力を獲得するために、世論の動きに合わせて言説を調整していたことを指摘している(川越 1998)。

を援用する必要がある。近代日本における母親と子どもとの関係性をめぐる研究、特に子育て研究は、おもに1980年代以降、近代家族論として多くの研究成果が蓄積されてきた。これらから、明治以降の家族にもたらされた変容が、大正期の新中間層家族誕生の素地となっているととらえてよいだろう。その変容とは、小山静子 (1999・2003) によれば、①家族の国家の基礎単位化、②家族の私的存在化、③近代的性別役割分業、にまとめられる。まず戸籍法 (1871) によって封建的な身分階層性は崩れ、国民観念を生み出し、「家」単位を創出する。また家族は親族共同体および地域共同体の紐帯から解放される。そして新しく登場した近代的職業に従事する男性に対し、女性は主婦として生産労働から切り離され、家事育児に専念するようになる (ただし、実際に明治前半期に近代的性別役割分業を行いうる家族はごく少数だったことを小山は補足している)。

　さらに近代的性別役割分業に付随する変容として、母親への教育役割の付与と同役割からの父親の撤退があげられる。1870年代前半、森有礼や中村正直などの啓蒙主義者たちは、子どもの教育役割を担う母親育成のための女子教育振興 (賢母論) を主張し始める。江戸時代の女訓書では母親役割への言及はまったく見られないのに対し、この変化は、次代を担う国民養成の観点から近代国家の形成に尽力するという論理で主張された (小山1999)。ただし女子教育はすぐには定着せず、1899 (明治32) 年になって高等女学校令の公布とともに現実化された。1890年代前後以降、「家庭教育論」が盛んにジャーナリズムに登場するようになる (小山2003)。

　母親による子育て・家庭教育といっても、それは世代から世代へと伝承されるものではなく、「医学的」「科学的」「衛生的」「合理的」でなければならなかった。学校衛生学の創始者と位置づけられている三島通良(みちよし) (第一章参照) も、1889 (明治22) 年に『はゝのつとめ』と題する育児書を刊行しているが、彼のような小児医学・衛生学の専門家のみならず心理学者や教育学者といった専門家による育児書も1900年ごろより出版されるようになった (小山2003; 横山1986)。横山浩司によれば、明治後期の育児書は、後藤新平などの衛生行政支配者層 (第一章参照) が表明した衛生観と共鳴しているという。例えば、

1896（明治29）年刊行の『育児と衛生』は当時の大手出版社が編集し、この時期までの育児・衛生に関する書物を集約したものであるが、「殖産興業富国強兵」をスローガンとした国家の発展の基礎を国民個々の健康に求める社会有機体説を採用していた（横山1986: 209-13）。

　このような状況を経て、1910年代に登場してくるとされるのが「新中間層」である。この時期は資本主義的市場が成立するとともに、学校教育、特に中等学校教育が拡充される時期である（高橋1992: 378）。その名称は資本家と労働者の間に新しく生まれた中間階層を意味し、父親は、近代化とともに生まれ学校教育を媒介として獲得された近代的職業である官公吏、教員、会社員、銀行員など俸給制の仕事に就き（生活と労働の場の分離）、母親は専業主婦という形態の家族を指す概念である（小山1999: 39）。1910年代から20年代の新中間層についての社会史研究は、沢山美果子が精力的に行ってきた（沢山1986・1990ab・1995・2007）。そこで指摘された新中間層の特徴として、①産児制限に基づく少産少死型人口構造を他の階層に先駆けて成立させ[27]、②子どもによりよい教育を与えることで社会上昇への期待を有していた階層、とされている（②は、共同体を離脱して都市に家族を形成した中農や元士族の二、三男たちが、土地と血縁ではなく、学力によって地位を切り開かなければならない存在であったことに起因する）。特に1910年代は学歴社会の形成期であるとともに、翻訳語である「母性」「母性愛」という語が広がっていく時期であり、母性愛は「本能化」され、それまでの時代よりいっそう子どもの教育としつけの担い手として母親が前面に登場することとなった。同時に、子どもは家庭のなかで注意深い監視と保護を受ける存在になっていくのである[28]（同前1986・1990ab・2007）。そしてまた、新中間層の母親を「科学的育児」に導いたのは、やはり専門家による育児書や『主婦之友』（1917年創刊）等の主婦向け雑誌・新聞であったとされる。「新中

---

[27] メアリー・サンガーの来日は1922年、荻野式避妊法の開発は1924年である。
[28] 沢山は新中間層の子ども観として、童心主義（子どもとは、純真で無垢で保護が必要であるとする子ども観）と教育的マルサス主義（学歴主義）の矛盾する二面性を見出している（沢山1990a）。

間層はそれまでの共同体の経験的知識を失ったかわりに、マス・メディア、専門家、『科学』という名の新しい『知恵袋』を得た」(高橋 1992: 382)。要約するならば、新中間層は、他の誰でもなく親こそが子どもの教育の責任者であるという観念をもち、子どもを濃密な教育的視線のもとで養育する「教育する家族」であったといえるだろう (広田 1999: 70)[29]。

　以上の近代家族論の議論から、新中間層家庭における子どもと衛生の関係性を抽出すると、わが子の身体の管理・保護という課題が家族内で高い優先順位に位置づけられるゆえに、衛生意識や衛生管理の徹底が図られていた可能性が高いという点があげられる。親たちが率先して子どもの健康管理を行うという点において、衛生規範のもっとも中心的な受容者は新中間層家族であったとみなすことが可能だろう。

　けれども前節で述べたとおり、先行研究においては、新中間層の衛生実践の内実、すなわち「生きられた衛生経験」は焦点化されてこなかった。そのため本書では、新中間層家族における子どもをめぐる衛生実践を主題化する。

② 口腔衛生と医療専門職

　他方で、なぜ衛生啓蒙運動における医療専門職の専門職化、すなわち専門職としてのオーソリティを他の専門職との競合環境のなかで獲得していく過程を、新中間層家族の衛生実践と同時に考察する必要があるのだろうか。子どもの身体を中心においた場合、それを取り囲む場として、学校および家庭の2つの場がある。そしてその両方の場に関与する医療専門職として医師(学校の場合は学校医、家庭の場合は家庭医) がいる。学校における児童・生徒の身体の衛生的管理による医療化の度合いは、学校医の関与の度合いと関連するであろうことは容易に予測できるが、この学校医による子どもの医療化の前提

---

[29] 昭和6年に柳田國男は次のように書いている。「現在の親々も子の孝行を期待する点は同じだが、もはや教育と利用 [一家の生計のための子女の勤労の利用のこと (引用者注)] とを混合するようなことだけはなくなった。そうして教育が著しく子供本位になった。わが子の幸福なる将来ということが、もっとも大切な家庭の論題になっている」(柳田 [1931] 1993: 301)。

として、各専門医が学校衛生に参入する正統性を得るステップが必要であると本書は考える。そもそも学校医制度は国家制度として開始されたものであるが(学校医制度の概要については第二章参照)、それが小学校という義務教育の場に根差した国家制度であるがゆえに、学校医のポストは各専門医の医師団体にとって重要な「賭金」になると考えられるからである。そうであるがために、学校衛生における児童・生徒の身体の医療化を論じるには、学校衛生にどのような医療(どの専門分野の医学)が介入していったのかを明らかにする必要がある。例えば、本書で事例研究の対象となる学校歯科医は、昭和初期に専門学校医として新たに制度化されたのであるが、口腔衛生という特定の領域を医療化するのに非常に積極的な役割を果たした。学校衛生への参入をめぐる専門医グループ間の抗争は、児童の身体の衛生化、医療化の促進にとって、重要なファクターになるのである。

　一方、学校における児童の身体の医療化は、学校という場、空間で完結しうるものではなく、家庭においても延長的に管理される必要がある。家庭での衛生管理がおろそかにされるなど学校と家庭とで管理の断絶が起きた場合、医療化は成功しないだろう。けれども他方において、家庭には学校とは連続性を有しない独自の衛生管理の実践がある。子どもの衛生管理による医療化は、学校と家庭の両者がある一面では協働して、また別の一面ではそれぞれが個別的にはたらくことによって実現されていくと考えることが妥当である。そのために、子どもの身体の衛生管理による医療化を論じるにあたり、両者を同時に検討することが必要となってくる。以上が、2つの主題を連結して考察する理由である。

　③ 作業課題
　具体的な作業課題を示そう。本書の構成は大きく3つのパートに分けられる。それぞれにおいて分析の中心となる〈場〉は、国家(衛生制度)、学校(学校衛生)、家庭(家庭衛生)である。

(1) 国　家

　近代日本の学校衛生、家庭衛生を考察するにあたり、そもそも衛生がどのような目的および経緯で導入されたのかを確認する必要がある。そうすることで、「衛生」という概念がいったい何だったのか、どのような含意をもつものとして制度化されたのかを明らかにすることができるだろう。幸い、新生明治国家によって導入され、漸次かたちが整えられていった公衆衛生制度については、主として医学史の分野において豊富な研究成果が蓄積されている。そのような知見を援用し、医療ポリスという観点から整理し直すことで、近代国家における衛生の政治的機能を浮かび上がらせることができる。同時に、衛生が政治的機能を果たすためには、国家衛生システムのなかに医療専門職がその要として位置づけられることが必要である。その過程も明らかにされねばならない。

　ここで検討対象となるのは制度的＝公的な公衆衛生史、つまり公的な知であり言説である。衛生が個別性の次元で完結せず、常に全体化との連動によって成立することを前景化するためには、医事衛生の国家的・制度的枠組み、そこにおける医師の位置づけ、基幹となる衛生思想を把握する作業が必要なのである。

(2) 学　校

　第2に、医事衛生書等の啓蒙言説を通じて一枚岩的に表象されてきた医療専門職像に対して、学校衛生という場で足がかりを得て各領域の専門医が地位を向上させていく動的過程(ダイナミクス)を、「歯科学 (dentistry)」を事例として明らかにする。

　なぜ歯科を対象とするかについては、以下の3つの理由をあげることができる。第1の理由は、近代における歯科学の成り立ちにかかわるものである。詳細は第一章および第二章で述べるが、前近代における庶民にとっての歯科は必ずしも医業ではなかった。「入歯師」や「歯抜師」といった技術士による業であり、時には歯を抜くという行為が大道芸人の路上パフォーマンスとも

なっていたといわれている（青島1973）。それが明治以降に医業として制度化されることになるが、この過程で歯科医は二重の意味で差異化される。1つは医師との差異化であり、歯科試験は医師試験から明確に分離する。他方には、技術士との差異化である。歯科医業を行おうとする者は、歯科医術開業試験に合格し、開業免状を得なければ営業できなくなると同時に、歯科医師以外の入歯・歯抜・口中療治を行っている者は取り締まりの対象として、規制されるようになる。さらに1906（明治39）年の歯科医師法の制定によって、医科から歯科は完全に独立し、医師と歯科医師の身分と業務が明確に分離されたことにより（厚生省医務局 1976a: 70-1）、歯科学は独自の道を歩み始める。この一般医学との分離／技術者からの分離という歯科学固有の歴史が、歯科学の熱心な専門職化運動につながったとみなすことができるだろう。歯科医は技術士ではなく、しかし医師でもないという微妙な身分だったからである。歯科医師数の漸増に伴って同業者団体である歯科医団体（職能団体）の規模が拡大するにつれ、彼らは学校衛生という場において、歯科の社会的認知や医師としての正統性を高めるべく、組織的な歯科啓蒙活動を行っていくのである。

　歯科をとりあげる第2の理由は、既述したとおり、学校衛生、なかでも小学校における学校衛生は、専門分化したそれぞれの専門医の社会的認知度の向上・正統性の獲得にとって、非常に重要な投機の場（＝賭け金）となっていたとみなすことができるからである。理念的には小学校はすべての国民が通う場である。学校衛生への参入は、子どもを通じて親に対しても、専門医療の存在感を示すことを可能にする手段であったと考えられる。「学校医」は開業医にとって名誉職ともみなされていた。実際、学校児童のトラホームの大流行を契機として、眼科専門医らは「専門学校医」として学校衛生への公的関与を望んでいた。同様に耳鼻科医団体も専門学校医となることを求めて建議を行っていた。しかし、「学校歯科医」の制度化という形でそれを実現したのは、唯一歯科医のみであった。これが第2の理由である。

　第3の理由として、本研究の聞き取り調査で得られた語りのなかに、口腔衛生の経験が少なからず含まれていたことがあげられる（これは学校衛生にお

いて口腔衛生啓蒙運動が盛んに行われていたことの証左にもなる)。歯科学／口腔衛生を主題化することによって、行為者の衛生経験と学校衛生啓蒙運動という2つの現象を相互に関連づけて考察することが可能になるだろう。以上の3つの理由から、本書は医療専門職の専門職化と学校衛生の事例として、歯科学／口腔衛生をとりあげる。

(3) 家　庭

　作業課題のうち、本研究の柱となる第3の課題は、フーコー・パースペクティヴ研究によって示された、〈医学 – 衛生言説によって服従＝主体化されることで貫徹される生の管理〉という命題を、受容者の「生きられた経験」を対象に再検討することである。「生きられた経験」とは、筆者が行った聞き取り調査に基づく語りから再構成されたものである。おもな検討対象となるのは、「新中間層」に属すると推定可能な親子の衛生経験である。近代家族論を通して明らかにしてきたとおり、近代衛生の普及過程におけるもっとも主要な受容者かつ実践者として措定されてきたのは、新興の中産階級すなわち新中間層家族であると考えられるからである。

　本研究でとりあげる衛生経験は、「衛生」という主題によってインタビュー対象者が自由に、かつ自発的に語ったものであるが、健康形成・病気予防にかかわる広範な体験に及んでいる[30]。このことは、先に述べたように、家庭には学校とは連続性を有しない独自の衛生管理の実践があるという事態を反映している。やや雑駁とした印象を与えるかもしれないが、語りの分析に先だって特定のテーマを固定的に設定するのではなく、語り手の個々の語りの濃淡に沿った形で、考察を進めていくことにしたい。

---

[30]　第三章で述べるとおり、聞き取り調査にはインタビューガイドを用意したが、ガイドが対象者全員に有効にはたらくものではないことが調査過程で明らかになった。なぜなら、個々人の経験には多様性があり、例えば「歯磨訓練」についての質問をしたとしても、「そういった経験はないですね」という返答以上に語りが膨らまない場合があるからである。そのため、聞き取り調査は、調査者ではなく対象者が話題提起のイニシアチブをとり、固有の経験を語るという形で進められた。このような経緯から、経験のトピックを限定して考察を進めることは本研究の課題にそぐわないと判断した。

ところで、受容者の生きられた経験への着目という視点が、これまで存在しなかったわけではない[31]。例えば柄本三代子 (2002) は、現代日本社会における健康についての「素人の知」「素人の通常の経験」への着目から、たんに抑圧されているだけではない受容者 (素人) と専門家との関係を描き出している。そして素人による「快楽」や「楽しみ」としての健康実践が、知を生み出す専門家にとっては思いもよらない利用法に変換されることで、専門知の権威の自明性を暴露する力を内包しているのではないかと論じている。柄本の洞察は興味深く、かつ必ずしも受容者＝素人は専門家に支配されるだけの存在ではないとする点で本研究の問題意識と通底する。しかし、柄本のいうところの現代社会における「ネオ公衆衛生」[32]を、現代社会を特徴づける大きな流れとして位置づけるには、それが近代に生まれた (「新しい」に対して「古い」) 公衆衛生とどのような関係性、連続性を有しているのかを検討することも必要なはずである。

本研究で設定された課題は、先行研究の空隙を埋めるという消極的な試みではない。むしろ本研究の独自性は、〈衛生制度・衛生行政〉〈専門知を産出・啓蒙する医師〉〈専門知・規範を受容する新中間層家族〉というようにそれぞれ個別に論じられてきた衛生を、公的なもの、私的なもの、それを介する専門的なもの、換言すれば〈制度的・行政的側面〉〈医療専門職的側面〉〈受容者の実践的側面〉として包括的に論じようと試みる点にあると言えるだろう。子どもの身体を取り囲む場は重層的なものである。本書は衛生制度の淵源にさかのぼって国家制度の創出・整備過程やその理念を明らかにするだけではなく、衛生システムの重要な担い手となり衛生知の産出にかかわる医療専門職、その知を受容する／しない行為者にも着目し、それらを外在的な構造や場、時代的特異性のなかに位置づけて論じようと企図している。そうするこ

31　生きられた経験を主題に据える文化人類学的研究には第三章の注2で言及している (146頁)。
32　「ネオ公衆衛生」とは、新しい公衆衛生であるとともに、ネオリベラリズムのイデオロギー (自己改良の過程をとおした自己統治へと個人を奮い立たせるイデオロギー) の一バージョンであるという意味で名づけられている (柄本2002)。

とによってこそ、近代日本における衛生の展開と受容のリアルな様相に接近できると考えるためである。

　2　各章の構成

　本論に入る前に、各章の構成を記しておく。

　第一章では、明治国家によって導入され、漸次形をなしていった公衆衛生制度および医師資格の制度化過程について検討する。医師資格の制度化過程を概観するのは、近代西洋医学を学んだ医師が、国家衛生システムにおいて、どのような位置を占めるようになったのかを明らかにするためである。同時に、明治期の衛生行政主導者の衛生思想を考察することで、18世紀以降の西欧社会で統治理性として発展した衛生が、近代日本社会においても見出しうるのかを検討する。また、学校衛生の創始と展開について概観する。最後に、近代西洋医学に対して、民間医学や民間療法がどのように位置づけられていたのかについての検討を加える。

　第二章では、大正から昭和初期における学校歯科医の成立過程の分析を通して、学校衛生と医療専門職との関係性に焦点化する。これは歯科医が、学校口腔衛生領域への参入によって、支配権獲得を企図する過程を明らかにする試みである。分析にあたっては、アンドリュー・アボットの専門職システム論を援用し、主に雑誌記事を分析資料として用いる。近代日本の衛生史研究で描かれてきた衛生啓蒙者としての医療専門職像（開業医）が静的・画一的であるのに対し、専門分化した覇権争いのなかで、自身の支配権や正統性を獲得するために積極的に衛生啓蒙運動を利用・活用していく動的な存在として医療専門職（歯科医団体）をとらえたい。

　第三章から第五章までは、新中間層に属する人々の幼少年期の衛生経験についての聞き取り調査に基づく分析を行う。第一章、第二章とは対極的な個人のナラティヴをとりあげることにより、医療史・衛生史からは見えてこない「生きられた経験」を描きだす。第三章では、受容者の生きられた経験に対する分析についての議論を深めるため、フーコーおよびブルデューの概念

(抵抗・ハビトゥス・戦略)を詳細に検討する。続いて受容者の主観的衛生経験にアプローチするために、聞き取りという方法論的視座を採用する意義を明らかにし、最後に実際に衛生経験の語りの一端を提示することにより、口述資料から導き出しうる分析視角を描きだす。第四章では、新中間層に該当する対象者の母親の衛生実践に着目し、母親たちがどのような衛生戦略を用いていたのかを具体事例に即して分析する。第五章では、衛生規範の身体化について論じる。衛生知や衛生規範の啓蒙教育によって、内面化した主体が成立するという先行研究の前提をあらためて主題化し、知や規範が身体化された行為となる／ならない事例を比較検討する。

　終章では、本研究で得られた知見と意義を明らかにする。

第一章　近代医事衛生制度の成立と衛生思想

　本章の課題は3つある。第1に、近代国家形成過程において、近代西洋医学と衛生が国家制度としてどのように導入・展開されたのかを概観する。衛生制度のみならず、医師制度の確立過程も同時に検討することで、国家衛生システムにおいて医師がいかなる役割を付与されたのかを明らかにしたい。第2に、衛生行政主導者の抱く衛生観・衛生（学）思想の一端を明らかにする。序章で検討したポリス／ポリツァイに関連づけて近代日本の衛生を検討することが目的である。そして第3に、衛生行政の一領域としての学校衛生の導入および展開の経緯を概観する。本書の主題となる子どもに向けられた公的な衛生すなわち学校衛生が、どのように制度化され、またいかなる思想に裏づけられていたかを検討する。

　議論を進めるにあたり、医学史・公衆衛生史・教育史等の先行研究を援用するとともに、一次資料からの分析も加える[1]。明治期の医療、衛生をめぐる制度の確立過程や思想を把握することは、次章以降の大正から昭和初期を対象にした各論（歯科学の専門職化と学校衛生、新中間層家族の衛生戦略）からは十分には見えてこない医事衛生の国家的、制度的枠組みを認識する作業となる。どのように医師は衛生システムを担ったのか、なぜ国民に対して近代医学に基づく衛生的知識の啓蒙が必要とされたのか。これらの問題は、明治期の医

---

[1] 使用する一次資料は、衛生行政に関しては法令を、明治期の衛生行政主導者の衛生思想については自伝、著書、『大日本私立衛生会雑誌』等を用いる。なお、前者の衛生行政にかかわる法令関係はほぼすべて『医制百年史　資料編』に収録されているため、当該書を用いた。また後者に関しても、著作集として刊行されている場合は（後藤新平、富士川游など）、それを使用した。

事衛生の導入期から確立期の分析なくしては明らかにしえないといえるだろう。

第1節　衛生概念の導入

1　近代西洋医学導入の経緯

まず、近世から明治維新にかけての近代西洋医学摂取の動向について、通説的な医学史解釈を概観する。

江戸幕府の鎖国時代、長崎のオランダ商館を通じて医学が伝えられ、蘭方医学（蘭学）が徐々に浸透した。18世紀には洋書の禁が解かれ、杉田玄白らによる『解体新書』(1774) が上梓され、各地に藩立・私立の医学校が設立されるなど蘭学の興隆をみた。しかしドイツ人医師のシーボルト (P.F.B. Siebold) 事件 (1828) をきっかけに、蘭学に対する幕府の規制が強化されるようになる。医学書翻訳の取り締まりなどの規制下にありながら、1849年には天然痘の予防法としての牛痘接種法の成功により、同法は各藩に広まった。

その後、1853年のペリー艦隊来航により、幕府は開国と国防力強化に迫られた。まず幕府は西洋学術摂取のために「蕃書調所」で洋書の翻訳と洋学の教育を開始、幕府医官に対する蘭学禁止令[2]も解除された（神谷 1979: 15 ; 厚生省医務局 1976a: 3-4）。1855年、幕府は近代海軍創設のため、長崎に「海軍伝習所」を設け、オランダ人教官を招いた。第二次海軍伝習所の開設に伴い、オランダに医師の派遣を求めたが、この際に来日したのがオランダ陸軍軍医ポンペ (J.L.C. Pompe van Meerdervoort) である。最初幕府はポンペに内科と外科のみ教授することを依頼したが、ポンペはこれを拒否、体系的医学教育の必要性を唱え、自身の卒業したウトレヒト陸軍軍医学校のカリキュラムに類似する形で、幕府や諸藩から派遣された学生たちに西洋医学を教えた（石田編

2　1849（嘉永2）年に、幕府医官は外科と眼科を除き西洋医術を用いることを禁ずる旨の布令が発せられた（厚生省医務局 1976: 4）。

1988: 325)。日本における近代医学教育の始点を、この長崎医学伝習 (1857～) に求めることは通説になっている (神谷 同前: 14)[3]。1858年のコレラの流行を契機に、ポンペは病院および臨床医学教育の必要性等を幕府に建白、翌年には幕府から病院設立許可の通牒が届き、60年に長崎に洋学の「医学伝習所」を設立、翌年同地に「養生所」(「日本最初の近代的な洋式病院」) が設立された (1866年に両所は合併)。医学伝習所では解剖実習、養生所では臨床実習が行われたとされている。

1857年から1877 (明治10) 年までに来日したオランダ医は14名に達するが、オランダの軍医学校と関係のなかったものは4名にすぎない (石田編 同前: 328)。ポンペを始め、なぜ軍医が招聘されたのかについて、神谷昭典は、まず幕府によってこの時期要請された軍事科学としての医学は国防目的の伝習でなければならなかったため、教官は軍医将校、学生は武士でなければならなかったとしている。近代医学は国防力強化のための必須手段として幕府に認識されていたことになる (神谷 同前: 17-8)。

一方、江戸では1858年、幕府の許可を得て蘭方医たちが神田お玉ヶ池に「種痘所」を開設、同時に西洋医学の研究・教育も行われた。この種痘所は幕府直轄の機関として接収され、1861年「西洋医学所」と名称を変更 (1863年には「医学所」に名称変更)、漢方医学を中心とした「幕府医学館」に対して、西洋医学による診療教育の中心機関となった (厚生省医務局 同前: 4-5)。

1867年、大政奉還。1868 (慶応4＝明治元) 年2月、西洋医学採用の建白が行われ、翌年3月、新政府は西洋医術採用の方針を公的に明らかにした。戊辰戦争にはイギリス公使館付きの英医ウィリスを採用し、傷痍者の治療にあたらせた。また新政府は幕末の戦乱で負傷した将兵を収容・治療する目的で、京都に御親兵病院を設立し、横浜には仮軍事病院を設立。さらに幕府の医学

---

[3] 「蘭学が、国防の要請の下、明確に軍事科学としてとらえられるようになり、同時にその体系的摂取が国 (幕府) の意志として推進されるようになったのである。その担い手としてこれまでの医師層に加えて、にわかに武士階級が登場してくるのは至極当然というべきであろう」(神谷 1979: 16)

所を接収し、横浜の軍事病院を東京に移転し「大病院」と称し、これに医学所を付属させた。漢方医学を中心としていた幕府医学館を種痘所と改称し、これも医学所に付属させ、種痘を実施したとされる(同前:5-6)。

以上のように、医学史研究の示すところでは、幕末からすでに幕府としても個別の藩としても[4]、近代西洋医学(蘭学)採用の機運は高まっていたことになる。そしてその動向は、何よりも医学が火急の軍事科学として要請されていたことに起因するとされている。そうであるならば、近代日本における「住民／国民の生」への国家的関心の端緒は、まだここに読み取ることはできない。しかし、そのような関心が立ち現れるさまを、維新後の新政府による医事衛生制度創設の過程にみることができる。

2 国家医学の構想

① 西洋医学の正式採用

江戸中期以降、オランダ医学の系統が途絶えることなく継続してきたとはいえ、新政府設立当時も漢方医学が主流を占め、医業についての国家的規制はなく、医師は主として徒弟的に養成されていた。江戸期の医師は僧侶とともに士農工商の身分制の枠外に位置した職業であり(制外の徒)、身分の高い幕府医官、宮廷医は別として[5]、さまざまな社会階層から供給されていた(橋本2003;鍵山1973)。幕府の政治体制の支柱は儒学であり、儒学には方技賤視があったため技能者は賤業とされ、医師の社会的地位は決して高くなかったとされている(鍵山 同前)。

---

4 例えば、長崎でポンペに学んだ1人であり、のちの明治政府の要請により「大学東校」の大博士となる佐藤尚中が属した佐倉藩は、尚中の建言により、1866(慶応2)年に医制を改革し、漢方を廃して洋方を用いたとされている(神谷1979: 30)。山崎佐によると、廃藩置県の時点で全国272藩のうち、98藩が何らかの医師養成制度を持っていたとされているが、藩の医制として蘭方医学を採用していたのは18藩、藩の教育に洋学(英仏独)を採用していたのは17藩であったとされる(日本科学史学会1965: 141)。

5 江戸時代の医師のカテゴリーとしては、宮廷医、幕府医官(典薬頭、奥医師、表御番医師、寄合医師、御目見得医師)、藩医、町医があげられる(鍵山1973: 56-62)。

維新直後（明治元年）に高階典薬少允により提出された「西洋医術採用方建白」では、「研究を重んじ、日新の学を尊ぶ」西洋医術に対し、旧来の医師（漢方医）は「修行さえ行わず、切磋なく家伝の法に因遁し、秩禄を世襲しているありさまである」と痛烈に批判されている[6]。維新政府が早速着手したのは、西洋医学の普及（西洋医学による医学校・病院の設立と再編）と医学教育の制度化であった[7]。戊辰戦争では英医ウィリスの活躍があり、イギリス医学採用に朝議は傾いていたとされるが、維新政府は明治2年（3年という説もある）英蘭医学ではなくドイツ医学の採用（ドイツ人教師の大学東校への招聘）を決定する[8]。なぜドイツ医学だったのかについては、従来、ドイツ医学の優位性を主張した相良知安（ちあん）の建言や、政府顧問・大学南校教頭の米国人宣教師フルベッキ（G.H. Fridolin Verbeck）の助言によるものとされてきたものの（小川1964; 吉村1971など）、医学史家の神谷らによってその再検討がなされている（神谷1979; 石田編1988）。その点については次項で触れたい。

② 大学東校

　ドイツ医学採用を主張したとされる相良知安は、当時、岩佐純とともに医学校取調御用掛であった。相良は、医学史家小川鼎三の言葉を借りれば、「明治二年の初めに新政府に徴されて、新生日本の医学教育および行政のあり方について最も責任ある地位についた」人物である（鍵山1973: 3）。佐賀藩の医官の家系に生まれた相良知安は、藩医学校で学んだ後、江戸遊学を命じられ、江戸からさらに下総国佐倉に移り、緒方洪庵の「適々斎塾（適塾）」と並ぶ民間蘭学塾の1つであった佐藤尚中（たかなか）の「佐倉順天堂塾」にて2年間学んだ。その

6　原文は厚生省医務局（1976b: 19-20）を参照した。
7　新政府によって、近代西洋医学に立脚した医療制度の確立が図られるなかで、医学教育着手以前の最初期（1868（明治元）年）に行政官布達として出された行政命令は、興味深いことに、「人之性命（原文ママ）」にかかわる〈産婆による売薬の世話と堕胎の世話の禁止〉であった（「産婆ノ売薬世話及堕胎等ノ取締方」）。なお原文は厚生省医務局（1976b: 20）を参照した。
8　廃藩置県が実行された1871（明治4）年7月（旧暦）現在で、各地の官立・私立医学校および病院は、独、蘭、仏、英、米と多様な外国人教師を雇用するなど、その形態や形式はバラエティに富んでいた（神谷1979: 159）。

後さらに長崎遊学を命じられた相良は、幕府の医育機関であり、オランダ陸軍軍医ボードイン (A.F. Bauduin)(ポンペの後任) が教鞭をとっていた長崎精得館で学び、館長となる。そのような経歴を有する相良に対し、維新政府は1869(明治2) 年、同じく佐倉順天堂塾の門下生であった岩佐純と合わせて、新政府の医学校創設に携わる医学校取調御用掛に抜擢する。
　ここで明治初期の複雑な医育制度の変遷を確認しておこう。先にふれたように幕末から維新期にかけて、中央医育機関は、お玉ヶ池種痘所 (1858) →西洋医学所 (1861) →医学所 (1863) へと複雑に所轄を変え組織変革されていたが、1868 (明治元) 年に新政府によって医学所は復興され、大病院へと併合されていた[9]。さらに徳川幕府の学問所を起源とする「昌平学校」(昌平坂学問所)、同じく徳川幕府の天文方におかれた翻訳機関を起源とする「開成学校」と、医学所の三校が合併して新しく「大学校」が設立された。1869 (明治2) 年7月の官制改革により、二官、六省、衆議院の次に大学校が置かれ[10]、大学校は教育行政の官庁を本態とするとともに、学校としての大学校もその機構に含まれた。そして大学別当というトップの下に事務官として大監・小監、大丞・少丞が置かれ、教官として大博士・中博士等が置かれることとなった。相良と岩佐は大学小丞に任命され、さらに10月には大学権大丞に昇格し、相良が医学校を、岩佐が病院を主に管掌することとなった。同年12月、大学校を構成する3校はそれぞれ「大学」(昌平学校)、「大学南校」(開成学校)、「大学東校」(医学校) と改称する。翌1870 (明治3) 年には「大学規則」等が公布され、大学組織が法的に規定されながらも、翌年には大学内部の派閥対立により瓦解してしまった。1871 (明治4) 年7月の官制改革により、文部省が設置され、それとともに「大学南校」「大学東校」はそれぞれ「南校」「東校」と改称、1月余り閉校したのち、再開されることとなった (鍵山　同前：105; 東京大学医学部創立百年記念会他　1967: 38-41)。

9　大病院は当面の傷兵救護という軍事病院の性格とともに、医学所を接収することで、漸次医学教育機関としての整備が図られようとしていた (神谷1979: 42)。
10　二官とは神祇・太政官、六省とは民部・大蔵・兵部・刑部・宮内・外務省を指す。

第一章　近代医事衛生制度の成立と衛生思想　51

　相良はその極端に短い中央政権での活躍期間において、ドイツ医学の採用、後述する「保護健全意見書」の提出等、非常に重要な役割を担った人物である。当時の幾重にも錯綜した関係を解きほぐすことで、ドイツ医学採用の経緯についての通説を再検討した神谷昭典は、イギリス医学かドイツ医学かの選択には維新政権の薩長各々が推す医学流派が絡んでおり、さらに「兵制論争」にみられる両者の政治路線の違いが連動しているという見解を提示している (神谷1979: 49)。それは、イギリス医学を推す薩摩とオランダ医学を推す長州に対し、維新政権が選択したのは第3の道であったという見解である。つまり、佐藤尚中一門を選択することで、英蘭・薩長の対立を棚上げし、佐藤尚中一門にとりあえず (大学校の) 医学教育を委ねるという形で実現したという説である (同前: 49-50)。佐藤尚中一門とは、相良知安、岩佐純に他ならず、両名の「医学校取調御用掛」の任用につながる[11]。神谷は、当時天皇を中心とする新しい統一国家のイデオロギーとして国学が流行していたことを踏まえ、相良の医制構想は、医療を国政の1つとした律令国家の王政に復古し、その内実として西洋医学を採用しようという立場に依拠したものであったとする仮説を提示している (神谷1984: 12)。

　③ 保護健全意見書
　1870 (明治3) 年に大学東校が提出した「保護健全意見書」(以下「意見書」と略記) には、軍事医学とは別の、政治としての医学、すなわち住民の身体への医学的関心の芽生えを読み取ることができる。「意見書」は相良知安の起草による (と推定されている) 保健医療・医育に関する体系的な最初の建白書である (神谷1979: 216)。その内容は[12]、国土経営や医薬の神とされる「大已貴命 (おおなむちのみこと)」「小彦名命 (すくなひこなのみこと)」を医学の淵源に据えるなど、

11　大学校が大学東校となった1871 (明治4) 年12月、相良と岩佐は佐倉順天堂塾の恩師である佐藤尚中を大学東校最高位の大学大博士として招聘する。
12　原文は厚生省医務局 (1976b: 32-4) を参照した。

確かに神谷が述べたとおり、医療を国政の1つとした律令国家の王政に復古することを目指したものと言える。

まず、3つの部分からなる意見書の、冒頭の「道」と題された部分で、

> 「皇国神真の道を体し乃保護健全の義に本き護健の字を以て之に当て而して<u>護健道をくしのみち御健使をくすしと訓し以て医の名称を廃すべし</u>」[下線引用者、以下同様]

として、これまでの間に「人益其業を賤み終に小人の手に落て殆ど言ふべからざるの悪風に変」じてしまった医業を建て直すべく、医を「くしのみち(護健道)」に、医師を「くすし(護健使)」にと、名称の変更を提起する。なぜ名称変更が必要なのか。続く文では、医を、家伝的・技芸的な個人の職ではなく、大政(=まつりごと)の一端に位置づけようとしていることが表明されている。

> 「其然る所以の者は名不正は言不順言不順は事不成是<u>大政の一端にして固より一家の技芸に非ず又一人以て任ずべき者にあらざるを以ての故なり</u>」

くしのみち(護健道)とは、民の疾患を治し、健康を保つ道であるとされる。民すなわち集合的な住民の身体に対して、国家的な関心が向けられているのである。

> 「抑護健の道たるや約して之を言ば本好性の天徳を体し民の疾患を治して健康を保たしめ以て其奇魂を安んぜしむる所のものなり故に此の道を講明するの学は大学に存すべしと雖ども<u>之を行ふ所の克実は元来民部に存すべきなり</u>」

「護健道の道」は大学で研究されるべき学問であるが、護健道を実行するのは「民部(省)」すなわち中央官庁の政治機関であることが明言される。

> 「[中略]今之を治むべき基本を建ざれば恐は将た後世必ず施すべきの術なか

らんとす然り而して民に頑陋の風あり医に醜悪の弊ありて又容易く之が基を建がたし方今皇綱一新し此の時に当り古を稽へ今を徴し日新興起の実に基きて其法制を建て先づ近きよりして漸く遠きに及し小より弥大を致し一世の久を経ば我億兆の蒼生をして仁寿の域に渉さしめん事豈又甚難からん乎」

　ここでは、御一新の機会に、従来の人々の「知識に基づかない卑しい」医の俗習や医師の醜悪な慣習を改め、新しい国家的な医療体制を創設することによって、人民の長寿を図ろうと述べられている。
　続く「護健使」と題された部分では、医師（くすし）の務めを「民の健康を保護」し、また「己に疾病あれば之を療し之を除きて健全に復さしめ以て其天命を全ふせしめん事を要す」と規定したうえで、以下のように続く。

　　「是実に民命の係る所なれば<u>斯道固より治教倶に行れ</u>而して聖上好生の仁徳をして民人に洽からしめんには即方宣教使と共に<u>其教を広く世に布て</u>一日も曠ふすべからざる者なり」

　医業を国家政治化してとらえるにあたり、医師に対して、医学を広く社会に広める役割を付与し、重要視しようとする姿勢が読み取れる。そして「護健の学」として、医師は解剖学、生理学、病理学など合計13科目を学ぶべきことが提示されているのである。この護健の学には2種類あると意見書は述べている。

　　「一は人未だ病ざる時に於て預め防護禁戒して厄を除き以て健康を保たしむる者則斯道の<u>本色なり</u>一は人既に疾あれば変通薬術を施し始めて健全に復し以て天命を全ふせしむる者之を<u>上の一端に比すれば至竟斯道の余技たり</u>」

　すなわち保護健全の第一義的目標は、未病の段階で民の病を防ぎ健康を保全することにあり、それに準ずる第2の目的として、すでに疾患ある者に薬剤を処方し、健康を回復させる点に置かれているということである。第1の

点は、予防としての環境の集合的コントロール、すなわち公衆衛生の思想に発展しうるものではないだろうか。体系的な医事衛生制度が創設される以前のこの意見書から、世襲的・徒弟的に養成されていた医師が、国家の政治の一部として取り込まれ（それが仁政として規定されてはいるものの）、医師は自分の患者だけを診るのではなく、国民の疾患を治療し、健康を保持する役割を担うものとして構想されているのである。

確かに、当意見書は医療を国政の1つとした律令国家の王政に準拠するものとして構想されたという指摘（神谷1984: 157）は正しいだろう。医師を「護健使」と名づけたのは、先に引用した通り、

「是実に民命の係る所なれば斯道固より治教俱に行れ而して聖上好生の人徳をして民人に洽からしめんには即方宣教使と共に其教えを広く世に布て一日も曠ふすべからざる者なり」

と、「宣教使」[13]との対応からであり、護健使を各地に派遣して、「聖上（天皇）」の慈愛の医療（護健道）を普及するという点は、「王政復古の医道」あるいは「医業の国営化」（神谷1979: 164, 215）を目指したものとみなすことができよう。しかしながら、やはり本書にとって注目すべき点は、医学が国家化、すなわち国を治めるための手段として政治化すべきものとしてとらえられている点である。国民の身体（健康の増進、疾病予防、寿命の延長）に政治的関心が向けられ始めていること、そして賤業とされてきた医師をその中心的担い手として措定している点が、近世とは徹底的に異なる新しい国家的医療観念の誕生だとみなすことができるのではないだろうか。

しかしながら、この相良の（すなわち佐藤尚中一門の）古に倣った国家医療の構想は早々に頓挫する。1870（明治3）年9月、相良は部下の不正事件に絡ん

13　1869（明治2）年に神祇官内に設置された。1870（明治3）年には「大教宣布」がだされ、神道による国民教化の方針を固め、宣教使による国家神道振興がはかられたが、諸制度の欧化方針等から後退し、1872（明治5）年に宣教使は廃止される。

で勾留された。一方、ドイツ医学の採用が決定されたのちドイツへの教師の派遣を要請したが、普仏戦争や大学東校に外国教師を招くことへの抗議運動等が起こり、派遣が遅れたとされている。1871 (明治4) 年7月に文部省が新設され、行政機能と教育機能を併せ持っていた大学は廃止されることとなり、同時に大学東校は「東校」と名を変えた。同月になってドイツ人のミュルレル (B.C.L. Müller: 陸軍軍医少佐) とホフマン (T.E. Hoffmann: 海軍軍医少尉) とが東校に着任したが、彼らはドイツ陸軍軍医学校のカリキュラムを模して医学教育を進めることとなり、そのために相良らの皇国の医道構想との相違が浮き彫りになってきたとされている (石田編 1988: 331)。

明治5年8月の学制発布により、東校は「第一大学区医学校」と改称する[14]。学制の発布は、大学中心の教育から、初等教育中心への教育政策の転換を意味するものとされ、維新政権と東校の佐藤尚中一門との溝をいっそう深めたという解釈もある (神谷 1984: 21-33)。

他方、1年以上にわたる拘留の末、1872 (明治5) 年5月に司法省から無罪の言い渡しを受けた相良は、同年10月文部省五等出仕として復職、第一大学区医学校校長となる[15]。同時に、1873 (明治6) 年2月に文部省に新設された医務課の医務課長も兼務することになり、翌月同課が医務局に昇格すると、医務局長に任ぜられる。この際、医制につながる原案 (医制略則) をまとめていたとする説もあるが、岩倉遣欧使節団が帰朝した6月に医務局長を免職となり、その後任として長与専斎があたることになる (鍵山 1973: 140-1)。こうして、維新直後から医療制度の創設に携わってきた佐藤尚中一門は、1874 (明治7) 年の長谷川泰の長崎医学校転出を最後に、第一大学区医学校 (1874年5月に東京医学校と改称) から姿を消すことになるのであった (神谷 1984: 33)。

---

14 明治元年に復活した「医学所」は「大病院」に併合されたのち、大学校→大学東校→東校→第一大学区医学校→東京医学校→東京大学医学部 (明治10年~) と改組されたことになる。
15 さきに佐藤尚中が変則医学課程の廃止をめぐって辞任、そのあとを受けて1872 (明治5) 年9月に長谷川泰が第一大学区医学校長になったが、相良が校長となることで、長谷川はその下で校長心得となった (東京大学医学部創立百年記念会他編 同前: 126)。

保護健全意見書によって明治初期に萌芽した国民の身体への政治的関心は、近代日本の最初の医事衛生法規となる「医制」の公布によって実現されたとみることができるだろう。次項では医制の制定過程およびその内容について検討する。

3　医制の制定

① 医制の理念

「医制」はだれが起草したのか、より正確にいえば相良知安なのか、相良の後を受けて衛生局長に就任した長与専斎[16]なのかについて、医学史研究においては見解が分かれてきた。長与専斎が相良の草稿（「医制略則」）に若干の修正を加え、医制を完成させたという見解（川上1965; 厚生省医務局1976aなど）と、起草はほぼ長与本人によるものとする見解（神谷1979など）がある。両者のうち、より実証的な論拠を提示しているのは後者であろう。特に神谷は、前項でみたように、相良ら佐藤尚中一門が皇国の医道（対価を持たない慈愛の医療）を目指した保護健全意見書と、営利としての医療を認める医制との内容の差異を強調している[17]。そこで本書では、医制の制作過程において相良の構想（原案）関与は皆無とはしえないにしろ、長与によって起草されたとの立場に立つことにする。

16　1838（天保9）年、肥前大村藩の藩医（蘭方医）の家に生まれる。1854年17歳で大阪へ赴き、緒方洪庵の適塾に入門、福沢諭吉の後を受けて適塾の塾頭になる。文久元年長崎へ赴き、ポンペ、ボードイン、マンスフェルトに師事。長崎医学校（長崎養生所を前身とし幕末の「精得館」を維新後復興して改称）の改革にあたり手腕を発揮した。1871（明治4）年7月、維新政府に出仕し、文部少丞に任じる。岩倉使節団への参加を経て工部小丞に着任後、1873（明治6）年5月に文部省に復帰する。同年、2代文部省医務局長になり（初代は相良知安）、1875（明治8）年から16年間内務省初代衛生局長を務めた。この間、医制の制定、防疫制度の導入、試薬場の創設など保健衛生制度の基礎を作ったとされる。1902（明治35）年没。自伝に『松香私志』がある（長与[1902]1980）。

17　笠原英彦は保護健全意見書にも西洋医学に立脚した医学教育の必要性が説かれていることから、神谷の論拠を棄却している（笠原1999: 9）。しかし、もちろん神谷は西洋医学教育が必要とされていることは了解済みであり、「医学としての体系を持ち得なかった国学（和医方）という形を藉りて、その内実に西洋の医法を盛ろうとした」と述べており（神谷1984: 157）、笠原の批判は誤読に基づくものであるといえる。

第一章　近代医事衛生制度の成立と衛生思想　57

　1871（明治4）年7月に設置された文部省内に翌年2月に設けられた「医務課」は、「岩倉使節団」の帰着に合わせて1873（明治6）年3月に「医務局」に昇格した。それに先立つ1871年10月、政府は右大臣岩倉具視を特命全権大使として視察団を欧米に派遣するが、一団に元長崎医学校学頭でポンペの弟子でもあった長与専斎を同行させ、米英仏独（特に独）の医学教育を視察させていたのである。長与は、自伝『松香私志』[18]において、欧米視察の途上で公衆衛生制度を「発見」した時の様子を以下のように語っている。

> 「英米視察中、医師制度の調査に際し、サニタリー云々、ヘルス云云(ママ)の語は、しばしば見聞するところにして、伯林に来てよりも、ゲズントハイツプレーゲ［引用者注― Gesundheitspflege ＝「健康／衛生管理」］等の語は幾度となく問答の間に現れたりしが、初めの程はただ字義のままに解し去りて深くも心を留めざりしに、ようやく調査の歩も進むに従い、<u>単に健康保護といえる単純なる意味にあらざることに心付き</u>、次第に疑義を加え、ようやく穿鑿するに及びて、<u>ここに国民一般の健康保護を担当する特殊の行政組織あることを発見しぬ。これ実にその本源を医学に資り、理化工学、気象、統計等の緒科を包容してこれを政務的に運用し、人生の危害を除き国家の福祉を完うする所以の仕組にして、流行病、伝染病の予防は勿論、貧民の救済、土地の清潔、上下水の引用排除、市街家屋の建築方式より、薬品、染料、飲食物の用捨取締に至るまで、およそ人間生活の利害に繋れるものは細大となく収拾網羅して一団の行政部をなし</u>、サニテーツウェーセン［引用者注― Sanitäts-wesen ＝「公衆衛生（制度）」］、オッフェントリヘ・ヒギエーネ［引用者注― Öffentliche Hygiene「公衆衛生（制度）」］など称して、<u>国家行政の重要機関となれるものなりき</u>。［中略］一旦心付きたる上からは十分に詮索を遂げ本邦

18　『松香私志』の原本は明治35年の長与の百日忌に私本として配られ、これを大日本私立衛生会の本部に設けられた「長与専斎文庫」が著作権を譲り受け、普及版を1904（明治37）年に出版した。さらに1924（大正13）年、医制発布50年記念祝典の機会に参列者に配布したのが戦前における3回目の刊行になる（日本科学史学会 1965: 169）。

に齎らして文明輸入の土産となすべし。」(長与[1902] 1980: 133-4)[19][下線引用者]

そもそも長与に与えられた任務は医学教育の調査であった。欧米視察当時、すでに日本における医学教育制度は端緒を開いており、いったんその章程(事務施行の細則)を定めて順序を整えれば、他の高等教育制度に伴って逐次発達することは間違いないことだと長与は考えていた。一方「この健康保護の事に至りては東洋にはなおその名称さえもなく全く創新の事業」であり、想定外の対象であったことが強調されている(長与[1902] 1980: 134)。しかし、「その本源は医学に資れるものなれば、医家出身の人ならでは任ずべき様なし」として、自ら公衆衛生制度について調査を始めたことを述懐している(同前)。ところが、公衆衛生制度の仕組みは錯綜し、あるいは警察の事務に連なり、あるいは地方行政に連なり、「日常百般の人事」に渉っており、その範囲は極めて広いため、たちどころに要領を得ることは困難であった。ドイツの制度をそのまま擬して日本に持ち込むのは国家規模の相違からも不適切と判断した長与は、オランダに立ち寄り、その警察行政および地方行政の調査から手をつけることにする(同前: 134-5)。

ここまで長与の見た制度を「公衆衛生制度」と記述してきたが、むしろ序章で述べたポリス／ポリツァイと置き換えるのが適切だろう。長与が述べたように、本源は医学にあるが、緒科を包含し、「人間生活の利害に繋れるものは細大となく収集網羅」した政治機構は、序章でも触れた「近代衛生学の祖」とされるヨハン・ペーター・フランク(J.P. Frank)が18世紀から19世紀にかけて『医療ポリツァイ』において記した「健康一般に少しでも関係することならば、どんなに些細なものであれ見逃さない」(市野川 2000: 45)という精神にぴたりと一致するのである。ただし、このポリス／ポリツァイが理念上あるいは制度運営上、実際に日本へ導入されたか否かはさらなる検討が必要である。ここではひとまず、「保護健全意見書」で見られた住民の身体への関心

19　原文は小川鼎三・酒井シヅ校注([1902] 1980: 133-4)から引用した。

は(皇国の医道の構想の内にあり、医制とは異なる精神を有するものであるが)、後継の長与によってより体系的なもの、しかもポリス論に近似なものとして構想されたことに注意を払っておきたい。

　欧米視察からの帰朝後、医務局の局長に就任した長与は医制取調を命じられる。

　「我が邦人文の程度にてはなお国家公衆の観念さえ確かならぬあり様なれば、国民健康の保護などいえることは上下の心に入りがたく、ましてその手足となりて朝野の間に周旋すべき開業医師に至りては、漢方家十の八九に居り、西洋の事物としいえば一概に忌み嫌い、一切の新政に対しては、暗に反抗の念をさえ包蔵するものなきにあらざれば、今日に当たり如何に事情を斟酌したればとて、欧米に型を取りたる医制の滑らかに行なわるべき様なし、むしろ習俗事情に拘わることなく真一文字に文明の制度に則りてこれを定め、まず帰着するところあるを天下に示し、しかして施行の実際の如きは、急がず迫らず多少の余地を与えてその成功を永遠に期することとすべし」(同前:137)

　長与は、医学教育の整備と医師の国家資格制度の規定、地方医務官吏の組織化を中心に練った医制成案を文部省に提出、ただちに太政官に回され、医俗の事情を斟酌し、まずは都市部から徐々に着手するようにとの太政官からの指令を受けた。1874(明治7)年、文部省によって、東京、京都、大阪の3府に施行された「医制」76カ条は[20]、「医制」「第一　医学校」「第二　教員附外国教師」「第三　医師」「第四　薬舗附売薬」より構成され、(1)全国衛生事務の要領、地方衛生および吏員の配置、(2)医学教育、(3)医術開業試験ならびに免許、(4)薬舗開業試験ならびに免許および薬物の取り締まりが規定された。

　その内容を概観しよう。まず「医政」は「人民ノ健康ヲ保護シ疾病ヲ療治」し、「其学ヲ興隆スル所以ノ事務」と規定される(2条)。医制の担当官として文部

20　原文は厚生省医務局(1976b: 36-44)を参照した。

省医務局に医監、副医監を置く (3条)。全国を7区に分けそれぞれに衛生局を設けて地方官との協議のうえ医務を管理させ (4条)、さらに地方の医師および薬舗主、家畜医等から「医務取締」を選び、地方官の指示のもと日常の医務を取り扱う (7条)。医務取締は、地域の習俗や衣食住に関して、健康を害するようなことや流行病の発生が起これば速やかに地方官・衛生局に届け出なければならない (8条)。衛生局長は、提出された書類から、施行した医務の得失、医学校・病院の盛衰、医師・薬舗等の学術行状を調べ、かつ区内の人民の死生表を作成する (10条)。医師を養成する医学校は14歳以上18歳以下の小学校卒業者を予科入学資格とし、予科3年、本科5年とする (13条)。教授科目は「予科」においては、数学、ドイツ語、化学等、予科卒業の証書が必要な「本科」においては解剖学、生理学、病理学、薬剤学、内科、外科、公法医学 (裁判医学および護健法) が課される (13-14条)。この医学校を修め、専門の科目を2年以上実習した者でなければ、医師開業免状を下付されず、開業できなくなった (37条)。ただし、医制発行後約10年間は、開業試験 (解剖学大意、生理学大意など6科目) によって免許を授けるものとした (37条)。医師自身によって薬をひさぐ (売る) ことが禁止され、処方書を患者に与え、診察料を受けることになる (41条)。治療中の患者が死亡したときは死因や経過を3日以内に医務取締に届け出なければならない (45条)。産科医においても、新生児の生年月日、性別、生死を医務取締に届け出ることが義務づけられる (49条)。産婆や鍼灸治療者にも規制は及ぶ。40歳以上で婦人小児の解剖生理や病理に通じた者、指導を受けた産科医の発行する実験証書を保持する者に対して産婆免状を与える (50条)。産婆は、緊急時を除き、産科医もしくは内科医の指示なくしては自由に施術・調薬してはならない (51-52条)。鍼灸師も、内外科医の指示なくしては施術・調薬できない (53条)。薬舗経営にも開業免状が必要となる (60条)。

　近代日本の医療と衛生にとって、医制の理念の持つ意味はひじょうに大きい。第1に、医師は西洋医学を医学校で学んだ者に対してのみ開かれる職業

とされると同時に、国家が公的に資格を与える職業となった。第2に、(薬礼ではなく) 診察料を認めた (→保護健全意見書との対比)。第3に、医療従事者の序列構造が規定された (産婆や鍼灸師は、医師の下位に位置づけられた)。そして最後に、全国的な医事衛生監視網の整備が構想され、人民の生死や死因が国家による把握の対象とされた。

翌1975 (明治8) 年、衛生行政が文部省から内務省に新設された「衛生局」へ移管したことに伴い、医制中の医学教育に関する規定が削除された。さらに病院に関する規定を整備して若干の修正が加えられ、医制55カ条として、東京、京都、大阪に布達された。内務省衛生局の新設により、病院の設立、医術開業、薬品検査などの医療行政は内務省が所管し、医学教育は文部省が所管することになった (笠原1999: 16)。

② 医制の施行内容

医制は日本の近代国家にとって初の体系的医事衛生制度であり、医療・衛生行政の向かうべき方向性と理念が示された。しかしドラスティックな内容であっただけに、内容すべてがすぐに施行されたのではなく、条件の整ったものから順次施行という形がとられた。すなわち当分の間は免除規定が多く盛り込まれたのである。『医制百年史』は、1890 (明治23) 年10月に内閣記録局から衛生局に対し出された医制廃止の時期についての照会の回答を引用し、医制は今日の法令というよりはむしろ衛生行政の方針を示した訓令の性格を有するものであったと述べている (厚生省医務局 1976a: 17-8)。一方、いかなる医制の内容が実際に施行されたのか、『医制百年史』の記述から整理したものが表1-1である。

施行内容を一瞥すると、最初に着手されたのが各地方の衛生事務を取り扱う行政機関の整備 (日常の医事衛生を掌る地方吏員としての医務掛と、医師や薬舗主等から選出される医務取締) であり、続いて医師の免許制度 (医術開業試験の実施) ならびに薬舗制度の確立に重点が置かれていたことがわかるだろう。

なかでも医師の開業免許化が喫緊の課題とされたことは重要である。医

表1-1 医制の施行内容

		対象	施行内容
1874（明治7）年8月	文部省布達	東京府	医務取締（7条）※の選定
明治7年9月	文部省布達	東京府	毒薬（劇薬）の取り締まり（68〜70条）→1877（明治10）年2月の「毒物劇物取扱規則」へ
明治7年10月	文部省布達	京都府 大阪府	医務掛（6条）、医務取締（7条）の選定
明治7年10月	文部省布達		「種痘規則」の制定（種痘医を免許制に）（37条）
1875（明治8）年2月	文部省布達	東京府 京都府 大阪府	医術開業試験の実施（37条）
明治8年3月	文部省布達	東京府 京都府 大阪府	医師による死亡患者の届け出（45条） 医師による悪性流行病の届け出（46条）の施行
明治8年5月	文部省布達	東京府 京都府 大阪府	「医制（改正）」55カ条 衛生行政と医育行政の分離を控え、医制の一部を改正。医学教育に関する部分を削除し、「公私病院」の章を追加。
明治8年5月	内務省達	東京府 京都府 大阪府	薬舗開業者試験の実施（改正33〜55条）
1876（明治9）年1月	内務省達	各県	医術開業試験の実施（改正19条） さきに東京・京都・大阪へ達したものを他の県にも布達
明治9年2月	内務省達	各県	管内の医師施治の患者が死亡したときは、区戸長または医務取締を経て県当局に届け出させる（改正24条）
明治9年3月	内務省達		「公立私立病院設立伺及願書式」（改正12〜18条） 公立病院設立については内務省に伺いを出し、私立病院は地方庁で処分可とする
明治9年9月	東京府達		産婆試験と仮免状下付（改正29条）
明治9年10月	東京府達		産婆営業には必ず認可を必要とする（改正29条）
1878（明治11）年	東京府達		医師の指揮を受けない機器の使用を禁止（改正30条）
明治11年1月	太政官布達		「売薬規則」（改正第三章「薬舗付売薬」）の発布。医制の規定は直接実施には至らず。

（厚生省医務局 1976a: 17-22; 1976b: 36-50, 234-5, 363-4）
※括弧内の数字は医制中の該当する条文、「改正」は改正医制を指す

制中の規定「従来開業ノ医師ハ学術ノ試業ヲ要セス唯其履歴ト治績トヲ較量シ姑ク之ヲ二等ニ分テ仮免状ヲ授ク」とあるように、すでに開業している者については試験が免除され、履歴と治療実績を考慮して仮免状が与えられることとなったが、その後（1875年）に文部省から三府に対し出された「医制

三十七条ノ施行ニツキ三府ヘ達」でも同様の免除規定が設けられている。漢方医を含め、在来の医師の身分を当面保障することで医師の量的不足を回避し、一方で新たな医師の育成は近代西洋医学を学んだ者に対してのみ開かれるものとすることで、医師は国家の医事衛生を担う人物となるよう規定されたのである。しかしながら、西洋医学のみによる医術開業試験は、当然ながら漢方医との摩擦を生むこととなる。この点は後述する。

　1876（明治9）年1月には三府以外の各県にも医術開業試験実施の達が内務省から出され、1878（明治11）年にはほとんど全国の県で開業試験が実施されるに至った。しかし明治9年の内務省達は概則のみの規定であったため、各地方で実施にばらつきがあり、その点に対処するため1879（明治12）年に内務省布達「医師試験規則」が出され、全国統一の試験規則が定められた（同前：32-3）。

　「医制の意図するところは、あるいは医制の施行として、あるいは医制の趣旨を体した規則の制定によって徐々に実施に移されていったのであるが、各種の制度が逐次整備されるにつれて、医制それ自身は衛生行政制度の礎石としての使命を果たして自然消滅のかたちとなった」（同前：22）。

　次節では、医育行政（文部省管轄）を概観する。

4　医学教育の制度化

　1874(明治7)年に再度学制が改められたのに伴い、「第一大学区医学校」は「東京医学校」と改称されていた。1877（明治10）年4月、東京医学校と東京開成学校は合併し、総合大学としての「東京大学」が創立される。この東京大学医学部がドイツ語による系統的教育によって最初の卒業生（医学士）を輩出するのは明治12年のことであり（橋本2003: 114）、その数もわずかの先鋭エリートであったため、卒業後すぐに地方病院の院長ポストを占めることができるほどであったといわれている。一方、医術開業試験に合格しなければ医師資格が与えられなくなったため、合格者を養成する短期促成的な日本語による医学教育を施す公私の医学校が、明治10年以降増加した（川上1965: 162; 橋本

2003: 114)。

1883（明治16）年10月に内務省から「医師免許規則」が布達されたが、これは医師の免許および身分・業務の監督に関する初めての独立した法律であり、医師は医術開業試験を受け、内務卿から開業免状を得たものであるとする原則を、さきの1879年の「医師試験規則」より明確に定めたものだった（橋本2003: 116-7）。同年、「医術開業試験規則」が布達され（明治17年1月施行）、試験は前期・後期の2段階方式になり[21]（歯科は1段階）、それぞれ試験を受けるには1年半以上の修学（歯科は2年以上）の履歴が必要とされた[22]。また、医籍登録制度を初めて採用したことや、試験科目で歯科を独立させたことが特徴としてあげられる（厚生省医務局 1976a: 33）。

一方、1882（明治15）年の太政官布達第4号によって、一定の条件を備えた医学校の卒業生に、無試験免状の特権が付与されることになった（すでに東京大学医学部は試験免除されていた）。この条件を満たした医学校は「甲種医学校」と呼ばれ、「乙種医学校」とは区別された。一方で、私立の医学校にはこの特権が付与されなかったため、その数は激減、また公立医学校も経営費が地方財政を圧迫し、淘汰されていった。政府は地方財政危機を回避するために、府県立医学校の全廃を計画し、勅令48号をもって1881（明治21）年以降府県立医学校の地方税支弁を禁止した。そのため、京都・大坂・愛知の公立医学校3校のみが存続することになった。この3校の医学校は1903（明治36）年の「専門学校令」により、医学専門学校へと昇格する。政府は公立医学校廃止の地

---

21 試験科目は、前期（物理学、化学、解剖学、生理学）、後期（外科学、内科学、薬物学、眼科学、産科学、臨床実験）である。また歯科試験科目は、歯科解剖及生理、歯科病理及治術、歯科用薬品、歯科用機械、実地試験、であった（厚生省医務局 1976b: 57-8）。歯科試験が分離された点は、歯科が一般医学から分離していく契機をなすものとして重要である。

22 しかし、学歴や年齢制限の規定が設けられなかったため、正統的医学教育を受けずとも試験に合格しさえすれば開業することができた。橋本鉱市は、医術開業試験制度が結果的に医師の「質」の保証にはならず、開業医（西洋医）の量的確保という役割のみを果たしたと指摘している（橋本 2003: 118）。

方税支弁禁止の実施と並行して、全国を5大学区に区分し、千葉・仙台・岡山・長崎・金沢の5校を高等中学校医学部としていた。これらは明治27年の「高等学校令」により高等学校医学部になり、さらに1901（明治34）年には官立医学専門学校へと昇格した。これより先の1886（明治19）年3月、「帝国大学令」により、東京大学医学部は「帝国大学医科大学」となり、さらに1899（明治32）年には京都帝国大学に医科大学が開設されたことで、「東京帝国大学医科大学」と変更、その後も帝国大学の医科大学は増加していった（橋本2003: 114-5; 川上1965: 164-171; 厚生省医務局1976a: 40）。

　以上のように近代的医学教育は漸次整備されていくが、帝国大学や官立医学専門学校など正規の医学教育機関によって養成される西洋医が僅少であったため、医術開業試験に合格した者が開業医の大半を占めた。正規の医学教育機関卒業者が試験合格者を上回るのは1910（明治43）年以降のことである（橋本 2003: 117）。よって明治期の医師は、試験免除された従来の漢方医、正規の医学教育機関卒業者、医術開業試験の合格者という3つのグループに分かれたことになる。橋本鉱市の分析によれば、このグループの混在が、グループ間あるいはグループ内部での多様な序列構造や軋轢を生みだし、開業試験の廃止をめぐる議論を惹起するとともに、医師会法案を生みだしていくこととなった（同前）。

第2節　衛生概念の敷衍

1　漢方医学の排除

① 漢方医側の抵抗

　医制において、医師は西洋医学を学ぶべきことが規定されたと述べた。すなわちそれは、在来医学＝漢方医学の否定を意味する。なぜ新政府は漢方医学を否定したのか。その意図は、明治政府が展開した衛生行政のなかに見出すことが可能である。

新政府による西洋医術採用すなわち漢方医学の締め出し方針に対抗して、漢方医たちは明治30年代初めまで抵抗運動を繰り広げたといわれている[23]。明治維新の思想的支柱であった尊王を背景として、漢方医たちは大学・宮中に対してはたらきかけを行った。この皇漢医道復興運動は時流に乗じ、1870（明治3）年、大学に「皇漢医道御用掛」が置かれた。しかし、政府側の石黒忠悳、長谷川泰などのはたらきかけにより、この皇漢医道御用掛は形骸化してしまう（川上1965: 153）。また前述したようにドイツ人のミュルレルとホフマンが東校に着任し、プロシア軍医学校式カリキュラムで教育を開始したことにより、大学の医師養成教育においても漢方医学の存立の余地は失われた。その後の医制の制定が決定打になり、それまで漢方医業を行ってきた現職は一代限りの営業を認められたものの、後継者による漢方医業は存続しえなくなった（ただし、開業試験に合格し、免許を手に入れさえすれば、医業において漢方を用いるのは自由だったのである）。

医制以降の一連の規則公布による医術開業試験の実施は、漢方医の存続問題に直結していたので、反対運動は勢いを増した。和漢医学と西洋医学の闘争史では、深川晨堂の先駆的研究（1934）から、漢方存続運動の争点を時系列的に、理論闘争→比較治療→議会請願という流れでとらえることが通説となっている。まず理論闘争であるが、漢方医側は医術開業試験の試験科目の変更を促すために「漢方六科」の編纂を協議し、漢方には昔から基礎理論が存在していたことを証明しようとした。例えば、「臓腑経路」は「解剖生理」というように、西洋医学に対応する理論を漢方理論のなかに見出そうとしたのである（川上1965: 155-6；宗田1989: 417-8）。しかし、この基礎理論は「洋法を意識し古文の章句を配当したにすぎぬ偽装理論で、牽強付会の説だと医務官僚や洋法医側に酷評」（宗田: 418）されたとされる。1879（明治12）年に試験科目が7科になってからは、「漢方七科」を定めて運動を継続したが、奏功することはなかった。

---

[23] 幕末以降勢力をもっていたのは、幕府医学館の多紀氏一門を中心とする考証派であった。

第一章　近代医事衛生制度の成立と衛生思想　67

　次なる段階は、治療医学としての漢方医学の能力の検証であった。脚気治療において両者の治療成績を比較検討する試みが企画されたのである。明治11年 (1878) 7月に東京神田一ツ橋に脚気病院を開設し、施療で患者を同数に分け、西洋医学と漢方医学とで治療の効果を比較しようとする試みであった。「漢洋医学脚気相撲」と呼ばれた一件である（東京大学医学部創立百年記念会他 1967: 138）。

　脚気の比較治療は漢方側の勝利に終わった。しかしこの件についても、漢方医側（遠田澄庵）が家伝の処方薬の公開を拒否した事情もあり、漢方医学側に利するところはなかったとされている[24]（川上　同前: 156-7）。翌1879年、漢方医学の公認と振興を目的とした結社「温知社」が結成され、内務省に対し数々のはたらきかけを行った。また政府側も、漢方医側と懇親会を開くなどいくつかの懐柔策をとったが、江戸期以来中心的存在だった漢方医の死亡や経済的困窮、意見の相違等から漢方医自体の結束力も弱体化していく[25]。1883（明治16）年に「医師免許規則」「医術開業試験規則」（ともに1884年施行）で医師の免許資格がいっそう明確化されると、運動は低調化し、1887（明治20）年には温知社は解散に至った。

　漢方存続運動は、最終的に医師免許規則改正を求めた帝国議会における請願にたどり着くが、1891（明治24）年の第2回帝国議会から、1895年の第8回議会を最後に行われた請願は、いずれも失敗に終わっている。1892年末の第5回帝国議会に「医師免許規則改正法律案」が提出された際の西洋医側の対応を、鶴見祐輔は以下のように記録している（鶴見 [1937] 1965）。

　法律案が提出されると、当時衆議院に議席を有していた長谷川泰はすぐに

24　脚気病院は1882（明治15）年に閉鎖、脚気の研究は東京大学医学部が行うことになった（東京大学医学部創立百年記念会他 1967: 138）。
25　明治12年の皇太子誕生に際し、漢方医の浅田宗伯、今村了庵、岡了允の3名は侍医に任命される。このことは漢方側を勢いづかせる契機となった。しかし1884（明治17）年になり、侍医　岩佐純は、皇子皇女養育法視察のため、欧州の王室視察に向かう。1888（明治21）年には宮中顧問官　橋本綱常が建白書を奉り、従来の皇子皇女の夭折は宮廷の旧慣の結果であるとして、西洋医学の衛生に基づくよう建言し、転地保養について上申したという（東京大学医学部創立百年記念会他編 1967: 140-1）。

衛生局長後藤新平に書信を送った後に後藤と会談し、「この際ただ消極的に、漢法医側の攻勢を防御するにとどめず、むしろ積極的に起つて、彼等の復活運動に、最後のとどめを刺すべき作戦計画を立て」(同前：477)、陸軍軍務局長の石黒忠悳、司法次官の清浦奎吾の協力も取りつけた。法律案は衆議院の審査特別委員会に付託されたが、委員長は長谷川であり（後藤局長は関係政府委員として出席)、専門家を出席させることが必要と主張して計画通り石黒・清浦の出席を可能にさせたという。「彼等の作戦計画は、まづ長谷川委員長をして、かねて牒し合せた質問を、政府委員に向つてなさしめ、政府委員がそれの答弁に事寄せて、漢法医を完膚なきまでに撃破するといふ方法であつた」(同前：479)。

　この際の漢方医側の主張は、①東洋と西洋の人種の違いを強調し、気候・風俗・慣習・衣食住を異にする以上、病感・病状にも差異があり、西洋医方の適用は不都合が生じる、②西洋医は精巧な機械を必要とし、薬品も高価で治療費もかさむが、草根木皮を用いる漢方の価格は低廉である、③都会に大学・医学校卒業者が集中し、地方の国民の健康に重大な問題がある、などであった（伊達1981: 232-3; 川上1965: 159）。漢方医側の主張に対する後藤らの質疑応答は、以下の諸点をあげていた。すなわち、①公衆衛生上、漢方医は生理、理化、解剖などの西洋医学枢要の部分に通じず、国民の生命を委託することができない、②漢方医は刑事事件で鑑定をなす能力がない、③伝染病流行の際、漢方医は予防のすべを知らず、国家経済上の害を招く、④軍医のなかに漢方医はいない（明治4～8年を除く）、⑤戦時における薬剤、器械を一定に定めなければならない（鶴見[1937] 1965: 480-1; 伊達1981: 233-4）。この西洋医学推進側の主張点を、長谷川泰の演説によってより詳細に検討してみたい。

　② 漢方医学否定の論理
　西洋医学推進側として、長谷川泰は1893（明治26）年1月の「大日本私立衛生会」（後述）の常会において、「漢方医を撲滅すべし」と強い語調で漢方医学不適の理由を長きにわたって演説した。鶴見によって言及された、明治25年12月の長谷川から後藤への書信のなかに、「小生ハ不日一場之大演説を試

ミ、公然右趣旨を、天下ニ発表可仕候ニ付」(鶴見 [1937] 1965: 476) との一節があるので、これを受けて実行されたものだといえるだろう。政府側がなぜ漢方医学を認めようとしなかったのかを明らかにするために、以下で長谷川の議論の要点を抄録する(長谷川泰「漢方医継続に就て」『大日本私立衛生会雑誌』117号、1893: 90-163)。

　第1に、漢方は19世紀の今日に適応しない。医者は病を討つ武器である。日進医学(長谷川はこの演説で西洋医学をこのように呼称した)が精鋭な独仏の兵式であるとすれば、漢方医学は弓矢で戦争するようなものである。日進医学が太陽であれば、漢方医学は「薄暗い行燈」であり、限なく太陽の光を輝かすように、漢方医を撲滅しなければならない。

　第2に、漢方医は一国の政事機関を運転するのに適当ではない。医者の職務は2つあり、1つは直接に病人を治す職務、1つは国の政事のための行政機関に不可欠な要員としての職務である。しかし、以下の3つの理由から漢方医・漢方医学は行政機関を運転するのに不適格である。①漢方医学は国家衛生の機関にならない。国家衛生の中央／地方機関の終局に位置するのが開業医であり、地方府県庁、地方衛生会で議決された法令に従い伝染病を予防する。日進医学を学び、伝染病の予防法など医事衛生を心得ているものでなければ、国家衛生の終局の機関としての役割を果たせない。②漢方医は裁判上の機関になりえない。刑事訴訟法が定める通り、鑑定・解剖・検視等の裁判医学は、日進医学を修めている者でなくてはならない。③漢方医は陸海軍の軍医になることができない。軍医に必要とされる軍陣外科学および軍陣衛生(皇国の兵隊の健康の保護)は、漢方医には務めることができない。以上の理由から、日進医学でなければ行政機関を運転できない。

　第3に、漢方医学は国家経済に大損失をもたらす。医者は、国家経済の観点からいえば、死亡数を減じ治療日数を減じさせるべきものであり、医事衛生の進歩は死亡数・治療日数を減じさせる。よって医者は日進医学を修めた者でなければならない。

　第4に、(西洋医学のみを認めた)医術開業試験を改正する必要はない。なぜ

なら、試験及第後に漢薬の使用を禁じた法律はなく、漢方の文献も自由に読むことができるのであるから。

長谷川泰は以上の4つの根拠をあげて医師免許規則の改正（漢方医学を試験に含めること）を否定した。これは長谷川単独の見解というよりは、先にみたとおり、後藤衛生局長を始めとする政府側の見解であり、衛生行政主導者が国家運営において医師の役割をいかに規定していたかの証左となるものとみなすことができる。なかでももっとも重要なのは、第2の論点であろう。医師は病人との2者関係のなかで病を癒す治療者である以上に、衛生行政を担う一機関としての役割が付与されているのである[26]。

ここで明治前半期の衛生行政を概観してみると、1877（明治10）年7月清国アモイのコレラ発生を受けて、内務省は同年8月に「虎列刺病予防法心得」（コレラ）を各府県に達しており、これが国家的防疫行政の本格的始動であったとされている（厚生省医務局 1976a: 129）。虎列刺病予防法心得（全24条）の内容は[27]、海港検疫、臨時避病院の設置、病者の届出・運搬法、消毒法、隔離法、死体の埋葬法等の規定で構成されていた。ここでは、病者を診察しコレラかどうかを判断する第1段階を医師が担い、コレラ患者を診察した医師は、区戸長または医務取締を経由して地方庁に届出ることが義務づけられている。このように総合的予防法が講じられたものの、パンデミーは避けられず、翌1878（明治11）年、1879年にもコレラの大流行を引き起こした。

そのため1880（明治13）年、「伝染病予防規則」が公布される。伝染病予防

26　夏目漱石『吾輩は猫である』に以下のようなくだりがある。「主人の子供の時に牛込の山伏町に浅田宗伯という漢方の名医があったが、この老人が病家を見舞う時には必ずかごに乗ってそろりそろりと参られたそうだ。ところが宗伯老がなくなられてその養子の代になったら、かごがたちまち人力車に変じた。［中略］かごに乗って東京市中を練り歩くのは宗伯老の当時ですらあまりみっともいいものではなかった。こんなまねをしてすましていたものは旧弊な亡者と、汽車へ積み込まれる豚と、宗伯老とのみであった」（夏目［1905］1962: 331-2)。漢方医学の泰斗・浅田は、「旧弊に拘泥する頑固者」として描かれている。当時の漢方医に対する（特に知識層の抱いていた）支配的イメージが伝わるようで興味深い。

27　原文は厚生省医務局 (1976b: 239-41) を参照した。

規則(全24条)は[28]、伝染病をコレラ、腸チフス、赤痢、ジフテリア、発疹チフス、痘瘡の6種類と定め、伝染病か否かを診断する医師→町村衛生委員会→郡区長・警察署→地方庁という届け出体制を規定した(2条)。また医師は、衛生委員とともに、伝染病患者を避病院に入院させる権限を付与された(7条)。伝染病予防規則の付属法規として同年内務省より達せられた「伝染病予防法心得書」をみると[29]、「清潔法」「摂生法」「隔離法」「消毒法」という4つが予防法として提示されている。「摂生法」「隔離法」「消毒法」の基底をなす「清潔法」は、地中あるいは水中にて、有機物の腐敗によって生じた「毒物」である「幺微ノ有機物」が空気中に混ざり、人体に侵入することで発病するとしている。これは、古代ギリシアのヒポクラテスにまで遡及し、形を変えながら西洋医学内で存続してきた「ミアスマ説(瘴気説)」と、16世紀半ば以降に生まれた「コンタギオン説(接触伝染説)」の影響を受けたものであることは明白である。ミアスマ説は19世紀の細菌学の隆盛によって後退していくが、ドイツ人ロベルト・コッホ(Heinrich Hermann Robert Koch)によるコレラ菌の発見が1883(明治16)年であることを照らし合わせると、伝染病予防心得書の方法論は、西洋医学の中心的公衆衛生理論に基づくものであったとみなすことができるだろう。

　実際のところ、西洋医学を理論的根拠とした近代的な伝染病予防法規の確立によってパンデミーを根絶しえたわけではないが(「伝染病予防規則」施行後も、コレラは世界的流行のたびに日本へ波及した)、衛生行政、なかんずく明治前期の中心的衛生行政である伝染病予防体制の末端に開業医が組み込まれているという点が重要である。長谷川泰のいう「漢方医学は国家衛生の機関にならない」とはこの点を突いている。伝染病予防規則は、1897(明治30)年に廃止されるまで数次の改正を経るが、なかでも1882(明治15)年の改正が注目される。

28　原文は厚生省医務局(1976b: 250-52)を参照した。なお、同法規は数次にわたって改正をなし、1897(明治30)年に「伝染病予防法」が制定されるに及んで廃止される。
29　原文は厚生省医務局(1976b: 252-54)を参照した。

というのも、これは「医師タル者吐瀉二症ヲ兼備フル病ヲ診断スルトキハ総テ検疫委員ニ届出ヘシ」と、医師の届け出規定の強化に関する改正であったが、『医制百年史』は、その改正理由として、「漢方医等の患者隠蔽防止のため」(強調引用者)をあげているのである (厚生省医務局 1976a: 132)。明治15年の段階での開業医の大半は、医術開業試験を免除された従来開業の漢方医であった。この記述は、避病院への収容や強権的消毒法などに対する国民の反発に寄り添う形で漢方医が存在し、それを摘発する行政側の視線が存在したことを物語っている。また長谷川は、中央衛生行政機構には衛生局の他に諮詢機関である「中央衛生会」があり、この衛生会を構成する13名の医師はすべて西洋医学を修めた学士あるいは博士であって、ここに漢方医が入る余地はないと断じたのであった (長谷川 1893: 97)。

このように見てくると、中央・地方とも、衛生行政の機関を担うのは医師 (あるいは医学知識のある行政官) であり、国家機関に漢方医が適さないとされるのは、衛生行政を担う一員として不適格だという理由からであることが明白である。加えて、軍陣衛生、裁判 (司法鑑定) 医学という観点からも、漢方医学の国家的有用性が否定された。序章で考察した、衛生を介した政治的なものと医学的なものの結びつきの一端を、ここに見て取ることが可能であろう。近代における医師の地位は、個々に病む者を治療する臨床家としてよりも、衛生行政システムの担当者として「発見」されたのである。

2　大日本私立衛生会の結成

新政府が衛生および医学教育に関する制度面を整備・確立していく一方で、国民に対して衛生に関する思想と知識を啓蒙し、「内発的に」衛生活動に向かわせる対策が模索され始めた。それは衛生に関する専門家や官僚が設立する啓蒙団体の構想であり、その最初の契機は、1876 (明治9) 年の「医学会社」にあった。医学会社は太政官に直属する機関として、政府や宮中に属する医師はもちろん、全国の医師を統括し、一切の医政・衛生に関する事項を討議し管理する公的機関として松本 (良) 順らにより構想されたが、実現には至

らなかった。続いて1880（明治13）年には、当時愛知県病院兼医学校にあった後藤新平[30]を中心として、医師の親睦を図り医事衛生の興隆を図る、つまり衛生行政に医師の意見をはたらきかける目的で「愛衆社」が結成された（瀧澤1998: 45; 日本科学史学会1965: 191）。

　このような動きの延長上に、「大日本私立衛生会」の結成が位置づけられる。1883（明治16）年5月に創立された大日本私立衛生会は、長与専斎、石黒忠悳、高木兼寛、三宅秀、後藤新平、長谷川泰などが中心になった全国規模の半官半民の衛生啓蒙団体であった。同会の目的は、全国民の健康寿命を保持促進する方法を討議・研究し、衛生の知識を普及し、衛生施策を補助することにあると謳われている。活動内容は、毎月会員向けの無料の機関誌『大日本私立衛生会雑誌』を刊行する他、総会の開催（毎年5月）、毎月末の在京会員による常会の開催、地方支部における一般大衆向けの衛生知識の普及啓蒙活動などであった。その他の事業活動として、痘苗の製造とその全国頒布、ドイツから帰国した北里柴三郎のために研究所（「伝染病研究所」）を提供したことがあげられる（日本科学史学会1965: 192）。

　瀧澤利行（1998）は、大日本私立衛生会におけるもっとも有力な衛生思想普及活動は、「通俗衛生会」であったと述べている。これは中央の本会で開催された常会における演説を範型として、各地方の衛生会において開かれた集会であり、「通俗」を冠さない専門家向けの演説会とは区別される。瀧澤はこの一般大衆向けの演説会の形態を、地域や時代による多様性を認めつつ、以下のように概括している（瀧澤1998: 49,52）。

---

[30] 後藤新平（1857〜1929）：1877年愛知県病院に医師として出仕。1881年同病院長兼医学校長を経て、長与に請われ1881年内務省衛生局御用掛（衛生技師）として中央官界に進出。その際地方衛生の調査を担当。1890年、ドイツのコッホ研究所に留学、ミュンヘン大学で医学博士号を取得。1892年内務省衛生局長に就任。その後、台湾総督府民政局長を経て、1906年満州鉄道総裁、1908年第二次桂太郎内閣に逓信大臣として入閣、鉄道院総裁兼務。1916年寺内正毅内閣内務大臣、のち外務大臣に就任。1920年東京市長、1922年内務大臣兼帝都復興総裁となる。衛生関連の主著として『国家衛生原理』『衛生制度論』がある。（小野寺1998; 笠原1999: 53-78; 酒井1998）。

①会場は小規模の場合は役場や病院、大規模の場合は劇場を用いた。
②参集人員は200人から1000人前後、時には2000人にも及んだ。
③開催時間は午後6時前後、閉会は午後10時から11時が一般的であった。
④方法は口演のほかに幻燈（スライド）の使用による視覚的効果を期したものが実施された。
⑤演題は、衛生の一般論、急性伝染病の予防論、飲食論、小児養生論、婦人衛生論、民間救急法などが主であり、「養生法」などの在来の概念を用いた演題もみられた。

また、大日本私立衛生会が行った事業として、衛生に関する博覧会・展覧会があった。代表的なものとしての「衛生参考品展覧会」は、1887（明治20）年ごろより、総会や地方支部の総会に付随して開催されていた（同前：54）。本書後半でも触れることになるが、明治から昭和初期にかけては全国各地でさまざまな規模を持った衛生に関する啓蒙事業としての博覧会・展覧会が開催されていた。これらは幻燈と同じく、視覚効果をねらった啓蒙装置であったといえるだろう[31]。大日本私立衛生会の「衛生参考品展覧会」はその最初期の形態と考えることができる。

3 地方衛生の警察行政化

これまで衛生行政の中心機関として内務省衛生局をとりあげてきたが、一方で地方については、1886（明治19）年を境に地方衛生の管掌は警察の手中に移っていた。

医制において地方の衛生行政機構が構想されていたことは先にみたとおりである。これを機に各府県には「医務取締」が置かれ始め、1879（明治12）年には「府県衛生課」の設置が内務省から達せられる。同時に、中央衛生会の設置に照応する形で「地方衛生会」が設置された。地方衛生会の事務は、衛

---

31 近代の衛生展覧会を分析した研究として田中聡（1994）がある。

生関連の布告・布達を当該地方に実施する際の方法、府県が発行する布達の草案、その他議案や尋問を審議することであった。さらに、各府県相互間における衛生事務上の連絡を図るため、「府県連合衛生会規則」(1883年)が布達され、全国を5ブロックに分け、府県の衛生課長または衛生課員を会員とし、必要に応じて会議が開催された。一方、医務取締は1879(明治12)年の内務省達「町村衛生事務條項」により、公選によって戸長(町村の行政事務を司る役人)を助けて衛生事務の取り扱いをなす「町村衛生委員」に変更された。けれども結局、委員の人選難と区町村の経費難により1885(明治18)年8月に全廃され、その事務は戸長が取り扱うこととなった(厚生省医務局 1976a: 51-5)。

以上のような「衛生の自治」と呼ばれる制度が一変する事態が起こる。1885(明治18)年12月の太政官制度の廃止と内閣制度の新発足に伴い、地方機構も一新され、翌年の「地方官官制」の制定により[32]、衛生事務(「伝染病予防消毒検疫種痘飲食物飲料水医療薬品家畜屠殺場墓地火葬場其他衛生ニ関スル事務」)は行政警察事務へと移管された(厚生省医務局 1976a: 55-6)。

この事態を、長与専斎は『松香私志』のなかで、「19年の頓挫」と呼んだ。長与の述懐によれば、地方衛生を担う地方衛生課員はたびたび更迭されて長く職にとどまる者が少なく、また通常「刀筆の吏(とうひつ)」(役人)を駆り立て学術的事業に服させていたことから、悪疫が流行してもその動きが活発ではなく、たびたび「事の肯綮(こうけい)」(物事の急所)を失することもあった。そのような事情により、功績の面を勘案すれば、府県連合衛生会も衛生課員も無用かもしれない。しかし、と長与は続ける。

> 「衛生行政上に欠くべからざる機関なれば、気長く誘導の功を積み、郡市町村医などの制をも設けて互いに提携せしめたらんには、終に衛生自治の仕組をも整うべかりしに、かくも短的に廃止せられ、しかして新設の自治制度には衛生担当者の組織は載せられず、地方衛生の事務は警察吏の一手に帰し了れり。されば中央の衛生局は直ちにその指導の下に働くべき手足もなく

---

[32] 「官制」とは、国の行政機関の設置や廃止、組織および権限などについての規定を指す。

して空中に倒懸せるものの如く、悪疫流行の時に臨みてはただ焦躁するのみにして如何ともすること能わず、また流行地の実況を見るに、もっぱら形式にこだわりて民情の斟酌行届かず、事理に疎き人民はただ慌て恐るるばかりにて官の焦慮をありがたしと感ずるものはなく、ついにその筋の差図を忌み嫌いて包み隠すの弊を生じたりと云う」[33] (長与 [1902] 1980: 174-5)

長与は「警察一手持の衛生行政」に強い不快感をもっていたことになる。なぜなら、

「要するにやはり人民は人民同士、その町その村の内に衛生組合などいえるを設けて互いに相諭し相戒しめ、防疫の道理も自然に腹に入りて予防も陰陽なく行なわれ、警官の取締りと相待ちて寛厳〔引用者注―寛大なことと厳格なこと〕の宜しきを制するこそ政事の妙用とも謂ふべきなれ」(長与 [1902] 1980: 175)

長与は「自治衛生」を掲げ、各地方の風俗や民情に配慮しつつ、公衆衛生・個人衛生を普及することを理想としていたからである。個人各自の衛生は強制されるものではなく、衛生思想の強化によって内発的に実行されるべきものであると考えていたことになる。

1890(明治23)年10月、地方官官制は改正され、地方庁に再び衛生事務は戻された。しかし1893(明治26)年10月の地方官官制全面改正において、地方衛生事務は再度警察部の所管に移された。一方、中央の内務省衛生局は、①伝染病、地方病の予防、種痘その他公衆衛生に関する事項、②検疫停泊に関する事項、③医師および薬剤師の業務、薬品売買取り締まりに関する事項、④衛生会および地方病院に関する事項、を掌ることになる(「内務省官制」1893年10月)。1898(明治31)年には府県警察部内に衛生課を設置し、府県の費用をもって衛生技術者を任用することとなった(厚生省医務局 1976a: 56)。伝染病

---

[33] 原文は小川鼎三・酒井シヅ校注 ([1902] 1980) から引用。

対策の実権は府県警察部が握り、費用は市町村が負担するという戦前防疫行政の大きな枠組みがここに設定されたのである（小林 2001: 56）。

第3節　医師法・歯科医師法の成立

1　医師法制定の経緯

　本節では、衛生行政から医師の資格制度の確立に視点を移し、1906（明治39）年5月に制定され、同年10月から施行された「医師法」の概略を、『医制百年史』と橋本鉱市の論文（2003）から整理する。医制に始まる医術開業試験に代わって成立した「医師法」は、数度の改正が行われるものの、1942（昭和17）年の国民医療法が制定されるまで医師制度の中核となった法律である。

　医師の資格を確立し、内部統制を図ろうとする医師法制定の機運は、1897（明治30）年に開業医の職能団体である「東京医会」が、長谷川泰らによって起草された「医士法案」を第10回帝国議会に提出した前後から高まってきたとされている（東京医会は後述する大日本医会の中核組織であった）。医師の資格、名簿、権利義務、懲戒等を規定した当法案は審議未了のまま議会通過できなかったが、政府側も医師団体を法律規制する必要性を認め、1897（明治30）年に内務省衛生局長後藤新平は、中央衛生会に対して医師会法案を諮問したものの、時期尚早として退けられた。翌年に後藤から衛生局長の座を引き継いだのは長谷川泰であり、「開業医集団の首魁」（橋本 2003: 127）であった長谷川本人が衛生局長として、医師法案成立に向けて動き出すことになる（厚生省医務局 1976a: 72; 橋本 2003: 126-7）。

　翌年、大日本医会（1893年に結成された開業医団体[34]）が東京医会の医士法案を修正して作成した「医師会法案」が、第13回帝国議会に提出される。これは医師会を設けて強制加入するという内容を含んでいたものだったので、東京

---

[34] 理事長は高木兼寛、理事に長谷川泰や長与専斎が就任していた。

帝国大学出身者を中心として反対運動が起こり、衆議院は通過したものの、貴族院で否決された。この帝国大学出身者が中心となり、1899 (明治32) 年に「明治医会」が結成され、独自の医師会法案を発表した。さらに関西連合医会も法案を作成するなどしたが成功せず、関西と東京の医会を連合した「帝国連合医会」が結成され、独自の医師法案を作成する (厚生省医務局 1976a: 71-3)。橋本によれば、正規の医学教育を受けた帝大卒業生 (医学士、医学博士) が市井で開業していくようになるのはちょうど明治30年代に入るころであり、医師法案をめぐる混迷の背景には、帝大卒業生と、系統的専門教育を受けずに医術開業試験で大量に量産された開業医団体との対立の深まりがあった (橋本 2003: 125-6)[35]。

1906 (明治39) 年には、帝国連合医会案と明治医会案が同時に第22回帝国議会に提出された。両案は、委員会において一本に修正されたうえ可決され、両院を通過し、医師法は制定される。その結果、明治期を通して多数の西洋開業医を輩出してきた医術開業試験は1914 (大正3) 年に廃止 (実際には1916年まで延期) されることとなった (厚生省医務局 1976a: 73; 橋本 2003: 129)。

2 医師法の内容

医師法は[36]、医師の免許と資格を定めた。その資格とは、①帝国大学医科大学医学科の卒業者、②官立・公立・もしくは文部大臣指定の私立の医学専門学校卒業者、③前記以外の医学専門学校の卒業者、もしくは外国医学校において4年以上の医学課程を修了した者に対して実施される医師試験に合格した者、④外国医学校を卒業した者、または外国において医師免許を得、かつ命令の規定に該当する者、と規定された (以上第1条)。なお、③の「医師試験」に関しては1914 (大正3) 年9月末日までの8年間は実施せず (その後の法律改正により1916年まで延長)、1883 (明治16) 年の医術開業試験規則による医術開

---

[35] 長谷川泰は1902 (明治35) 年の10月に衛生局長の座を追われており、文部省はそれを待っていたかのように医術開業試験の管轄権を内務省から奪回、帝大派と結託して医術開業試験廃止への道筋をつけていたと橋本は述べている (橋本 2003: 130)。
[36] 原文は厚生省医務局 (1976b: 67-71) を参照した。

業試験によることとされた（厚生省医務局 1976a: 74）。

これらの資格を有する者に対して、内務大臣の免許を授けられたものが医師となりうることになったわけである。これは、医術開業試験では問われなかった受験資格（学歴）が、医学教育を修了した者に限定されたことを意味する。「この開業試験の廃止は不完全ながらも存続してきた国家資格試験と呼びうる制度の喪失を意味するもの」であり（橋本 2003: 130）、無試験免許の権利を有する大学・医学専門学校に入学し卒業すれば、医師としての職業資格が自動的に付与されるという制度に変容したのである（同前: 129-30）。

そのほか、内務省に医籍を置くこと、医師の業務の規定を整備したこと[37]、医師会の設立を規定したこと、免許の取消および停止処分について規定したこと等が医師法の特徴としてあげられる。医師法に基づいて、内務省令として「医師法施行規則」(1906年9月)「医師会規則」(同年11月)が制定、公布された。

3　歯科医師法制定の経緯

ここで、医師法と同時に制定・施行された歯科医師法についても概略を記しておきたい。歯科医師法の制定は、従来医科の一部として包含されていた歯科が完全に独立するという点で、次章で考察する歯科学の専門職化の一階梯をなすものであるといえる。とはいえここでは先行研究に基づき歯科医師法制定の経緯と法の内容を紹介するにとどめる。

菅谷章によれば、明治初期に米国人およびフランス人歯科医師が横浜に開業、その傍ら、日本人に歯科技術を教授していたとされている[38]（菅谷 1978:

---

[37] その内容とは、①自ら診察せずして診断書、処方書を交付すること、もしくは治療をなすことの禁止、検案せずに検案書を交付すること、死産証書を交付することの禁止（5条）、②医師帳簿（カルテ）は10年間保存すること（6条）、③技能の誇称、虚偽の広告、秘密療法をうたった広告の禁止（7条）である。

[38] 菅谷によれば、最初に日本に渡来した外国人歯科医は、英国生まれの米国人歯科医師のウィリアム・クラーク・イーストレイキで、1860年に日本に渡来して横浜で開業した。その後、1870（明治3）年に米国人歯科医セント・ジョージ・エリオットが来日し、明治8年まで横浜で開業、明治8年には米国人歯科医ポルキンスが来日、横浜に開業した。また明治6年にフランス人歯科医アレキサンドルが来日、東京に開業した。これらの人物は歯科医術を日本人門下生に伝授したという（菅谷 1978: 266）。なお、以上の情報を得た原典については言及されていない。

266)。そもそも近代以前の歯科は「歯抜き師」や「入れ歯師」といった技術者の商いとして発達し、系統的教育を授けるような幕府機関は存在しなかった。

　医制に基づいた医術開業試験は、1879(明治12)年の内務省達「医師試験規則」で全国統一されたことは既述したとおりであるが、ここで「医術ヲ開業セント欲スルモノハ医術ノ科目 (内外科。専門内科。専門外科。及ヒ産科。眼科。歯科等) 開業ノ場所ヲ記シタル願書ニ… [以下略]」と、専門科目の中に歯科を初めて加えた。すでに医制第37条には「口中科」、また1876 (明治9) 年1月の内務省達「医師開業試験ヲセシム」においても「口中科」という文言が産科や眼科と並んで登場しているが、「歯科」という用語が公的な法令で登場したのは「医師試験規則」が最初ということになる。

　明治10年代になると、外国で歯科技術を習得した歯科医師が開業するようになるが、1878 (明治11) 年にアメリカから帰国した高山紀斎は1890年に高山歯科医学院 (のちの東京歯科医学専門学校) を創設した (同前)。1883 (明治16) 年の医術開業試験規則には、第7条に5つの歯科試験科目が定められているが (歯科解剖及生理、歯科病理及治術、歯科用薬品、歯科用器械、実地試験)、試験に歯科の試験科目が加えられたのは、歯科医側からの要望であったという (ただし従来開業の者については、医師同様、試験免除で歯科医業を続けることができていた)(同前)。

　日本歯科医師会の記録によると、歯科医師の数が漸増するにしたがって、各地で小規模の職能団体が結成され始めた。そのうち最大規模ものとして、さきの高山紀斎らが中心となって1893 (明治26) 年に東京で「日本歯科医会」が設立されるが、各団体には連絡がなく統一を欠いていた。明治30年ごろから医師団体の間で医師法制定の動きが活発化してくると、歯科医師はこれに対してどのような動きをなすべきかという議論が起こり、1903 (明治36) 年4月に大阪博覧会を契機として開催された全国歯科医師会大会の席上で、地方の歯科医師団体を解散して統一した全国組織を作ることを決議した。そうして同年11月に設立されたのが「大日本歯科医会」(初代会長高山紀斎) であった。翌37年、帝国連合医会が医師法案を作成したのを受け、大日本歯科医会は調査委員会を設けるなど審議の結果、歯科医師法を制定して歯科医を独

立させるという結論に達した。そこで歯科医師法案を整え議会に提出、医師法と並行して審議が進められ、1906（明治39）年5月に「歯科医師法」が制定された（日本歯科医師会 1933: 2-3）。なお、『医制八十年史』によれば、明治39年の歯科医総数は864名、そのうち医術開業試験合格者は843名で97％以上を占め、残りは外国学校卒業者（13名）、従来開業者（8名）で構成されている（厚生省医務局 1955: 810-11）。

4　歯科医師法の内容

歯科医師法[39]で定められた歯科医師の資格とは、①文部大臣の指定した歯科医学校を卒業した者[40]、②歯科医師試験に合格した者、③外国歯科医学校を卒業し、または歯科医師免許を得た者で、命令の規定に該当する者とされた（第1条）。また内務省に歯科医籍を置くこと（第4条）、歯科医師の業務を規定したこと（第5, 6, 7条）、医師会の設立を規定したこと（第8条）、免許の取消および停止処分について規定したこと（第10条）等は、医師法と同様である。

歯科医師法の制定に伴い、同年、内務省令「歯科医師法施行規則」が制定されたが、医師法と同様に、医術開業試験の免状は本法施行後も一定期間効力を持つこととなった。実際歯科医師試験が施行されたのは1922（大正11）年であり、それまでは医術開業試験による歯科試験が継続されていたのである（厚生省医務局 1976a: 75; 菅谷 1978: 268）。

また歯科医師会については、内務省令を以て医師会規則が適用されることになった。歯科医の職能団体は、その後歯科医師の身分確立に積極的に関与していくこととなる（歯科の職能団体の変遷については第二章参照）。

医師法と歯科医師法が並行して制定されることにより、医業と歯科医業は

---

[39]　原文は厚生省医務局（1976b: 71-2）を参照した。
[40]　当時専門学校令によって認可された歯科医学専門学校がなかったため、「歯科医学校」とされた（厚生省医務局 1976a: 75）。1907（明治40）年9月に東京歯科医学専門学校の設立が許可された。続いて1909年には日本歯科医学専門学校も設立許可を受けた（日本歯科医師会 1933: 5）。1916年の歯科医師会第2次改正時に、「歯科医学校」は「歯科医学専門学校」に改められている。

その資格や管轄範囲を分かつことになるが、実際には医師免許を有する医師が歯科医業を行うこともあった。これを受けて、1916（大正5）年の歯科医師法第2次改正においては、医師免許を有する者が歯科医業をなす場合は内務大臣の許可を要することと規定され、医業と歯科医業の分離がよりいっそう明確にされている。この点については歯科職能団体による政府へのはたらきかけが大きく関与しているのであるが、ここでは触れるにとどめたい。

以上、衛生行政に不可欠な要員とされた医師および歯科医師の身分法の成立を駆け足で概観してきたが、次節では主題を衛生に戻し、国家統治という観点から近代日本の衛生思想を検討する。

第4節　ポリス／ポリツァイと近代日本の衛生

さきに、地方行政の警察行政化に関して、長与専斎が「自治衛生」の理想を抱いていたことに触れたが (2節3項参照)、明治期における政府支配者層・テクノクラートたちが抱いていた衛生観とは、いかなるものであったのか。まず、明治期に刊行された養生論・衛生論を包括的に検討し、養生論と衛生論との関係性や各概念の内包を詳細に分析した瀧澤利行 (1993) の研究を援用したのち、後藤新平、長与専斎、森林太郎の衛生論・衛生学をとりあげ、序章で検討したポリス／ポリツァイと近代日本の衛生概念の関係を探っていく。

1　明治期の衛生論の特徴

瀧澤の調査によれば、明治維新以降から明治30年前後までに「養生」というタイトルが冠された『養生論』は少なくとも40編以上刊行された。特に明治10年代前半期に多数出版されている。しかし『養生論』といっても近世以前の養生思想を継承するものとは限らず、むしろ近代西洋医学・衛生学の翻訳や理論を参照したものが多い。一方、同時期における『衛生学』『衛生論』(どちらかの語をタイトルに含む書) も少なくとも40編以上刊行された。こちらも明

治10年代に刊行のピークを迎えている。両者とも共通して、西洋画法による図解や表・挿絵が多く挿入されている (瀧澤 1993: 139-60)。

　これら近代養生論・衛生論の内容の特徴として瀧澤が指摘するのは、個人の健康と国家の発展とが関係化されている点である。特に明治10年代から20年代の養生論に多く採用される養生観は「漸層的養生論」と名づけうるもので、個人の健康形成が「修身」の1つの実態要素として措定され、「修身」の帰結として「家」の安定が、「家」の安定の帰結として国家の統治が、国家統治の帰結として世界の平定が実現するという漸層的発想に基づくものであった (同前: 205-8)。

　瀧澤はこの漸層的養生観を近世期の養生論の基礎理論でもあったとしているが、これと相関して近代養生論・衛生論の基本原理に影響を与えた思想として、明治10年代半ば以降に広く日本に知られるに至った「社会有機体説」「社会進化論」をあげている。コント (A. Comte) によって主唱され、スペンサー (H. Spencer) がダーウィン (C. Darwin) の生物学的進化論を援用して理論化した社会進化論である。これらの理論の影響は、主に明治20年代以降の養生・衛生論において顕著になってくるとして、1889 (明治22) 年の江守敬壽編纂の『衛生要談』の自序部分を一例として引用している。そこでは、国家の発展の基礎が人民の健康の保護と体格の向上、精神の活発化に求められており、その理由は国家が人民の集合体であることに求められている。同時に、「西欧文明国」と「対等」になる、または「凌駕」するために、健康の保護と生命の維持が、国家と個人における統一的義務として定位されている (同前: 208-9)。また、これら近代養生論・衛生論における社会進化論の理論形成に大きな影響を与えた著作として、瀧澤は、当時内務省衛生局の官僚であり、ドイツ留学を直前に控えていた後藤新平の『国家衛生原理』(1889) をあげている (同前: 221-4)。

　つまるところ、瀧澤は、近代の養生論・衛生論の基本原理である「漸層的養生論」を、近世期から連続性を有する国家統治観 (「修身斉家治国太平下」) に、西欧思想の影響が加味されたものとしてとらえている。しかし、本書はむし

ろポリス／ポリツァイとの関係から近代の衛生観を検討したい。そこで次項では、後藤新平の衛生論を検討することで、近代日本の衛生とポリス／ポリツァイとの関係を探っていく。

2　後藤新平の衛生制度論

　政治家として著名な後藤新平であるが、医師として、そして衛生行政官(後藤は2度にわたって内務省衛生局長を務めた)としての後藤の衛生概念については、『国家衛生原理』(1889)や『衛生制度論』(1890)を対象にその内容が検討されてきた[41]。そのなかでも衛生局時代の議論を(政府部内の競合を含めた)政策論の観点から考察したのが尾﨑耕司の論考(1996)であると思われる。そこで以下ではまず、尾﨑の研究を援用して後藤の衛生論を概観したい。

　まず、『国家衛生原理』において、後藤の衛生思想は国家の問題と不可分のものとして展開されているため、後藤が国家をどのように認識していたかの検討が必要とされる(尾﨑1996: 200)。

> 「輓近(ばんきん)[引用者注―「ちかごろ」の意]国家学モ亦其基礎ヲ生物学ニ取ラサルヘカラストノ説ハ<u>ダアウヰン</u>氏ノ説ヲ紹述シ来ル科学ノカナリ彼ノ空理妄談ヨリ流レ来ルモノニ非ス且国家ハ実ニ至高ノ人体ナリ実ニ至尊ノ、機体ナリト為セリ其説更ニ一転シテ此ニ国家衛生原理ノ起源即新顕象ノ起源トナレリ」(後藤[1889] 1992: 7)[下線原文]

　この部分からも明らかなように、国家は「国家有機体論(説)」として展開され、ダーウィンの進化論から説明されている。人間は単体に武器(牙など)が備わっていない不満足な動物であり、そのため「群生」さらには「社会」といった何らかの集合をなさざるを得ない。ただし、単なる「社会」の状態では、決してまったき「生理的円満」は得られないとされる(尾﨑1996: 200)。「生理的円満」とは『国家衛生原理』のキーワードの1つである。それは「人事百

---

[41] 瀧澤(1993)、小野(1997)、笠原(1999)、新村(2006)、加藤(2007)など。

第一章　近代医事衛生制度の成立と衛生思想　85

般ノ最終目的」とされるもので (後藤 [1889] 1992: 19)、

> 「生理的円満トハ神心及五官ノ感覚肢体ノ動作生殖給養ノ機能健全ニシテ外来ノ害因ヲ節制シ生活上不足ナキヲ言フ」(後藤 同前 : 16)

と定義されている。

　話を戻すと、社会を構成する個体にはさまざまな差異 (強弱優劣) があり、そのため自然に不同等を生じ、生存競争が起こってくる (同前 : 47)。そのようななか、生理的円満を享受するためには、生存競争を節制する主体として「主権」が発生し、国家が成立する (同前 : 57)。尾﨑は、この「主権」とは何かを問う。それは「分業をたばね社会問題に対処する主体」(尾﨑 1996: 202) であるとし、次のように述べる。

> 「後藤は衛生問題への対処の主体を警察と事務の二者にわけ、後者の役割を強調している。衛生事務こそが『遠大且至難ノ事』を管理し空気や水、道路など社会生活から発生する問題をつかさどるというのであり、内容からみて、これがほぼ先の『主権』に該当することは容易に理解しうる」(同前)

　「警察」と「事務」の2者については、ポリツァイに関連して先に詳細に検討することにして、ここで着目すべきなのは、後藤が「主権」を強調した背景には、地方行政の警察行政化 (1886年官制、2節3項参照) への批判があったと尾﨑がみなしている点である。尾﨑によれば、1886年官制は、内務大臣山形有朋や警視総監三島通庸らのもとで実施されたものであり、三島通庸は首都計画に携わるなかで行政警察の拡充を目指し、ベルリン警察庁をモデルとして警視庁官制を改革したことが御厨貴 (1984) の研究によって明らかにされている (尾﨑 1996: 203)。尾﨑の記すところによれば、1886年官制以前に、内務省衛生局では改革が試みられていた。一方には内務省衛生局長を「衛生総監」としてその権限を拡大し、全国の衛生事務一切を管轄させる計画を立案していた。また他方では、全国の府県衛生課長、府県立病院長を集めて地方

衛生機構の改革に関する諮問会を設置して、町村衛生委員の事務章程案をまとめ、衣食住、習俗、貧民救済に至る広範な範囲を管掌するものとして位置づけ、感染症の対処療法的な予防措置にとどまらない衛生機構を築こうとしていたというのである（同前：204）。しかし、町村衛生委員は廃止され、その後制定された警視庁官制では、内務省衛生局が管轄するはずだった事務がほぼすべて行政警察の管掌となった。また警視庁が扱う衛生に関しては、内務省衛生局の改革構想とは反対に、「伝染病予防消毒検疫種痘飲食物飲料水医療薬品家畜屠畜場墓地火葬場其他衛生ニ関スル事項」といった従前の事項に限定されることとなった。地方自治が発達し、かつそれが中央の管理と監督によって連絡統一されている、いわばイギリス流の衛生自治を理想とした後藤にとって、1886年官制は批判の対象たりえた、というのが尾﨑の見解なのである（同前：204-7）。

後藤はまた、日清戦争の賠償金の使途に関して社会制度の確立を主張し続けたように、労働者の社会政策的施策の必要性を唱道した先駆者としても知られている（菅谷1978：141）。1888（明治21）年から1889年にかけて『大日本私立衛生会雑誌』に連載された「職業衛生法」や、1898（明治31）年の「救済衛生制度ニ関スル意見」と題された伊藤博文あて建白書等を分析した日野秀逸によれば、労働者・貧民を対象とする後藤の労働者保護政策構想は、生産力増強と治安対策という2つの視点を備えたものとして提示されていたという（日野1988）。後藤の衛生国家思想の重要な特徴として、その基礎に国家による労働者・貧民の保護の問題が据えられていたことになる。『衛生制度論』から尾﨑は次のように言う。

「生産手段はもちろん生活手段すら充分には持たないこの『有為有力ノ貧民』が『社会ノ富』を支えるからこそ、その対局には、彼らが"自立した"労働者として生きていくための生活条件の整備が必須となり、[中略]すなわち一個人ではなく社会全体の問題として解決するしかないということになる」

(尾崎 1996: 209-10)

『衛生制度論』から約7年後の「衛生と資本」と銘打たれた大日本私立衛生会での通俗的演説では、衛生と「社会ノ富」すなわち資本との問題が以下のように語られている（後藤新平「衛生と資本」『大日本私立衛生会雑誌』157号 1896: 605-12）。

> 「衛生と云ふことはどういふことであるかと云ふと此節の言葉に競争と云ふことがあるが其競争と云ふことに堪ゆる力を養ひ成すと云ふのが衛生と云ふことである」（後藤 1896: 606）[強調原文]

後藤は人間生活の発展には競争が必要であり、衛生法は競争に耐える力を養う方法であるとする。生存競争における優勝劣敗を制御する方法としての衛生という理論展開は、『国家衛生原理』から継続されているものである。

> 「諸君は或は先刻も申したやうに資本は経済学に於て即ち信用と貨幣である、斯う或は仰しやるかも知れませぬ斯の如きものは第二の資本で第一の資本は何であるかと云ふと即ち生活して居る人間であります又生命であります又心と躰であります」（同前：608）[強調原文、下線引用者]

> 「それ故に信用と貨幣とは第二の資本で第一は生命であります心躰であります其命が満足なものであつて即ち健康で能く働けば即ち第二の資本の信用も出来まする又貨幣も出来ると云ふことになるのでありますそこで衛生と資本との関係は即ち生命若くば健康と衛生との関係に外ならぬのであります」（同前：608）

要するに「衛生＝健康＝資本」という等式が成り立つことがわかるだろう。この等式を成立させるためには、個人の知識を高める必要があるとする。すなわち、公衆衛生の観念を、労働者や貧民を含め個々にまで浸透させること

によって、「一個人健康ノ価ニ於ケル思惟ト公衆健康ノ価ニ於ケル思惟トヲ区別」することができるようになり、「人ヲシテ健康ノ価ハ独リ一個人経済上ニノミ止マラサルコトヲ了知セシムルニ至」る(後藤[1889]1992:174)ことができるとされているのである。

> 「後藤の衛生国家思想は、まず個々人が重視され、それゆえその内面にまで政策を浸透させる必要があるからこそ、個々人に消毒法などの権限を積極的に配分し、その上でこれを戸や隣保、町といった重層的な連帯責任をもって組織する、いいかえれば市町村のさらに下に貧民──『有為有力ノ貧民』──までを含めた自治を組織しようとしたことに、井上[馨]らの自治党構想とは違うその特質が見出せるのである」(尾﨑1996:213)

　総括すると、後藤の衛生国家論とは、①医学のみならず(気象学、工学等)百般の知識と技術を集めたブレーン・トラストによるプランの形成、②プランをもとにした中央─地方政府の公的政策の実施、③私的結社(例えば大日本私立衛生会)による国民への衛生知識の注入[42]、④末端の衛生組合組織により、直接公衆衛生に携わらせ、内面から支持をとりつける、という一連の構造であったと尾﨑は結論づけている(同前:215)。

　「帝国の繁栄を希望し将来の富強を計らんとするには衛生を捨てゝ外にない」(後藤1896:612)とする後藤の衛生論は、本人が認める通り極端な衛生至上主義ともいえる。その衛生論が必ずしもすべて実際の衛生政策に反映されるものではない点に注意をはらう必要があるが、2度目の衛生局長就任後に制定された「伝染病予防法」(1897年)は、後藤の公衆衛生思想の体現であったと尾﨑はみている(同前)。後藤の衛生論は確かに大規模ではあるが、机上の空論として終わったのではなく、縮小した形としてではあっても、政策として実現しているのである。

　以上のように後藤新平の衛生論を概観してみると、序章において検討した

42　後藤は大日本私立衛生会を、「我衛生会は家国富強の基を開く事の知識を普及する事を力むる会同であります」(後藤1896:612)と位置づけている。

18世紀以降近代ポリス論における衛生の「個と全体」の連動、すなわち「個別的／全体的に」進行する政治理性との間に共通性を見出すことができる。そこで後藤の衛生論をポリス／ポリツァイとの関係性においてより詳細に検討するという課題が生まれるが、その前に、長与専斎と森林太郎の衛生観を明らかにしておく。

3　長与専斎の衛生論

　近代ポリスとしての衛生の個別化／全体化は、後藤ほど広範な射程を有するものではないものの、長与専斎の衛生観にも反映されている。しかしながら、長与の衛生観は後藤のそれとまったく同じというわけではない。長与は大日本私立衛生会の発会祝辞（「発会祝辞」『大日本私立衛生会雑誌』1号 1883: 8-13）において、衛生を「無病長命の方法」と定義する。そして衛生には、各個人の養生である「各自衛生」と、公衆に関する「公衆衛生」があると分類する。長与の論理は以下の通りである。各自衛生が十分に行き届く場合には公衆衛生は必要ないが、「開明の事業」（産業化、都市化、義務教育化）や海外から輸入される疾患（悪疫）により、人は健康を害し、個人の能力では対処できず、各自衛生の目的は達せられない。そこで公衆衛生法は不可欠な存在となる。長与は、公衆衛生を「解明事業の分銅」にたとえ（同前：9）、公衆衛生法によって均衡を保たなければ、国家にとって必要な解明事業が逆に国家を貧弱化する要因となると考えている。しかしながら、長与は同時に個人衛生の重要性も強調している。衛生の極意を「無病長命を求める自愛心」「生理医学より生じた一種の宗教」と表現し、衛生の規則は「各個人の服膺する信心」をもって実行しなければ効果がないと論じる（同前：10）。例えばコレラが流行した場合、患者や家族が病を隠匿し、吐瀉物の始末を適切に行わず法の網をくぐり抜けたとしても、コレラがいっそう拡大し、正直に法律を順守している人間を巻き込んでしまう。これでは法律は有名無実になる。結局、法律は個人の思想の中身にまで介入しえない。そこで演説や雑誌等によって衛生思想を広め、衛生思想を理解しない人々を教化しなければならないと訴える。解明

事業のためには公衆衛生が必要であり、公衆衛生のためには個人衛生が必要であると考えているのである。

また、個人衛生の実践について「衛生誤解ノ弁」(『大日本私立衛生会雑誌』2号 1883a: 27-33)「文明ト衛生トノ関係」(『大日本私立衛生会雑誌』5号 1883b: 32-38) と題された2号に渡る論説では、衛生の極意を「活発健全ノ心身ヲ以テ利用厚生ノ業ニ従事シ己ヲ利シ人ヲ益シテ社会ヲ組織スルニアリ」(長与 1883b: 33) と述べている。「利用厚生」という文言に個人衛生の全体への貢献の必要性が示されている。そしてここでもやはり長与の懸念は都市化や産業化に伴う心身の虚弱化傾向である。文明化を「逸楽に流れ驕恣に耽る」ものと誤解し、個人衛生を単に美食や奢侈ととらえ、「軟弱優柔の態」に流れることは間違いであると戒める。「真の衛生の道」は「真の文明の道」であり、知識の運用を誤って「逸楽驕恣」に傾かず、肉体の強壮すなわち心身を鍛練する運動もまた同時に必要であると説く (長与 1883ab)。

このような演説を長与が意図したのは、個人衛生の奨励にあたり、一方では「田夫野人」(教養のない下層者の意) に対しての懐柔策が必要であり、他方では衛生を理解したつもりになっている「中等以上の官吏紳士」に対しても、奢侈への傾倒および肉体的鍛錬の軽視と衛生の主意の認識違いを説かなければならないと考えていたからである (長与 1883a: 28)。先に検討した後藤新平の包括的衛生観と比較すると、長与の衛生観は、瀧澤が指摘するように「近世的な節制や鍛錬を基礎とした『養生』にきわめて近いもの」(瀧澤 1998: 63) といえるかもしれない。また、後藤が衛生行政を進める上で緊要な啓蒙対象としたのは国民の多数を占める労働者や貧者であったのに対し (日野 1988: 378)、長与は中等以上の国民に対しても衛生啓蒙の必要性を重要視していたことになる[43]。

---

[43] 新中間層の衛生戦略という本書の問題関心に照らすと、おもに明治30年代以降の女子中等教育の拡大と家庭における母役割の重要性の認識の高まりのなかで、労働者階級ではない「中等以上」の子女に対しても衛生教育が開始されていくことを付言しておく必要があるだろう (この点に関しては第四章参照)。

4 森林太郎の衛生学

一方、学問としての衛生学とはいかなる内包を有していたのか。ここでは陸軍で衛生学を専門とした森林太郎が著した衛生学書からその一端を検討したい。なぜ森林太郎の衛生学書を対象とするのか。当時の日本の衛生学について、伊達一男は以下のように述べている。

> 「日本における衛生学がいつ開講されたかについて、丸山博氏は、チーゲルが明治十二年（一八七九年）にドイツ語で、また、明治十五年（一八八二年）に片山国嘉が日本語で東大医学部別科生に講義したのが、その嚆矢であると考証している。しかし、日本における衛生学が、この一八八〇年前後に開講されたにしても、これらはいずれも、ヨーロッパにおける衛生学の輸入であって、研究をふくめて真の自立期に入るのは、緒方正規によって東大に実験室が作られ、衛生学教室が創立された明治十八年にあったと私は考える。」（伊達 1981: 55）

緒方正規は1880（明治13）年に東京大学医学部を卒業し、ドイツで生理学および衛生学の研究に携わっている。この緒方によってスタートした東京大学医学部衛生学教室は、主として細菌学に関するものであったことから（同前: 55-6）、緒方正規ではなく森林太郎の衛生学の概念をとりあげる。また森は医師あるいは一般国民を読者対象とした衛生学教科書を執筆している。この点も、森の衛生学書を考察対象に据える理由である。

森林太郎は1877（明治10）年に東京大学医学部医学科に入学、1881年に第3回卒業生かつ史上最年少の医学士となる。しかし卒業試験の失敗のため[44]、文部省派遣のドイツ留学を断念し、卒業から約半年後に陸軍省に出仕、第一軍管徴兵副医官に任ぜられる。そののち陸軍衛生部の中枢である軍医本部勤

---

[44] 同期28名のうち森の卒業成績は8番であった。留学は3名の枠、選抜方法は卒業試験順であったという（伊達 1981: 44）。

務を経て、1884（明治17）年から4年間、陸軍省の派遣留学生として「独逸陸軍軍医部健制ノ詳細」の取調の命を受け、ドイツ留学の機会を得た。ライプチッヒ、ミュンヘン、ベルリンの各大学で衛生学を学ぶとともに、帰国前の半年はドイツ陸軍の軍医部にて調査を行ったとされている（伊達1981; 神谷1981; 酒井1998）。日露戦争終結後の1907（明治40）年、森は陸軍軍医総監・陸軍省医務局長の座にのぼりつめた。マイケル・ボーダッシュによれば、日露戦争中日本軍と行動を共にしていた元米軍の軍医シーマンは、日本軍のロシア軍に対する勝利を「沈黙せる敵―病―」に対する先例のない勝利であったと述べている。というのも、日本軍は日露戦争における病死と戦死の割合において世界的に前例のない1：4を達成したからであり、日本の勝利は「衛生」の勝利を意味していたからである（Bourdaghs 1997: 25）。この一例ばかりではなく、海軍と陸軍の脚気論争をみても、衛生学という学問が、近代軍にとっていかに必要不可欠とされていたかが読み取れよう。

　森林太郎の衛生書のうち、体系的衛生学教科書である『衛生新篇』は、森と小池正直（陸軍省軍医局長）によって1897（明治30）年に初版が出版された。『衛生新篇』には5つの版があるが、ここでは鷗外全集に収録された1914（大正3）年出版の第5版をとりあげる。どのような読者層を得ていたかについて、伊達は、「軍医学校に入学する軍医は皆参考書として購入した」という証言から、また陸軍軍医学校の図書目録より、本書が陸軍衛生部で広く購読されていた可能性を指摘している（伊達1981: 404）。
　まず『衛生新篇』の総目次を抜き出すと、次のようになる（すべてを列挙するのは煩瑣にすぎるので、細項目は省略する）。

　　総論／沿革／生活／栄養／食品及嗜好／空気／気候／風土服合／衣服／都市

　この章立てから衛生学がどのようなテーマを内包していたかがわかる。次

第一章　近代医事衛生制度の成立と衛生思想　93

に「総論」部分をみてみよう。

> 「衛生ノ定義ヲ立ツルコトハ既ニ人ノ屢試ミタル所ナリ之ヲ認メテ延年術トナシタルガ如キハ策ノ得タル者ニ非ズ　所以者何ト云フニ此最終目的ハ余ノ医学上諸科ニモ亦コレアリ人アリ又云ク衛生トハ予防医学ナリト其意謂ヘラク衛生ノ問題ハ病ヲ予防スルニ在リト是レ亦衛生ノ全作用ヲ蓋シ得タル者ニ非ズ　夫レ健康ハ独リ之ヲ護リ得ベキ者ナルノミナラズ（疾病ノ限ヲ除カムモ）又之ガ増長ヲ謀ルベキ者ナリ而シテ此増長ハ衛生道ノ基址トモ称スベキ問題ナリ健康ハ須ク吾人ニ与フルニ何レノ時ニテモ劣敗セズシテ優勝スベキ能ヲ以テスベキ所ノ者ナリ」（森［1914］1974: 10）

ここでは衛生の定義としての「延年術」や「予防医学」といった説を否定している。特に後者に対しては、衛生の問題は疾病の予防だけではなく、むしろ健康の増長を図るものであると位置づけている。

また衛生学の範囲は一定不変のものではなく、かつ衛生学の範域は「実ニ広漠」であるとする。

> 「衛生学ノ範域ハ実ニ広漠ナリ国民開化ノ度ニ従ヒ国土方位ノ差ニ従ヒ衛生上ノ要求ハ自ラ相殊ナリ況ヤ一個人ノ生活モ亦変幻極ナキヲヤ故ニ我衛生学ハ僅カニ能ク之ガ梗槩ヲ取リテ終ニ復タ悉ク之ヲ網羅スルニ至ルコト能ハザルベシ」（同前：10）

文明の進歩の度合いや国土方位の差によって必要な衛生は異なってくるために、今後も衛生学の範囲は拡大する可能性が高いということになる。章立てに示された衛生学の網羅性を考え合わせればこの主張も理解できよう。しかしながら、次のような懸念もある。

> 「Spencer ハ衛生ヲ以テ危険ナリト為シタリ所以者何ト云フニ此道ハ人生ニ迫リ来ル許多ノ禍害ヲ除クガ故ニ之ガ為メニ抵抗力少キ蒲柳ノ弱質モ能ク生存シ繁殖スベケレバナリ」（同前：11）

衛生によって禍害がとりのぞかれるために、虚弱な体質の弱者も適者生存の理に反して繁殖できるようになるというのである。あるいは、社会ダーウィニズムの信奉者は、小児死亡数が多いのは「劣敗」であるからであり、残された生存者は強壮になると主張する。しかし、森は「衛生ノ保護ハ強者モ亦タ之ヲ受ク」と主張している。例えばチフスなどの伝染病の予防は強者が受ける衛生の保護の一例であり、かつ、衛生の道は虚弱な人間も減少させることが期待できるとするのである (同前:11)。

一方、「開明国ノ民ノ心身ノ平均状態漸ク悪変スル現象」をスペンサーの「退化 degeneration」概念として引用し、この問題を解決するためには、国家が系統的に統計を作る必要性があること、また退化を研究する衛生学として「人種衛生」なる分野があることを紹介している (同前)。

さらにスペンサーによる「衛生ハ一般ニ福祉ヲ下ス者」というテーゼに対しては、以下のように反論する。確かに公衆衛生の費用は租税賦課によるため貧民の活路を失わせることになりかねない。しかし、無駄をなくし適切な良法を作れば利益を生じ、多額の資金が必要となる給水事業も、結果的には健康の増長となり病いにかかる期間の短縮となって、便益を生じさせることができる、と (同前:12)。

「衛生ノ管スル所ハ縦ヒ人間生路ノ方嚮一ナラザランモ之ヲシテ優勝ノ域ニ進マシムル所以ノ者ヲ総括ス是故ニ此科ニ於テハ学理ト実際ト相離ルヽコト能ハズ此科ハ唯之ヲ人生ニ応用スベキニ至リテ始テ其目的ヲ達ス　余等ノ視線ハ宜シク常ニ此目的ニ注ガルベシ」(同前:12-3)

衛生の範囲とは、生存競争における「優勝」の域に進むためのものを総括するものであり、衛生学においては学理と実際 (政策) が乖離してはならないという。衛生学は学問のための学問ではなく、実際の生活に応用して初めてその目的を達するというのが森林太郎の衛生学の思想なのである。

『衛生新篇』とともに森林太郎の衛生学書3部作を構成する1つとして『衛生学大意』がある。『衛生新篇』が医師、軍医を対象とした衛生学教科書であるのに対し、『衛生学大意』は医学的素養のない一般国民を対象とした衛生学の啓蒙書である。『衛生学大意』は、1981（明治24）年7月発行の雑誌『女学講義録』（女学通信会発行）に掲載され、翌年まで8回にわたって断続的に連載された。さらに1907（明治40）年には、『家庭衛生講話　第二編』として単行本出版された（伊達1981: 351）。ここでは鷗外全集に収録された単行本を資料とするが、伊達によれば、こちらは森の講話を別人（中川恭次郎）が筆録したものであり、さらに第7章以下は中川が森の著書について編述し、森の校閲を得たものとなっているため、雑誌版と内容が対応する6章までが森の著作と考えることが可能であるという[45]（伊達1981: 352）。初出である『女学講義録』がどのような雑誌であったか判然とはしないものの、明治20年代半ばにこのような雑誌を購読・閲覧しうる中上層階層以上の女性に向けられた衛生学の啓蒙書であるとみなしてよいだろう。

まず章立てを見てみよう。

　諸論／土地の事／下水の事／埋葬の事／上水／都会の事／家屋の事／空気の事／気象の事／衣服の事／栄養の事（「空気の事」以下は中川編述）

さきにあげた『衛生新篇』とほぼ共通する項目立てである。次に「諸論」から森が衛生学をどのように素人に説明しているかを検討すると、養生との違いが強調されていることがわかる。

「今の衛生学と云うて、六十年来次第に開けて居る学問は、養生の事のみを論ずるものではないのであつて、一言で云へば、人の健康を図る経済学の

---

[45] ただし伊達は、中川が森の著作によって編述した部分も森自身の校閲を受けているという点から、中川の著作と考えることはできないと述べている（伊達1981: 352）。

やうなものである。体の外に在る物を体の中に入れ、又中の物を外へ出すに当つて、その釣合を取つて健康と云ふ態度の、そこなはれないやうに務める法を研究するのである。」(森 [1907] 1953: 287)

衛生学は養生と同義ではなく、「人の健康を図る経済学」と形容されている。健康が損なわれないように努める方法が衛生学であるとする。

「凡て衛生上の事業は、人の健康を保護して、人に長生をさせるのを目的とするのである。それで延年の術即ち年を延べるでだてと云ふ詞は、衛生学の目的を示すところに使はれて居るが、しかし其目的を達するには、衛生の事業を起さねばならず、而して衛生の事業を起すには、空気は如何なる物か、飲食物は如何なるものかと云ふことを、一々極めなければならぬ」(同前: 288)

『衛生新篇』と同じように、衛生学が単なる「延年の術」ではないことを述べたあと、衛生学は衛生の事業(衛生政策と考えてよいだろう)を起こすための理論構築の部分で必要な学問であると位置づけられる。

「ながいきをする法と云ふ事は、おもひのほか今の衛生家の眼から見ては、益にたたぬ。従って支那の道学の風を承けて著はした日本の養生の書物なども、左程衛生学上におもしろい事が載つて居らぬ。仙人になる術は、人間の交際を離れて始めてなりたつ長生の法であつて、今の衛生の事業は群衆のまんなかにて働いて居て長生をしようと云ふのであるから、其目的こそ長生の為なれ、昔の道家の語は、今の衛生学者の語に較べると、甚しい違ひがある」(同前: 289)

ここでは再び養生思想との相違が強調されている。「支那の道学」「仙人になる術」とは、道家思想を背景として中国で成立した養生思想のことである。日本における江戸期以前の養生論の多くは、長生不死を目指すべく服用すべき仙薬や心身訓練法などの方法を研究する神仙系統の延命術であったと樺山

紘一は述べている（樺山 1976: 438）。しかし江戸期以降の養生論は神仙思想から脱却し、むしろ「気」を中心概念とする儒医学の養生論に変容していく（同前: 441）。貝原益軒の『養生論』はその典型であり、森も養生の教えとして養生訓に言及することを忘れない（森 [1907] 1953: 237）。『衛生新篇』と異なり、養生論との関係性からその違いを強調することで衛生学を説明するという方法は、『衛生学大意』が一般向けの衛生書であったからこそ採用された戦略なのだろう。一般の人々にとって、健康形成の術といえば、衛生学よりも養生法のほうが親近性を持つものであったのである。一方、「衛生学の沿革」を探れば、ローマ（羅馬）や古代中国においても下水工事など衛生的事業が行われていたこと、また宗教の慈善事業として病院設立等の衛生的事業が行われてきたことなど公衆衛生史への言及もみられる。しかし、森の述べるところの「過去60年来勃興してきた衛生学」とは、理学・化学等が組み込まれた「学問の道理」を有する科学的学問であり、そのような過去の衛生学とは差異化されとらえられている（同前）。

　以上の森林太郎の衛生学書を総括すると、個人の健康形成（養生思想）に立脚する視点よりも公衆衛生の政策的視点が重視されているようにみえる。確かに、例えば「土地」に関して、「湿つて居る土地を乾かすのも、衛生事業の一つ」（同前: 291）とされるとき、これは個人の実践を超えた全体に対する行政主体の衛生政策として位置づくものであろう。しかしながら、衛生学にも個の視点は確実に組み込まれている。「栄養」や「衣服」がそれである。例えば衣服に用いる材質の特徴を知ることは、衛生学の科学的知識を得ることであり、その知識に基づいた衛生上適切な個人の実践が望まれているのだ。衛生学的根拠に基づいた食材の保存法や栄養的効能を知った上で、毎日の食事を作るのはまぎれもない個人であり、家庭の主婦である。森林太郎が専門家だけでなく、一般国民（限られた層ではあるが）に対する啓蒙を積極的に行ったのは、全体に対する視点とともに、個に対する視点の重要性もまた認識していたからに他ならない。

5 生に対するポリス／ポリツァイとしての衛生

　本節では明治期の主要な衛生官僚の衛生観・衛生思想を検討し、そこに内在する住民個々の身体に向けられた個別性（個人の衛生知識・衛生意識の涵養）と人口全体としてとらえられた全体性（個別性を組み込み機能する公衆衛生システム）との連動的関係性を指摘してきた。以下では、後藤新平の『国家衛生原理』と『衛生制度論』にいま一度立ち返り、後藤の衛生概念と序章で考察した統治理念たるポリス／ポリツァイとの関係性を検討する。

　1990年代後半から、近代ポリス／ポリツァイ論と近代教育の連関についての精力的な研究を行ってきた白水浩信は、明治期日本におけるポリス論の初期受容に関する論考において、次のように指摘している。すなわち、日本における代表的ポリス論としては福沢諭吉、川路利良、後藤新平の著作をあげうるが、前2者が萌芽的であったのに対し、後藤新平の『国家衛生原理』はローレンツ・フォン・シュタイン (Lorenz von Stein) らの影響を受け、格段に洗練され体系的なものになっている、というのである[46]（白水 2004）。

　『国家衛生原理』には「警察ノ職務並警察ト事務トノ関係」、『衛生制度論』には「衛生警察（即 Sanitätspolizei）衛生事務（即 Sanitätsplbqepflege）ノ別」と題された類似する章がある。両者の内容は共通する部分が多いものの、一部見解の相違も見られる。まずポリツァイの定義については、概念の歴史的変遷を踏まえて以下のように述べている[47]。具体的な記述を確認しよう。

　「元来警察 (Polizei) ト云ヘル字義ハ教法ニ関スル事務ヲ除クノ外汎ク内国政

---

[46] 『国家衛生原理』はルイス・パッペンハイム (Louis Pappenheim) の『衛生警察原理』(Handbuch der Sanitätspolizei) の翻訳が中心であり、オリジナルな理論記述はそれほど多くはないという指摘が医学史家の宗田一 (1989) や日野秀逸 (1988) から提出されている。しかし加藤英一によれば、パッペンハイムの原著にはない部分として、シュタインの影響が指摘できるという (加藤 2007: 56)。

[47] 原文は瀧澤利行編『近代日本養生論・衛生論集成』(1992) 第8巻、第9巻から引用。

務ノ全体ヲ総称シタリシニ其後小変シテ内務ノ義トナリ近代ニ至リ更ニ変シテ保險(ママ)警察即外面上ノ危害及犯違ヲ防御スルノ義トナリ主トシテ消極性ノ職務ヲ指示スルコトトナレリ故ニ警察ノ字義ニ二アリ一ハ狭義ニシテ今日人々ノ唱フル如ク行政中ノ一小部ヲ謂フ一ハ広義ニシテ<u>ロベルト、フォン、モール</u>氏ノ襲用セシカ如ク此警察即「ポリツァイ」ト云フ語ヲ以テ内国全体ノ政務ヲ徴セシ意ニシテ行政ノ義ナリサレハ衛生警察ト云フ語ニモ自ラ此両義アリ」(後藤［1889］1992: 100-1)［下線原文］

　ここ(『国家衛生原理』)では、ポリツァイは「内国政務の全体」を総称する語であったが、その後指示する範囲は縮小して「内務」の意味となり、さらに「保健・警察」といった意味に限定されたことが述べられている。そのような経緯によりポリツァイ概念には2つの内包があり、狭義には行政の一部としての警察、広義には内国全体の政務を総括するポリツァイとなる。そして「衛生警察」にもこの2つの意味が内包されているとする。また『衛生制度論』では、欧州におけるポリツァイの淵源を、「国家学」および「国民ノ安寧ヲ図ルヲ以テ職務」とする「行政学」に認めている(後藤［1890］1992: 36-7)。ここまでの議論からも、後藤が近代西欧社会に誕生したポリス学を踏まえた見解を展開していることがわかる。

　　「警察ハ狭義ニ於テハ総テ国民ノ障害トナルヘキ者ヲ予防シ若クハ之ヲ芟除［引用者注―取り除くこと］シ民法及刑法上ノ補充タリ其他幾分カ人民ノ生活ヲ積極性ニ開進セシムルカ為メニ公法及私法ノ両法門ニ兼テ尚ホ政府ノ執行スヘキ諸件ヲ包含スルモノナリ」(後藤［1889］1992: 104-5)

　このように狭義の警察の職務は、政府の職権によって、国民が一個人で対応できない「諸般ノ障碍ヲ防」いで国民生活の安寧を実現することにあり、それは人為なるものに対してのみならず、「不慮ノ外襲障碍」(同前: 105)といった自然災害的なものにも適用されるとする。
　続いて「衛生警察」と「衛生事務」との関係が主題化される。ドイツにおい

ては、衛生警察は衛生事務に先行し、衛生事務は18世紀に生じたという（後藤［1890］1992: 50）。両者の具体的な相違とは、

> 「行政ノ諸件ハ其場合ニ随テ威権ヲ用フヘキアリ撫愛ヲ旨トスヘキアリ其撫
> ・
> 愛ヲ旨トスルモノハ各自ノ意志ヲ強迫スルコトナク専ラ論言、報告、勧奨
> 若クハ補助ヲナスナリ近時之ヲ真ノ警察ヨリ分離シテ事務（即 Pflege）ト称ス
> 是ニ於テ乎警察ノ意義大ニ狭小トナレリ（是国民経済、衛生、教育ノ事務ト国民
> 経済上衛生上教育上ノ警察トノ区分ヲ生ス）」（後藤［1889］1992: 106）［強調原文］

本来行政には強制権・禁止権（「威権」）を適用すべきものと、説諭・勧告といった「撫愛」を適用すべきものがあり、「真の警察」から後者が分離し「事務」と呼ばれるようになったとする。このように本来ポリツァイが有した指示概念は今や狭小なものに変化した。しかし、理論上も実際上もこの2者は厳然と区別できるわけではない。

> 「事情ニ由テ強制ヲ要スヘキカ撫育ノ事務ニ委スヘキカ或ハ同時ニ之ヲ併用
> スヘキカヲ商量スヘキノミ此考定ハ或ハ時代ノ異ナルニ従ヒ或ハ同一ノ時
> 代ニテモ其国土ノ異ナルニ従ヒテ常ニ一ナラス」（同前: 108）

後藤の考えでは、事務と警察とはその最終目的が異なるわけではなく、事情に準じて「寛厳ノ度」（同前: 109）が異なる手段なのである。強制権を行使する場合は、事務は警察に従属するべきであるが、強制権を要しない場合はこれを乱用せず、事務（「撫愛」）のみで対処することが良いとする。

> 「スタイン氏曰ク衛生制度ノ如キハ今ヤ衛生警察ノ範囲ヲ出テ、漸次衛生事
> 務ニ入ルヘキ秋ナリト蓋世ノ開明ニ随テ警察権ノ盛ナル政略ハ人ノ嫌忌ス
> ル所トナルノミナラス事務ヲ施行スルノ周密懇到ナルノ優レルニ如カサル
> 所以歟」（同前: 110）［下線・強調とも原文］

第一章　近代医事衛生制度の成立と衛生思想

このように『国家衛生原理』では衛生警察から衛生事務への移行を支持していたが、1890（明治23）年刊の『衛生制度論』では以下のように主張が変化する。

「然レドモ従来本邦警察中衛生警察ノ発達未タ十分ナラス其他ノ警察行務ニ比シテ最モ幼稚ナルヘキヲ以テ此後一時ハ警察ノ範囲ニ於テ発達ス可キモノモ盖甚タ多カラント信ス故ニ<u>スタイン</u>氏ノ衛生ハ警察ヨリ事務ニ移ルノ秋ナリト云ヘル言ハ其幾分ハ日本ノ現況ニハ適セサルモノアラン」（後藤［1890］1992: 50-1）［下線原文］

すなわち、その他の警察業務と比較して日本の衛生警察の発達は不十分であるから、警察の範囲内において発達する必要があり、衛生警察から衛生事務への完全な移行は日本の現況にはそぐわないと論じている。この点に関しては、留学前後で後藤の思想が変化したというよりは、尾﨑の指摘通り、衛生自治を認めながらも、それを管理・統括する中央政府の存在も同時に必要と考えた後藤のそもそもの国家衛生論と一致すると考えてよいだろう。確かに、コレラ騒動などを想起しても「警察権ノ盛ナル政略ハ人ノ嫌忌スル」（後藤［1889］1992: 110）ものであることは明らかであり、事務＝撫愛＝衛生啓蒙によって国民の自主的な実践を促すほうが首尾よく運ぶ場合も多々あろう。一方で、労働者や貧困者に対する啓蒙や教育を進めながらも、同時に狭義の警察＝威権＝国家的強制権を活用していかざるを得ないような現実、緊急性を要する事態もあることを後藤は認めているのである[48]。

後藤新平のポリツァイ論、換言すれば衛生警察／衛生事務の把握の仕方から導き得ることは何であろうか。1つには、1886（明治19）年以降の地方衛生の警察行政化はポリツァイ化と同義ではないということである。ポリツァイ

---

[48] 1898（明治31）年、後藤は衛生局長の後任として長谷川泰を指名する。長谷川への事務引継書から、当時後藤がドイツではなくイギリスの衛生制度に傾倒していた可能性が指摘されている（小野 1997: 110-3）。この点に関しては尾﨑の研究が示すように、当初から後藤は自治と中央管理の両側面の連動の必要性を認めていたのであり、必ずしも強権的警察衛生を全面的に支持していたわけではないようである。

はより広義の概念を指示し、序章で検討した、18世紀から19世紀にかけて西欧（特に独仏）で統治理性として発達したポリス／ポリツァイは、むしろこの広義の概念に合致するものであったといえる。この点において、以下の白水の指摘は正鵠を得ている。

> 「後藤の思索を一貫して牽引していたのは西洋ポリス論の伝統、直接的にはドイツ・ポリツァイ学であった点は極めて明瞭である。そのことは『警察』という語が、ほぼドイツ語 'Polizei' の古い用法に倣って、幅広い意味で用いられていたことに端的に表れている。西欧ポリス論がそうであったように、後藤のポリツァイ論においても、その対象領域は治安、衛生、教育、経済に区分されるとはいっても、それぞれ〈生〉という資源の保全、維持、再生産、配分において互いに密接に連携しあい、一体の世界を形作っているのだという認識は強固なものである」（白水 2004: 293）

となると、後藤新平の衛生原理は、18世紀以降の西欧社会の統治理性であったポリス／ポリツァイの系譜を継承するものとみなすことが可能であろう。近代の養生論・衛生論の基本原理を、近世期から連続性を有する国家統治観（「修身斉家治国太平下」）に西欧思想の影響が加味されたものとしてとらえる瀧澤（1993）の知見と比較して、後藤の衛生論のより正確な把握が可能となる。もちろん、『国家衛生原理』には国家を人体のアナロジーとみなす国家有機体説が色濃く現れており、ダーウィン、コント、スペンサーらの思想の影響も無視できない。この点に関して、白水の見解には重要な示唆が含まれている。

> 「後藤はここで、国家と諸個人の関係を一方的な支配‐被支配関係として捉えようとはしないのであり、国家を細胞たる諸個人の生のネットワークによって構成され、これに調和と統合を与えるものとして定位している。それゆえ個人という細胞の生存を無視して成立しうるような人体たる国家などおよそ考えられない以上、<u>個別な生の増進、その積極的援助こそ、国家</u>

の衛生法にとって唯一にして最大の目標として掲げられる。」(白水2004: 283)
［下線引用者］

　明治期に導入・展開された衛生概念は、決して国家が民衆を警察権力で押さえつけるような、上から下への権力行使によってのみ性格づけられるものではない。むしろ権力は、家庭、学校、地域社会といった各々の場において個別的かつ全体的な、重層的な関係性として発現し、国家と個人を結びつけ、両者が交差する領域のなかにこそ展開していくものなのである。

第5節　学校衛生の創始と展開

　第4節までは明治期の医事衛生行政の成立と展開を概観し、政府官僚の衛生概念を検討してきたが、本節では衛生行政の1下位分野である学校衛生の制度化の流れについて確認する。本書の主題となる子どもの身体にとって、もっとも直接的に関与する医事衛生行政とは、学校衛生であるからである。

1　学校環境と体育への関心

　まず学校衛生が制度化される以前の状況であるが、1872 (明治5) 年に公布された「学制」は、天然痘(痘瘡)未罹患・未種痘児童の入学を禁じた。学制の実施状況を巡視するために定められた「学区巡視事務章程」(1873年) においては、学校の立地が健康に害ある場合は移転すべき方法を議論すべきことを定めている。また学制が廃され新たに制定された教育令(1879年)においては、「伝染病ニ罹ルモノ」の学校への出入りを禁じた (日本学校保健会1973: 5)。このように、学校衛生が制度として創始される前段階においては、伝染病罹患児童の取り扱いや学校環境の整備に対する関心が見出される状況にあった。明治初期においては、学校は既存のものではなく新たに建築されるものであったから、学校の設置環境がまず問題になるのは至極当然であったといえる。

　もう一方の早期の関心は「体操」にあった。1878 (明治11) 年、文部省は東

京神田一ツ橋に「体操伝習所」を開設した。体操教師の養成を図るとともに、体操についての具体的方法を研究選定するためである。医学博士号を持つアメリカ人教師を招聘し、「身体の健全均斉な発育を合理的に進める」(同前：24) ドイツ式の体操を取り入れ、常に学生生徒の身体・体力測定を行って効果の判定を行った。これは活力検査と呼ばれ、1888 (明治21) 年には文部省の直轄学校においても年に1度の活力検査を実施させる訓令が出された (「学生生徒ノ活力検査ニ関スル訓令」)。これは学校身体検査の原型とされている(同前：22-5; 厚生省医務局編 1976a: 166)。

　さかのぼって1875 (明治8) 年に衛生行政が文部省から内務省へ移管された際、医学教育は文部省が分掌することになった。1886 (明治19) 年、学校衛生に関する事務は文部省学務局の所管となる。さらにその翌年には学務局が専門学務局と普通学務局に分かれ、学校衛生は普通学務局の主管になったものの、専任の係は置かれなかった。山本拓司によると、1884 (明治17) 年、行政官であり教育制度の創設者の1人でもある辻新次は、大日本教育会における演説のなかで、学校において児童の身体を教育する方法として以下の2点を提起した。それは第1に体操遊戯等により運動をさせて強壮にする、第2に学校衛生上の方法および注意により児童の生育を十分にならしめる、という方法であった。そしてそれまで前者のみに偏重していた教育法を是正し、後者の方法も採用することを提案した (山本[拓] 1999: 32)。また、のちに帝国学校衛生会の会長を務める三宅秀は、同年の「教育ト衛生トノ関係」と題する演説において、教育とは身体のなかに学問を付与するものとしたうえで、学問という種子が身体という「肥沃ノ土地」に育つためにも、学校衛生学が必要であると説いた (同前)。このように、学校衛生に対する関心は明治10年代後半から20年代にかけて醸成されていったと考えることができる。

　1891 (明治24) 年に至り、当時東大で小児科学を研究する院生であった三島通良が学校衛生事務取調嘱託に任命される。そして三島が中心となって、同年10月から1895 (明治28) 年6月にかけて九州、奥羽、四国、山陽、北近畿地方の各地における学校計134校を巡回し、環境衛生状態、児童の健康・

発育の調査を実施した。特に、学校での椅子に座る習慣は平座式の生活からの一変であったため、脊椎湾曲症や近視の原因になるものとして、理想的な机・腰かけの形式および規格の研究が重要な学校衛生上の課題となった（日本学校保健会 1973: 30-33; 西村 1997: 47）。以後、三島が中心となり、学校衛生制度は漸次制度化されていくことになる。

　1896（明治29）年には、勅令により、文部大臣の諮問に応えて学校衛生に関する事項を審議する「学校衛生顧問会議」[49]および学校衛生の事務を担当する「学校衛生主事」が設置された。学校衛生顧問会議は毎月1回定例会議を開いた。1897年には「学校清潔方法」[50]（文部省訓令1号）「学生生徒身体検査規程」（文部省訓令3号）が、1898年には「公立学校医設置ニ関スル規定」（勅令2号）、「学校医職務規定」（文部省令6号）、「学校医ノ資格」（文部省令7号）、「学校伝染病予防及消毒方法」（文部省令20号）がそれぞれ制定された。1900（明治33）年には文部省大臣官房内に学校衛生課が設置された。

　2　児童の身体へのまなざし

　1894（明治27）年に出された文部省訓令6号「小学校ニ於ケル体育及衛生」（以下「体育及衛生」と略記）には[51]、当時の文部省が抱いていた児童の身体への懸念がよく表現されている。この訓令は学事視察を行った井上毅文相の意図によるものであった。1890（明治23）年の小学校令は[52]、その第1条で「小学校

---

[49] 構成メンバーは後藤新平（内務省衛生局長）、緒方正規（医科大学教授）、三宅秀（前医科大学長）、長谷川泰（中央衛生会委員長）、エルウィン・ベルツ（帝大講師）、小池正直（陸軍軍医）、豊住秀堅（海軍軍医）などであった（日本学校保健会 1973: 53）。
[50] 学校清潔法では、清潔方法の標準として「日常清潔方法」「定期清潔方法」「浸水後清潔方法」の3つを提示している。教室掃除の手順、唾壺の設置、土足の禁止、寝具の日光消毒他、便所、食堂などにわたって詳細な清潔方法が訓示されている。
[51] 原文は日本学校保健会（1973: 485-6）より引用。
[52] 原文は文部省（1972: 90-7）より引用。なお、その他の衛生に関する規定として第19条では校舎・校地・校具・体操場・農業練習場の設備に関する規則は文部大臣の定める準拠に基づき、府県知事が土地の状況を調べ決定すべきことが定められている。また21条では疾病児童の就学猶予を認め、23条では、「伝染病若クハ厭悪スヘシ疾病」に罹った児童や、一家に伝染病がある児童の登校を禁じている。

ハ児童身体ノ発達ニ留意シテ道徳教育及国民教育ノ基礎並其生活ニ必須ナル普通ノ知識技能ヲ授クルヲ以テ本旨トス」[強調引用者] として、小学校教育における児童の身体へのまなざしを喚起していたが、これをうけて、「体育及衛生」は「児童ノ体育ニ留意シ教育ノ完成ヲ期セサルヘカラス」と「身体の発達」を「体育」への関心に読み替える。体育を重視する理由として、第1に、元来日本は武芸が盛んだったため体育の道に欠けることはなかったけれども、維新後の兵制変革により武芸は必要性を失い、同時に体育は衰退したこと。第2に、教員・生徒の学問知識が急速に進歩し、知育偏重になっていること。第3に、社会一般に未だ衛生の必要性が深く認識されていないことをあげている。特に小学児童は身体発育の時期にあたるとして、形式的に「態勢ヲ整ヘ並列ヲ正ス」ような体操よりも活発な全身運動を行うべきことや、「筆記及暗誦」は過度に脳力を労するため特に必要でなければ用いないこと、「生徒ノ神経ヲ刺衝スルノ弊」がある成績順の席順は廃止すべきことなどが具体的に訓示されている。後述する三島の学校衛生観にも表明されている通り、明治時代の文部省閣僚・官僚の子どもの身体に対する表象は、知育偏重による過度の負担と、体育の欠如により、「体格貧弱で数々の疾患の器になっている」というものであった。このようななかで「学校病」という概念も構築された。近視眼、くる病、衰弱、脊椎湾曲症などが典型的学校病ととらえられ、明治後半に至るとトラホームや結核も学校病として注目されることになっていく。学校環境から、児童の身体そのものへの関心のまなざしが向けられ始めるのである。

3　三島通良の学校衛生観

　前述した三島通良は、医師や教育家等の専門家向けの体系的学校衛生論である『学校衛生学』(1893) を刊行し、1896 (明治29) 年には学校衛生主事に任官される。さらに1900 (明治33) 年には新設された文部省大臣官房学校衛生課の課長に就任するなど、明治20年代半ばから学校衛生行政が縮小される明治30年代半ばまで、学校衛生行政の中心的存在であった。以下、三島が

どのような学校衛生観を有していたのかを検討する。資料は、『学校衛生学』の総論部分と[53]、明治26年の大日本私立衛生会の演説 (三島通良「学校衛生」『大日本私立衛生会雑誌』126号 1893: 1013-41) を用いる。

まず、教育の機能は「立国の基礎」であり、具体的には「強壮有為」の人間を作るための手段としてとらえられている。

> 「教育は立国の大本なり、国運之に由りて盛衰し国歩之に由りて消長す、教育一歩躓かは、百年の計画為に壊乱し、教育一歩誤らは、万世の好望終に沮喪せん。」(三島 1896: 1)
> 「教育の目的は有用の人を作ると云ふことである、役に立つ人間を造ると云ふことである、其役に立つ人間と云ふものはドウ云ふものかと解釈したら、強壮有為の人間と云ふことである」(三島 1893: 1021) [強調原文]

また児童は、「第二の国民を編成すへき最大要素」とされているが、この児童というのは、外的刺激に過敏に反応して影響を受ける存在であり、それゆえに容易に病を発する存在として表象されている。またその身体は発達途中であるため、あたかも「軟泥、熔鉱の如く模型と作業との如何によりて、随意の形態となすことを得」(三島 1896: 2) る存在でもある。それゆえ、

> 「其骨格未た全く化骨せす、其筋肉、今より将に発育せんとするを以て若し之をして、不適当なる位置に据え、或は教養其宜きに適せさることあらしめは、終に先天にも受けさる、畸形となりて、終身、之を恢復すること、能はさるに至る」(同前: 2)

児童の身体はいわば溶かした金属を流し込む鋳型として表象されており、流し込み方が不適切であると、いびつな形 (「畸形」) のまま固まってしまうというわけである。児童は病気を発症しやすいうえ、誤った形に容易に鋳造されうる存在として描かれている。一度固まった形は修正がきかないとされ、

---

53 資料には『学校衛生学』第3版 (1896) を用いた。

大人 (壮年) の不健康の原因も、子ども期に還元されることになる。「壮年の者の健康の度の落ちて来た」証拠は、徴兵検査の成績の低下に求められる (三島 1893: 1023)。また、児童のみならず大学生の身体虚弱状況も深刻とされる (三島 1896: 4-5)。

　「国の元気と云ひ生産力と云ふ様なものは、皆其国民の健康の度に正比例をするものであるから、其国民の健康の度を進むると云ふことと退けると云ふことが、最も国家の富強に関係して居る」(三島 1893: 1024) [強調原文]

「国家の経済を破壊、蹂躙し其国力と生産力とを消耗する」(三島 1896: 4) こととなったのは、学校衛生を怠った結果であると三島は喝破する。

　「小学校令の趣意を文部大臣が普通教育の発達に関する意見として訓令しました中にも『身体は百事を為すの根源なり、幼児身体発育旺盛のときに当って之れが培養を忽せにするときは遂に羸弱（るいじゃく）の民となるべし、小学校に於ては殊に此に留意せざるべからず』とある、然らば文部省に於て普通教育を施行する目的も、衛生を土台にしてあるに違ひない」(三島 1893: 1017) [強調原文]

三島は学校衛生の構造を図1-1のように考える。学校衛生学は医学や心理学を始め諸種の学問を土台としてできており、その応用範囲も学校の衛生環境から生徒の疾病まで多岐にわたる。また、学校衛生学の起源をヨハン・ペーター・フランクの『医療ポリツァイ』の第2巻第3篇に求めている点からは (三島 1896: 13)、医療ポリスの一部分をなすものとして学校衛生学が把握されていたことを示唆している。

　「学校衛生学は真個教育の基礎にして、国民強弱の因て繋るところなれは、其普及適否の如何は、大に国家の強弱、国力の消長に影響するものなり。学校衛生を基礎として、組織せられたる教育、始めて之を完全の教育と称すへし」(同前 : 19-20)

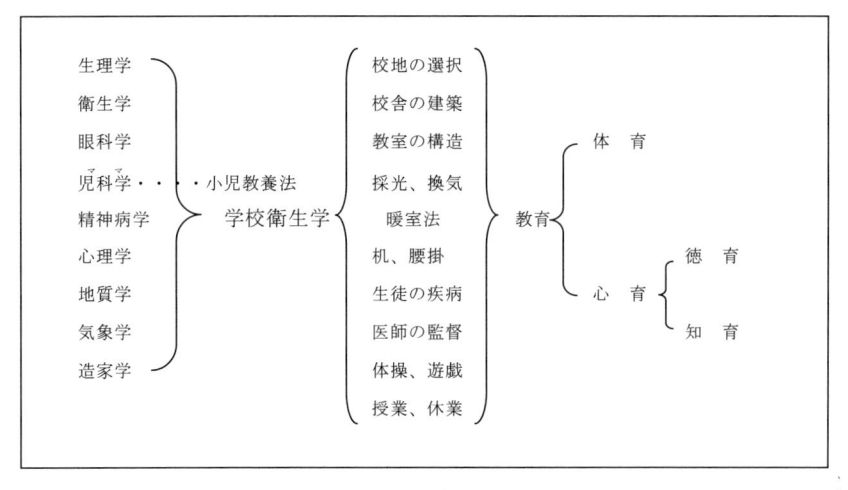

第一章　近代医事衛生制度の成立と衛生思想　109

```
┌─ 生理学 ─┐       ┌─ 校地の選択      ┌─ 体　育
│  衛生学   │       │  校舎の建築      │
│  眼科学   │       │  教室の構造      │
│  児科学 ···· 小児教養法  採光、換気   教育
│  精神病学 ├ 学校衛生学┤ 暖室法         │       ┌─ 徳　育
│  心理学   │       │  机、腰掛        └─ 心育 ┤
│  地質学   │       │  生徒の疾病              └─ 知　育
│  気象学   │       │  医師の監督
└─ 造家学 ─┘       │  体操、遊戯
                    └─ 授業、休業
```

図1-1　三島通良の学校衛生概念

[三島通良『学校衛生学』第三版（学校波瓏堂蔵版）1896年、19頁。「児科学」は
「小児科学」の印字ミスであることが、（三島 1893: 1020）より推定できる]

　この文言が示す通り、学校衛生は教育の基礎として観念されている。そして学校衛生は幼稚園から大学院に至るまで官立公立私立を問わず、ことごとく適用されるべきだとしながらも、特に小学校における重要性が強調される。それは先に述べた児童の鋳型のイメージから説明できる。容易に誤った形に鋳造され得る存在であることは、逆に柔軟で望ましい形にも鋳造され得るということである。「教育と養成との如何によりて、之を変形せしむること」ができるのである（同前: 22）。これは衛生法の教授すなわち衛生知識や衛生習慣の涵養という点においても重要な強調点となる。

　　「今日学校生徒と云ふものは、実に吾々の相続者即ち国民の相続者である、而して元来衛生法の如き者も、私は今日の大きくなった人間に向かって、衛生法などを八釜しく云ふのは、殆と六日の菖蒲、十日の菊とまでに思ッて居ります」（三島 1893: 1026）[強調原文]

　児童、学校生徒に対して学校衛生が効果的であるのとは対照的に、大人は

衛生の説法が無効な柔軟性のない存在として表象されている。青年以上の不摂生な生活になじんだ者に向かって衛生法や清潔法を説いてみても、「濁った水道の水を飲んでも今まで別段何ともない」、便所をきれいにしろと説いても、「吸い込み便所で5、6年も置くが別段病気も出やしない」と相手にされないというのである（同前：1026-7）。

> 「此の如く無学無知識の奴でも、其子供が学校に来て就学するならば、それに向って衛生を教へることは必要であり、又は大変効能があります。それ等の点から論じて見ても、此衛生法と云ふものを学校に於てすると云ふことは、独り学校衛生の一部分のみに止まらず一般公衆衛生の為めにも、大変関係のあることであります」（同前：1027）［強調原文］

児童に衛生法を教授することによって、「衛生観念のない、あるいは衛生知識の乏しい親」に対しても児童を通じて衛生法を広めることになり、ひいては公衆衛生のためにもなるという論理がここに現われている。学校衛生は児童のためだけではなく、児童という個を通じて公衆という全体にも波及効果を持っているとみなすのである。

このように三島の衛生観においては、学校衛生は国家存亡にかかわる枢要な機能として位置づけられているのであるが、その機能に積極的にかかわる存在として教師と医師があげられている。三島の考える医師の任務は「政治法律上」「衛生上」「療病上」の3分野にあり、「日常必要な応用」として後者の2分野があり、特に「衛生を先きにし、療病を後にしなければ」ならないとする（同前：1013-4）。三島は大日本私立衛生会総会の聴衆に対し、医師が学校衛生に大きな権利・領分を有していることの自覚を促すのである。1898（明治31）年、地域の開業医を学校医として各公立学校に配置する制度を実現させた理由も、この観点から説明できる（学校医については次章で論じる）。

学校衛生学の知見を実際の学校理念に生かすという三島の希望は「小学校令」の改正（1900年）に間接的にかかわることによって実現する。1898（明治31）年から8年間文部省普通学務局長を務めた沢柳政太郎は学校衛生への関

心が高く、三島を重用したのだった (近藤 2003: 91-4)。

4　学校衛生の縮小と復興

既述したように1900 (明治33) 年に文部大臣官房に学校衛生課が新設され、三島が課長に就任する。しかし行政面の緊縮財政の旗印の下、1903 (明治36) 年12月の三島の洋行中に学校衛生主事、学校衛生課、学校衛生顧問会議の廃止が決定された。学校衛生に関する事務処理はすべて文書課に移され、学校衛生主事の廃官に伴い、学校衛生発足当初の「学校衛生取調嘱託」職 (嘱託医師一名) のみが残された。これ以後大正期の「復興」までの期間は、学校衛生史では「冬の時代」と位置づけられている。

1916 (大正5) 年、学校衛生官官制が公布される。同年8月、学校衛生事務取調嘱託を務めていた北豊吉が初代衛生官に就任した。これを機に、文部省は道府県に学校衛生主事の設置を勧奨した。同年以降、文部省の主催により普通学務局長や参事官、学校衛生官らと学校衛生主事が参加し、各案件を協議する全国規模の「学校衛生主事会議」が毎年開催されるようになる。当会議は第9回 (1924年) を最後に終わり、同年6月公布の地方学校衛生職員制により府県に学校衛生技師が設置され、1925 (大正14) 年以降は「学校衛生技師会議」に引き継がれた。同年には学校衛生に関する中央審議機関として「学校衛生調査会」が設置され、約1年後にはこれを拡充して「学校衛生会」とし、文部省の諮問委員会とした (日本学校保健会 1973: 54, 121-5)。1916 (大正5) 年の「復活」以降、戦前・戦間期を通して学校衛生はさまざまな形で制度化されていく[54]。その多様なバラエティや地域性に富む学校衛生実践については、本章のように公的な学校衛生史を通じて概略を追うのではなく、事例研究や児童期の語りを通じた個人史を通して次章以下で検討していく。

---

[54]　学校衛生 (学校保健) の研究分野においては、明治から戦前までの学校衛生の質的変遷を、「医学的学校衛生 (明治) →社会的学校衛生 (大正) →教育的学校衛生 (昭和)」ととらえることが通説になっている (小野 1969; 高橋 1999a など)。

第6節　民間医学、民間療法の位置づけ

1　富士川游の民間療法観

　さて、明治政府の近代西洋医学の公式化と衛生概念の導入によって、漢方医学が医師試験から排除されたことは本章第2節で既述したとおりであるが、他方、一般の国民にとっての身体管理のすべとしての民間医学や民間療法は、近代西洋医学および衛生学との関係性においてどのように位置づけられていたのだろうか。本研究の主要なテーマの1つである衛生経験は、近代西洋医学だけではなく民間医学や民間療法の経験も包含しているため、最後にこの点を確認しておきたい。本節ではまず近代西洋医学を推進した医師の1人であり、医療制度のみならず医学教育にも関与し、学校衛生雑誌にも寄稿するなど医学史家・医学評論家として盛んに文筆・講演活動を行った富士川游（1865～1940）をとりあげることで、医療界に影響力を持つ医師からみた民間医学・民間医療観の一端を提示してみたい。富士川は大正から昭和初期に民間医学や民間療法、迷信に関する著書や論文を発表している（1915年『民間薬』、1921年『西洋民間薬』、1930年「医術に関する迷信」、1932年『迷信の研究』）。これらが書かれた時期と、本研究の実証部分でおもな分析対象となる新中間層の衛生経験が行われた時期（大正末から昭和初期）とが重なっているという点を、本節で富士川を取り上げる第二の理由として強調することができるだろう。

　最初に、1932（昭和7）年の『迷信の研究』という著書をとりあげよう。富士川の思想の基本には、人間の知識は時代とともに進化し、理論的・科学的なものに発展するという進歩史観があることがうかがえる。治療方法の流れでいうと、原始時代の「本能的療法」から「経験的療法」へと進化する。さらに「診断」を行うことで「病的生活機能が起これる局処」を特定し、その原因を明らかにした上で対処方法を講じ、原因を取り除き、「生活機能の恢復を図る」ことが「今日の医学」的療法のモデルとされる。そして「病的生活機

能」が起こる原因は、「その人の素質が外来の原因に抵抗する力が弱いため」であるから、「全身の組織をば擁護してその抵抗力を強くすることが必要」となる。これを「理学的・衛生的・食養的療法」と定義している（富士川 [1932] 1980: 174）。

この医療進歩観において、迷信的・魔術的療法（祈祷・祭祀・魔術的療法と分類される）は、疾病の原因が超自然的力に求められた時代に起こったものとして位置づけられている。しかし、科学的療法が必ずしも所期の結果をもたらさない場合、症状の短期的恢復を願う病者の心情によって「非科学的」療法に頼るという形で、現在も「迷信的民間療法」が命脈を保っていると解釈なされているのである（同前）。

まず「素人医学」と題された部分を長文であるが引用する。田中聡によれば、「大正半ば以降、小さな差異しかないものもふくめて、○○式と名乗る健康法が無数と見えるほど登場した」（田中 1996: 24）というから、非医師の発信する衛生法の流行に正規の医師が危機感を持っていたであろうことは容易に想像できる。

「医学は固より専門の科学にして、特別の知識を必要とするものであるが、しかし実際、すこしも医学の素養なき素人が医学上のことに嘴を容れるものが少なくない。明治維新以前漢方の医術が専ら行われておったときには、実際医家にあらざる人々が医学上のことにつきて、動もすれば嘴を容れる傾向を有しておった。それは当時の医方が主に書籍上の論説であったから、少しく文字を解するものには討議も出来たからである。それに加えて、何れの時代にありても人々が病気にかかり、どうかして、それが全快すると、その治療の方法を他の人に向って吹聴するのが常である。固よりその素人的観察の中にも、正当であるものが、皆無という訳ではないが、しかしながら、身体のことも、病気のことも、一向承知しない素人の所見が、科学的に医学を修めたものの所見より正当であるとは言われない筈である。殊

に今日のように医学の進歩が著しい時代に非医家がそれに対して嘴を容れることは従前の如く容易ではないのである。それにも拘らず、『実験は争われないものである。理論は兎も角も、事実に効果があるから』などと言って、何等根拠のない実験をも大切の事実としてこれを信用せんとする。それに医者の方にも時には誤診もあり、又その治療の方法の拙劣なこともありて、全体の医者を礼賛することの出来ぬ事情もありて、そこにあらわれるのが素人で病気を治療する輩である。かような素人の医学が、衛生上極めて危険のものであることは言うまでもない」(富士川 [1932] 1980: 175)

富士川の考えによれば、近代以降「科学」化し、また進歩が著しい医学において、医師の専門教育を受けていない素人が効用を謳って治療を施すのは、「衛生上極めて危険」なものである。また「素人の医学はその宣伝によって多数の賛同者が得られる」(同前)として、「正統医学」が科学的根拠に基づくのに対して、素人医学は宣伝(口コミ)に基づくと対比的にとらえていることがわかる。

次に、「迷信的民間療法」と題された部分を見てみよう。特に民間薬の使用について述べられている部分である。

「文化の階級が低く位する人々は、普通疾病に罹りたるとき、先ず医家に相談することは稀で、大抵は種々の民間薬品の応用を試みるのである。そうして、それによって病者は快く感じて、満足するものである。勿論、疾病はしばしば自然に治癒するものであるが、たとい治癒せざる場合でも、病者はその状態に満足するのである。かようにしてあらわれるところの内的満足の快感情は、その薬品の応用を他の人々に向って推薦するのが常である。これによって、伝統的に伝わるところの民間療法が成立する。これ等薬品の多数のものは無害であるから、一も二もなく、これを排斥するには及ばぬが、しかしながら、早期に医療を加えなければ治癒が難しい場合に、無益の民間薬を用いて、治療の期を失することがあるから、かくの如き迷

信は固よりこれを排斥せねばならぬ」(同前 : 176)

　民間療法、特に民間薬の利用者は「文化の程度が低い者」とみなされている（この点に関しては、衛生経験の分析で詳細にみるように新中間層も民間薬を利用していることから、民間薬の消費者層の現状を必ずしも正確にとらえていたとはいえない）。また注目すべきは、民間薬が無害であるけれども無益だと断定されている点である。たとえ病が治癒したとしても、それは自然的治癒であり、民間薬の効用による治癒ではない、しかし民間薬の服用による満足した感情が口コミを生み、伝統的に継承され民間療法として成立してきたのだと富士川は考える。そのような民間薬はたいてい無害であるものの、「正統医学」による受療を遅らせ、手遅れになる場合があるから排斥しなければならないと考えられているのである。

　けれども、必ずしも民間薬が一義的に「無害だが無益」ととらえられていたわけではないことは、富士川の他の論考から明らかである。1930（昭和5）年の論説では、植物や動物や鉱物を用いた民間薬のなかには疾病治療に有効なものがないわけではないという一定の是認がみられるのである（富士川［1930］1980: 316)。あるいは、1921（大正10）年刊行の『西洋民間薬』にさかのぼると、現今の医学が民間医学をその1つのルーツとする（民間医学が発展して現今の科学的医学を生んだ）という考えから、「民間薬の研究は今日の科学的医学にありて忽諸に附すべからざることは勿論なり」と述べている場合もある（富士川［1921］1981: 344-5)。『西洋民間薬』には多数の民間薬が紹介されているが、例えば「アブラムシ」は、利尿作用、月経促進作用、堕胎薬などとして用いられると書かれている（同前 : 476)。一見すると「科学的」なのか、「非科学的」なのか、その境界が判定しづらいような民間薬が、海外の民間医学に関する著書から引用されてきているのである。ただし、この点をもって富士川自身がアブラムシの療法的（治療的）有効性を認めていたとは言い切れない。なぜなら富士川は治療学における実際上の有効性の提言以上に「医学史家」として、西洋の民間薬を紹介していたと考えられるからである。「国民の療

法及び疾病観念を総称する」民間医学の研究によって、「奇異なる国民性の痕跡を発見」(富士川 [1932] 1980: 345) できると記す富士川の考えが、この点の有力な証左になるだろう。

一方、民間薬と異なり徹底的に否定されるのは「迷信的療法」である。1930(昭和5)年に発表された論文「医術に関する迷信」(初出『科学画報』第12巻1号)を見てみよう。ここでいう迷信的療法とは「非科学的の神秘的・魔法的のもの」を指している (富士川 [1930] 1980: 313)。具体的には、護身符 (お守り)、呪符[55]、歌の呪符[56]、神社仏閣への奉納物、絵馬や、ある種の疾病に対して特効的として種々の方法と薬物を応用する医術 (「特効療法」)、霊気や魔力に基づく「精神療法」があげられている (同前: 315-6)。

護身符や呪符 (呪文) などの直接には医療的ではない療法 (魔術・信仰) は即座に否定されるが、植物や動物を用いた「特効療法」には、先にみた民間薬の有効性についての一応の言及がみられる。強調されている点は、薬物の効力が神秘的・魔力的に用いられていることの問題性である。また、「精神療法」についても、現今の医学に基づいた「科学的・系統的な精神療法」とは区別された「科学的知識のない」霊気や神秘の力を持ち出して宣伝する精神療法が否定されている[57]。

「療病上の迷信は、全く科学的知識を無視するによりて起るものである。しかしながら迷信の実際問題としては、その対象が果して信ずべきものであるか否かということの詮索よりも此の如き非科学的の事項を軽信すること

---

[55] 急性伝染病の流行時に、門戸に「小浜六郎左衛門子」などと書いた紙を貼って病魔を家のなかに入れさせないようにするお札のこと (富士川 [1930] 1980: 315)。

[56] 火傷をした時に「さるさわの池のほとりにありけるかあじかの入道おふてこそ入れ」という歌を3遍唱えた後、火傷の部分に口で吹く真似をすると火傷が治るなど (富士川 [1930] 1980: 315)。

[57] ただし、治療学を論じる医家ではなく医学史家としては、「魔術医学の如きは更に多数の邪道と妄説とを存すと雖も、尚お吾人はこれによりて国民の意見と行為とを窺うことを得る」(富士川 [1921] 1981: 345) と、やはり学問上の価値は認めている。

を要求するところの個人の精神の方が重要である。それ故に迷信を退治する方法としては教育、殊に自然科学的教育の普及を図ることが第一必要であると私は思う」(富士川 [1930] 1980: 317)

以上より、富士川の民間医学・民間療法に対する態度をまとめるならば、第1に、民間薬については一定の有効性を認める場合もあること、第2に、魔術的・宗教的な民間信仰・民間療法は否定していること、第3に、迷信的療法が問題となりえるのは、「非科学的なものを軽信する精神」性にあるとされていること、の3点をあげることができる。

2　家庭向け衛生書と民間薬

ここでもう少し考えてみたいのは、富士川には是認される場合もあった動植鉱物の民間薬(民間療法)は、近代西洋医学を修めた医師にとって市民権を得ていたか否かという点である。この点を網羅的に調べることは本書の域を超えた課題となるが、試みに医師の手によるいくつかの家庭用医学衛生書に民間薬が治療薬として紹介されるケースがあるのかを調べてみると、例えば、高木兼寛[58]の口述をもとに編纂された『簡易実用　家庭衛生及治病』(1915)には、民間薬は出てこない。3版まで増刷され、広く読まれたとされている、産婦人科医の緒方正清による『婦人之家庭衛生』([1907] 1993)も同様である。また、大正から昭和初期にかけて家庭衛生や学校衛生に関する多くの著書を刊行するとともに、学校医を務めた岡田道一による『家庭の衛生と常備薬』(1929)において、「家庭常備薬」としてあげられているのはいずれも民間薬ではない。

---

[58] 1849～1920。日向国生まれ。戊辰戦争の際には薩摩藩に軍医として従軍。1869 (明治2) 年開成所洋学局に入学し、英語と西洋医学を習得、鹿児島開成学校では校長を務める。1872 (明治5) 年、海軍に入り、イギリス留学を経て、1881 (明治14) 年に成医会講習所設立、翌年に民間初の施療院である「有志共立東京病院」設立 (現東京慈恵会医科大付属病院)。1885 (明治18) 年海軍軍医総監に就任。1888 (明治21) 年博士号が授与される。貴族院議員、大日本医師会会長、東京市教育会会長を等の要職を務めた。陸軍の森林太郎との脚気論争でも知られる (東京慈恵会医科大学創立八十五年記念事業委員会 1965)。

「次に、素人の使用し得らるゝ普通薬、殊に本書の以下に説明したそれゞの病気に就て用いられる是非とも常備しておかねばならぬ薬品だけを列挙して見よう。そしてあとのものは其都度買求めた方がよい。又丸薬などは素人には調製が厄介であるから調剤したのを買求めた方がよいのである」(岡田 1929: 31-2)

家庭に「是非とも常備しておかねばならぬ薬品」として挙げられているのは、石灰酸（創傷の消毒）、過酸化水素水（創傷、口中の消毒）、素人用沃度丁幾（皮膚病、歯痛）、デルマトール（創傷の消毒）、硼酸軟膏（特に子どもの湿疹、腫物）、テール軟膏（たむし）、イヒチオール（皮膚病、リュウマチス、神経痛）、グリセリン（皸（ひび・あかぎれ）、火傷、浣腸料）、オレーフ油（火傷、耳痛、耳垢）、重曹（胃腸薬）、硫酸マグネシャ（下剤）、ヒマシ油（下剤）、アスピリン（感冒、熱病、神経痛、リュウマチス、歯痛、頭痛）、葡萄酒（気付）、の計14種類に上る（その他ガーゼ、包帯、油紙）。これらの多くは身近な草根木皮などを原料とするものではなく、自家調剤が不可能な「薬品」である。また家庭常備薬以外に使われる薬品や「丸薬」については、買い求めるべきことが述べられている。

しかしながら、これをもって民間薬が全否認されているとすることはできない。『家庭の衛生と常備薬』を注意深く読むと、病気の対応のなかに医師にかかるべき病と、まずは家庭で対処し、病状が進行したり改善しない場合は医師にかかるべき病の2種類があることがわかる。例えば、前者の例としてトラホーム（伝染性結膜炎）がある。「素人治療は止めて早く眼科医に行かねばなら」ない眼病とされる（同前：151）。一方、頭痛は、まず日常生活の節制を行うこと（便秘を治す、刺激性の食物・肉食を減らし、野菜を摂る、毎日の沐浴）から始まり、頭部に湿布包帯、電気療法（マッサージ）、気候療法（温暖な田舎へ転地療養）などが挙げられる。それらを試しても改善しない頑固な頭痛の場合は、薬物療法に進む。アスピリン等を頓服するが、「長く用いることはよろしくない」（同前：77）。むしろ、

第一章　近代医事衛生制度の成立と衛生思想

「之よりも安全で却々効のあるのは、<u>檸檬の汁</u>を搾つて、之に等分の水を加へて砂糖を適宜に入れ、此混合物を一日に一回か二回に服用すると頗る効がある。又前に述べたやうに<u>辛子泥</u>を造つて、頸部や股に十五分から二十分まで貼るのも誘導法となつて効果がある。又局部に<u>檸檬の皮</u>の内面を貼るのも却々よいものである。又神経性の頭痛には、<u>蜂蜜と酢</u>との混合物で罨法〔あんぽう〕〔引用者注―冷水または温湯に浸した布で患部をおおい、炎症または充血を消し去る治療法〕するのも大効を奏する」(同前：77-8)。〔下線引用者〕

と、アスピリンより、より安全なレモン、はちみつ、酢といった食材を利用した民間療法も紹介されているのである（効用の根拠は示されないのであるが）。もちろん、これらの食材が当時どの程度入手可能だったのか（価格、流通度）によって、手軽な家庭（民間）療法と言えるか否かは違ってくるだろう。レモンやはちみつが貴重品ならば、それは薬と同じように特別に用意されなければならないものとなるからである。しかし重要なことは、化学的な薬品が家庭用常備薬のモデルとして提示されつつも、植物や食料品等を利用した民間療法も一部では初期治療法としての正統性を得ているという点である。また、すぐに専門医にかかるべき場合とそうではない場合が疾患ごとに分けられており、専門医にかかる場合も、それ以前に日常生活での節制、電気・気候・薬物療法、食材を利用した家庭療法と言い得るものが指南されていたことに注意を払っておくべきだろう。

　以上、近代西洋医学に対する民間医学・民間療法の位置づけの検討から明らかにできることは、「迷信的療法」が完全に否定されているのに対し、植物・動物・鉱物を用いた民間医学・民間療法の一部は、症状が軽い場合、医師にかかる段階以前の家庭における治療法として一部認められている場合もあったということである。しかしあくまで近代西洋医学の補助的な位置づけにとどまり、症状を悪化させない程度に民間医学・療法の利用は容認あるいは黙認されていたといえる。家庭向け衛生書の読者層になる中層以上の家庭において、実際にどのような衛生実践が行われていたのかは、第四章および第五章で論じよう。

第7節 小 括

　以上、本章では、医学史、医療制度史および公衆衛生史の既存の研究成果を援用しつつ、以下の4点をおもに論じてきた。
　第1に、衛生概念導入過程には国民の身体への政治的関心の芽生えがあることを明らかにした。幕末から維新期は軍事医学として要請された近代西洋医学が、衛生と結びつくことにより、国民の身体をコントロールするための統治技術として発展して行くのである。また近代西洋医学に基づいた医師の国家統制化・資格化を考察することで、衛生制度の枢要な担い手として医師が措定され、国家衛生システムに組み込まれたことを明らかにした。
　第2に、近代日本の衛生制度の創設・運営、あるいは衛生学の展開にとって中心的な役割を果たした人物の衛生観・衛生思想の一端を明らかにすることにより、統治理性としてのポリス／ポリツァイと近代日本の衛生との関係を考察した。公衆衛生は全体、個人衛生は個、と単純に図式化できるものではなく、衛生は常に個別的かつ全体的に作用するものとして理論化され、それゆえ、社会生活全体を包含しうるものとしてとらえられていた。
　第3に、学校衛生の制度化過程と学校衛生の主導者である三島通良の学校衛生観を分析することにより、小学児童に対する「鋳造自在な身体」という表象が生まれ、そのため彼らを適切な管理・監督下に置く重要性が認識され始めたことを明らかにした。
　最後に、近代西洋医学および衛生学に対して在来医学や民間療法がどのように位置づけられていたのかを、西洋医学側の医師によって著された文献を検証することで考察した。

　近代国家は衛生という装置を通して国民の身体に積極的に関与し始めたのである。しかし住民の身体への関心が近代になって初めて喚起されたと想定するのはおそらく誤りであろう。沢山美果子の研究の示すところによれば、近世期においても、支配層（藩）側が人口増加策の一環として、女性の産む

身体を懐胎・出産取締り（堕胎の禁止）の網の目にからめとろうとする動きがすでに存在していた。また、産む身体への医師の介入も、出産前の経行（生理）不順や出産時の難産の場合に勧奨されていたこと、流産・死産・産婦死亡・新生児の死亡の場合には、医師が堕胎・間引きの結果ではないことを証明する書類の作成者として関与していたこと等が指摘されている（沢山1998）。

では、近代日本における衛生を介した身体への干渉・コントロールは何を意味するのかというと、漢方医学ではなく近代西洋医学の知に基づいた国民全体、かつ生活のあらゆる場面にわたるコントロールといえるのではないだろうか。そしてそのコントロールが成立可能となったのは、全体のための個、個のための全体という循環する関係が打ち立てられたからこそであった。「公衆の健康は、政府の一大目的なり、人民には政府に向て、『我等を健康にせよ』と求むる権理あり、政府には人民に向て、『爾等[引用者注―「きさまら」の意]を健康にせん』と誓ふの責任あり」（森[1889]1974: 6）という森林太郎による文言が示しているのは、国家が一方的に衛生制度を提供するのではなく、個としての国民が主体的に健康形成に邁進しなければならないという理念である。「各人盡ぞ自ら進で、衛生の権柄を握り、彼の健康を官衙に求むるの依頼心を鋤去し、衛生事業を以て、羈絆を脱却する」（同前）ことが求められているのである。

もう1つ指摘しておかなければならないのは、学制に始まる近代教育制度が、子どもの身体に対する衛生的管理を容易にしえたという点である。明治初期の就学率が非常に低いものであったとはいえ、小学校は理念的には全国の子どもたちを限なく対象にした制度であり、近世期における身体のコントロールをより包括的かつ日常的に拡大したものであったといえる。また身体への医師の介入という事態も、近世期のように（病的な）非常事態に対して局所的にはたらくものではなく、間断なく空間横断的、予防的に機能すべきものとして位置づけられることになったといえるのではないか。公衆衛生制度および学校衛生の目指したものからは、近世とは異なる国民の身体のコントロールの様相がみえてくるのである。

本章のように、近代日本の衛生システムがどのような枠組みのなかで、またどのような過程を経て漸次かたちを成してきたのかを把握することが重要であるのは、冒頭で述べたように、歯科学の専門職化と学校衛生、新中間層家族の衛生戦略という各論からは見えづらい医事衛生の国家的、制度的枠組みを認識するためであった。近代ポリスとしての衛生（学）は、現代社会に生きるわれわれの想像をはるかに超える政治としてのプライオリティを有していたのである。「夫れ衛生学は止むべからず、此に依らずんば、以て健康を得べからす、既に健康を失へば、則ち萬業の源、盡く涸れたり」（同前：5-6）。

　一方で、このような公的言説から明らかになるのはあくまで支配者側の理念であり衛生観であるといえる。制度としては近代西洋医学に第1の価値を与えても、実態は近代西洋医学のみに収斂されうるものではなかった。人々の生が理念の内にとどまっているばかりではなかったこと、言い換えれば、彼らが実際にどのように衛生を経験したかについては、部分的には検証されている。例えば、明治初期のコレラ騒動の様子や避病院に対する抵抗などを伝える新聞記事等の史料があるが、しかしこれらは当時の「開明」な知をもった者（ジャーナリスト）から「無知」な者というまなざしに規定されて記録されている。また、大日方純夫は、日本近代における「警察」（もっとも狭義のポリツァイ）の成立についての研究のなかで、民衆にとってもっとも身近な警察である巡査に対する一般民衆の認識を、日記や新聞記事から拾い上げることを試みているが（大日方 1992: 328-31）、やはり断片的なものにとどまっている。あるいは、明治10年代の「通俗衛生会」の開催状況の記録から人々が多数来場したことが判明するのであるが、「そのような遅い時間まで演説や講談を聴いて衛生に関する知識を得ようとする大衆の衛生の関心の高さにも瞠目せざるをえない」（瀧澤 1998: 50）といった現代のまなざしからの解釈にも違和感を覚える。むしろ、次のように問うてみることもできるのではないだろうか。人々は衛生に関心を持って通俗衛生会に足を伸ばしたのだろうか。通俗衛生会はその意図通り人々に衛生知識を啓蒙できていたのだろうか。

この点に関連して、吉見俊哉が行った明治期の小中学校での運動会に関する興味深い考察が参考になる (吉見1994)。吉見によると、学校行事としての運動会は、児童の身体を、日本が国民国家として「新生」するために必要とする主体＝臣下の身体へと調教する身体工学的な装置として導入された。しかしそのような国家的意図とは離れて、運動会は伝統的な村の祭りとして民衆に受容され、国家による児童の調教装置という枠組みからははるかに逸脱したものとなっていた。しかし吉見は、この事態を国家的な戦略の失効としてはとらえず、運動会が設定された学校の祝祭日 (国家の時間) が、地域の民俗的な時間に代わり、民衆に浸透していく効果を有していたとする (同前)。

吉見は、学校での展覧会や博覧会といった催しが運動会と同じような構造を持っていた可能性を指摘している。この議論を参照すると、地域共同体のなかで開催された通俗衛生会は、衛生知識の啓蒙の場として民衆に受容されたのではなく、興行や娯楽として受容されていた可能性も考えられるのである。一方で、通俗衛生会に参加した人々が、衛生啓蒙という大日本私立衛生会の戦略から完全に逃れていたわけではないともいいうるだろう。当時の人々に対して「衛生」という言葉そのものや、近代西洋医学の知識について触れる機会を与えたという点で、近代国家の衛生という枠組みのなかに、人々を包摂していったと考えることもできる。しかし、地域性や学校の個別性はもちろん、児童の経験という側面により仔細な関心を向けることによって、衛生経験を再考する必要があるだろう。

本章の小括として第2に指摘できることは、衛生行政の中枢に医師あるいは医学研究者が不可欠な存在として参与していたこと、および衛生行政機構の末端に一般開業医が位置づけられたことは明確になったものの、具体的に、一般開業医がどのように衛生を介してその発言権や存在感を増していったのかは見えてこないということである。もちろん、瀧澤が指摘したような近代養生論・近代衛生論の多数の刊行は、家庭向け医学書の出版を通して、開業医たちが読者に対する影響力を増した証左であるとみなすことができる。他方で、明治後期以降は医学内部の専門領域の分化が急速に進んでいく。各専

門医がより積極的に独自の存在感を増加させる方法として、1つには衛生という足がかりが必要であったと推測できるのである。そこで次章では、子どもの身体に対する衛生を介した医師のエンパワーメントを専門職化の重要な一階梯として位置づけ、大正から昭和初期にかけての歯科医団体による学校歯科医推進運動のなかにその具体的様相を探ることにする。

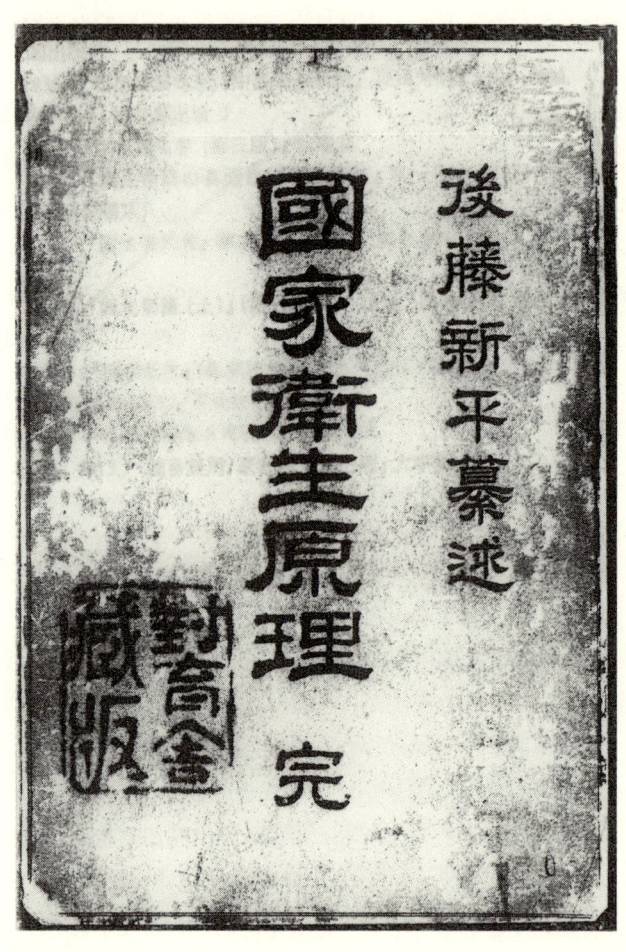

図1-2　1889（明治22）年9月刊　後藤新平著『国家衛生原理』（国立国会図書館蔵）

第二章　学校口腔衛生の確立と歯科学の専門職化

　本章の目的は、衛生を介した医療専門職のエンパワーメント化の動的過程（ダイナミクス）を、事例分析により明らかにすることにある。序章で検討したとおり、先行研究においては、衛生規範を媒介する医療専門職に対するとらえ方は一枚岩的なものであった。アームストロングやネトゥルトンは、伝統的な医療社会学に対する有効な批判として、意図的に専門職化論を脇に置いてきたという経緯があるが、日本の近代衛生史研究においてはそのような志向性のないまま、医療専門職に対する分析を周縁的なものにとどめてきた。家族を、衛生を通じた医療化のターゲット・拠点とするには医師の役割が不可欠であったという仮説の論拠は、育児書や家庭医学書の普及に置かれており、衛生という足がかりを得て医師が専門職としての地位を向上させていくという側面には関心が向けられてこなかった。しかし、前章で検討したとおり、明治期に医学が国家的管理下に置かれて以降、近代を通して医学の専門分化は進み、医学界内部のヘゲモニー闘争も惹起されてくることを考慮するならば、医療専門職を、活字メディアを通じた医事衛生言説発信者として同質的・均質的にとらえるだけでは不十分である。受容者の経験と同じく、衛生規範や衛生知識の啓蒙者としての医師が、医学界内部の関係性において、どのように衛生を介して自身の支配権を拡大させていったのか、あるいはその試みが成功したのか否かを含めた考察が必要とされている。

　本章では上記の課題を、近代日本の学校衛生において、どのように口腔衛生が学校衛生上取り組むべき重要な課題として構築されたのかを検討するこ

とによって明らかにする。学校とは前章でも指摘したとおり、理念的にはすべての子ども（小学児童）を包摂する空間であり、そこで展開される学校衛生は、子どもの身体を医療的・衛生的に包囲することを目的としていた。また、後述するように、学校衛生への関与をめぐって各専門医団体は活発なロビー活動を繰り広げたが、そのなかで唯一成功したのが歯科医団体による学校歯科医の制度化であった。次章以下に検討する衛生経験の語りのなかで学校口腔衛生の話題が少なからず登場するのは、対象者の学校での衛生経験と学校口腔衛生の制度化の時期が重なっているからである。

第1節　歯科学と学校衛生

1　学校口腔衛生への着目

　学校口腔衛生史の展開過程については、数は少ないものの、歯科医による職能団体 (association) の活動史（日本歯科医師会調査室 1993; 榊原 1990）、歯ブラシや歯磨き粉を販売した民間企業の社史（ライオン株式会社社史編纂委員会編 1992）、学校衛生の一領域としての学校口腔衛生史（日本学校保健会 1973）、学校保健教育としての学校歯科（渡邊・鈴木 2003a・2003b）等の史的研究がある。これら先行研究が明らかにしたのは、学校口腔衛生の制度化は、政府主導で結実したというよりは、歯科医師と民間企業による積極的な活動の成果であるということである。ここから、歯科学の専門職化過程における歯科医師の権限拡大への欲求が、学校口腔衛生確立の重要な促進要因であったのではないかという仮説を立てることができる。

　学校口腔衛生の実現に歯科専門職の積極的関与があった背景として、第一章で概観したとおり、医学界内部の以下のような流れを確認できる。明治初期、無規制であった在来の漢方医と区別されうる近代的な医師制度の確立が目指され、近代的医育システムの構築と国家資格制度の導入が整備された。それは衛生行政を担う医師の養成という観点からであった。そして世紀転換

期前後には、医学内部における専門分化の流れと一致して、各専門分野としての独立領域確立への欲求が起こってきた。一方、（民衆にとっての）歯科は従来「入歯師」や「歯抜師」といった技術者の仕事であった。1874（明治7）年の医制の制定により「口中科」が医科の1分野として整備され始め、1879（明治12）年以降は「歯科」として国家資格を有する医業として制度化されることになった。一方で1885（明治18）年には、入歯師や歯抜師の営業を取り締まる通達が出された。これ以降の歯科学の専門職化過程には、歯科医術開業試験の制定と廃止、歯科医師法の制定と改正、歯科医養成機関の構築、歯科軍医制度の確立、職能団体の内部統制といった諸ファクターが重要な契機として起こってきた。このような一連の流れのなかで歯科学が選択したのは一般医学とは独立した道であり、「医学的素養なき」技術者とは隔絶したあくまで一般医と同等の医師という立場性を医学界においても一般に対しても認知させる必要が生じた[1]。そのような背景のなか、学校衛生内部において、一般医師と同等の歯科医師として確立した公的地位を占めることが、歯科専門領域の権限の拡大と社会的な認知に少なからず関与していたと考えることができる。そのため本章は、学校歯科医の確立を歯科学の専門職化過程の途上の出来事と位置づける。

2　学校衛生における支配管轄権闘争

① 口腔衛生の支配管轄権をめぐって

歯科医の専門職化を求める欲求が、学校口腔衛生確立にとって重要なファクターであったのではないかという観点から、本章はアンドリュー・アボット

---

[1] 1912（明治45）年の帝国議会で歯科技術士設置の請願（入歯師公許の請願）が行われたが、日本連合歯科医会はこれに断固反対、非歯科医の取り締まり強化を訴える請願書を衆議院に提出した。このような背景として、「歯科医は医師にあらず、技術家なり」（「歯科医と普通医」『歯科学報』5 (7) 1900: 27）といった一般の認知に対する歯科医界の危機感が存在したことが推測できる。また、1923（大正12）年、東京帝大歯科医局内の一部が医師法改正時に歯科医師法を廃止し、歯科医師も一般医師の資格を獲得できるようにすべきとの請願を帝国議会に提出したが、当時の歯科医の職能団体である日本連合歯科医師会は、これに全面反対の意思を主張した。この事例からは、歯科学が一般医学からは独立した道を選択しようとしていたことがわかる。

(Abbott 1988)の「支配管轄権」(jurisdiction)という概念を援用して分析を進めたい。

アボットは従来の専門職研究における専門職化の概念が、形式（専門職が専門職として発展する共通のパターン）の分析に偏重し、その相似性に着目するあまり、個々の専門職の実際の仕事の内容を見逃してきたことを指摘した上で、「専門職相互の関係」が専門職の発展の中心的な特徴であると述べている。そして、先行研究に対するオルタナティブな専門職化理論を構築するために、アボットは専門職[2]とその仕事のつながりを「支配管轄権」として概念化し、支配管轄権をめぐる専門職間相互の争いのダイナミズムを明らかにした。この支配管轄権は排他的なものであるゆえ[3]、ある専門職の動きは必然的に他の専門職にも影響を与え、専門職は相互に依存したシステム（「専門職システム」）をつくりあげている(Abbott 1988: 86)。さらにまた、この専門職システムには内的／外的かつ社会的／文化的な影響力がはたらく。本章はこの支配管轄権の概念を援用し、学校衛生における口腔衛生領域の確立を、既存の「学校医」と「学校歯科医」との支配管轄権をめぐる闘争であったととらえ、歯科医の権限確立過程のなかに位置づける[4]。アボットモデルを援用することで、既存の研究とは異なり、歯科学の専門職化を発展キャリアにおいてではなく、他の専門職との関係において位置づけられ、また支配管轄権に対してはたらく影響力、専門職システムを取り巻く社会状況にも目配りができる。

アボットの理論から特に援用するのは、専門職の学問的専門知(academic professional knowledge/ abstract knowledge)と専門職による支配権獲得クレイム(the

---

[2] アボットは、専門職を、「特定の事例群に対し、何らかの抽象的知識を適用する排他的な職業集団」(Abbott 1988: 8)とゆるやかに定義している。ゆえに同書では医療専門職のみならず、他分野の専門職についても論じられている。

[3] しかし、支配管轄権はFreidson(1970=1992)の提示した専門職支配ほど排他的なものではない。Abbottは管轄権争いの決着のうちの1つを仕事のシェアとして位置づけた。しかし一般的に、ある専門職の支配管轄権は他者の管轄権を占有する(Abbott 1988: 87)。

[4] Abbottの専門職システム論を歯科学の専門職化の分析に援用した研究としては、T.L. Adams (2004)がある。Adamsはカナダのオンタリオ州における歯科医と歯科衛生士の間で20世紀後半に起きた専門職間の支配権論争を分析した。Adamsは、職業集団による専門職としての地位および特権の獲得活動が頻繁に専門職間のコンフリクトを生むゆえ(Adams 2004: 2245)、支配権獲得論争と専門職化とを関連づけて分析すべきことを主張している（同前 : 2251)。

claim of jurisdiction) の2つの概念である。まず、(実践的専門知と区別される) 学問的専門知は、支配権維持のための要件である。それは専門職の仕事の根拠を明白にし、支配的な文化的価値に結びつけることによって、専門職の仕事を正統化する。また問題や課題を定義したり、他者の介入からそれらを守ったり、新たな問題やその対処法を構築する一方で、学問的専門知は支配管轄権の境界の脆弱性を現してもいる[5]。学問的専門知は支配管轄権の境界を左右する重要な要素と言ってよい (同前:52-8)。

　学問的専門知を動員し、社会に認められた支配管轄権を得るためには、具体的な社会的権利要求とそれに対する反応が必要になる。つまり専門職間の競合は、公衆というオーディエンスの前で行われることとなる。支配権をめぐる権利要求は、アボットによれば、①国家的・法的システム、②世論、③職場の3つの領域において申し立てられうる。本章で重要になるのは公的領域に属する①と②である。世論に対しては、専門家として最初に仕事を行う (解決法を提示する) 権利や、競合する他の専門職を排除する権利が求められる。新聞や雑誌のアドバイスコラム、専門職の職能団体 (医師会) が発行する素人向けハンドブック等を通して、専門家は、問題となるものについての課題の定義や解決法について一般の人々の共感を誘う (パブリック・イメージ・メーキング)。また、世論に向けるクレイムよりも国家や法的システムに向けられるクレイムでは、権利要求の内容はより特定化されたものになり、立法府や議会、法廷を通じ、ある職業集団に対して支配管轄権の公的支配を認可させることが目的となる (同前:62-3)。

　以下、分析対象となる学問的専門知とは、医師 (多くは歯科専門医) によって書かれた学校口腔衛生に関する医療言説において表現されたものであり、雑誌記事の言説分析から、学校口腔衛生の必要性を主張するために、いかなる歯科学知が動員されたのかを明らかにする。さらに支配権獲得クレイムとし

---

[5] 例えば、正統性 (合法性) がなければ支配管轄権が簡単に攻撃されることになるし、専門知の明確性は他の専門職からの攻撃に対する有効な防波堤になることもあれば、より漠然とした抽象概念をもって管轄権を奪われてしまう場合もある。

て、歯科医師の職能団体が学校口腔衛生の支配管轄権の確立をめぐって、行政と帝国議会に対して行った建議や請願の内容を検討する。最後に、学校医と学校歯科医の支配管轄権を変動させた外的な影響についても検討を試みる。

資料となるのは明治から大正時代に創刊された雑誌である『日本学校衛生』『学校衛生』『歯科学報』『児童研究』の各誌である[6]。これらを選定したのは、『日本学校衛生』は最初の学校衛生専門誌であること、『学校衛生』は文部省の広報誌的性格を持ち、衛生行政内部の動向の分析に適していることによる。さらに『歯科学報』は創刊者が歯科職能団体の会長であるため、歯科専門誌でありながら歯科医団体の機関誌的性格も合わせ持ち、歯科医団体の動向や支配権獲得クレイムに関する情報が豊富であったこと、『児童研究』は教育界の中での学校歯科の位置づけを知るのに適切であると判断したためである。各誌の創刊号から終戦まで、あるいは終戦前の最終号に至る、入手可能な総記事の中から、学校口腔衛生に関する記事および建議や陳情内容に関する記事を抽出の上、分析を行った。

② 学校医制度

具体的な言説分析に移る前に、学校衛生と学校医について簡単に確認しておく。

学校衛生に関する事務を文部省が主管することになった1886（明治19）年当初は活力検査（身体検査の前身）が行われていたのみであったが、学校衛生の祖とされる三島通良が学校衛生の専任になった1887年代以降、漸次制度化が進んでいく。1898（明治31）年に三島の先導により勅令として制定された「公立学校ニ学校医ヲ置クノ件」は、国家制度として全国の公立学校に学校医の設置を規定したものであり、制度の理想と実際の設置率や待遇面の未整備等におけるギャップは当初から問題視されていたものの（近藤2003:

---

6 『日本学校衛生』[大日本学校衛生協会、1913（大正2）年創刊・1941（昭和16）年終刊、月刊]、『学校衛生』[帝国学校衛生会、1921（大正10）年創刊、月刊]、『歯科学報』[歯科学報社、継続前誌から呼称変更し1900（明治33）年創刊、月刊]、『児童研究』[東京教育研究所→日本児童学会、1898（明治31）年創刊・1943（昭和18）年終刊、月刊]。

40-3)、少なくとも理念的には戦前日本の学校衛生制度の象徴としての重要性を持つものであった。

　これはドイツの学校医制度をモデルとしていたため、学校医の主な任務は学校内外の環境衛生管理者としてのそれであり、直接に児童の医学的治療は行えないことになっていた（日本学校保健会1973: 114）。身体検査を除いては学校医が児童の疾病管理に携わらない制度の下で、市区町村が独自に専任学校医を嘱託し、治療を行わせる動きが現れる。一般的に内科開業医が嘱託されていた学校医に対し、眼科医や耳鼻科医らは、児童生徒の病気の多様化（例えばトラホームの蔓延など）を根拠に、自らも専門医として学校医に加わることを望み、たびたび陳情や建議を行うが、結局実現されることはなかった。それに対して歯科医師会は、昭和6年に勅令「学校歯科医及幼稚園歯科医令」（学校歯科医令）の公布を成功させる。これは専門学校医として唯一の成功例であった。法制化以前にすでに府県や市区町村単位での嘱託学校歯科医が実現していた例は多数あり、そのなかには学校内に診療所を設けた学校までもあったが（同前: 234-5; 榊原1990: 84-9）、あくまでも歯科医師会は国家制度としての学校歯科医をその目標としたことに注目せねばならない。学校歯科医の公的制度化は、学校医と対等な立場を持つ学校歯科医としての支配管轄権の確立を目指すものであったと考えることができる。

第2節　歯科学言説

1　歯科学知をめぐる言説

　では学校歯科医確立のための素地はどのようにして作られたのか。本章では雑誌言説の分析に基づき、学問的専門知としての歯科学知[7]において支配

---

[7] 当時の歯科学知が欧米、特にアメリカの理論の輸入に多くを負っていたことは注目に値する。『歯科学報』においても欧米の歯科理論の翻訳やアメリカの小学校における口腔衛生実践のレポートなどの記事が多数掲載されているし、S. Nettletonが紹介する世紀転換期前後の歯科言説（Nettleton 1988・1992）は、日本の歯科学知とかなりの部分一致している。

的な言説のパターンを抽出し[8]、続いて支配権獲得クレイムとしての建議や陳情の内容について検討する。

① 健康の関門としての口腔

医学と歯学の完全分科に伴い、口腔は歯学の対象として全身から切り離される一方で、咀嚼という機能を通して再び全身と結びつけられる。その要となるのは、歯は咀嚼器であるという理論である。

「人生ニ於テ大切ナルモノハ歯牙ニ及ブモノハアルマイ、何トナレバ歯牙ハ総テノ飲食物ヲ咀嚼破砕シテ、胃腸ニ至リテ容易ニ消化スル状態タラシム大責任ノアルモノデアル、サレバ歯ノ養生法ヲ知ルハ人生ニ欠クベカラザル事ナリト言ハネバナラヌ」（吉瀬才市郎「歯牙ノ保護法」『歯科学報』10 (11) 1905: 7)

「完全なる咀嚼器は健康に欠くべからざる要素なり。況んや発育期に於てをや。[中略] 健全なる歯がよく噛み得て始て健康を保つを得と見るべし」（宮原虎「何故に児童の歯牙衛生は必要なるか」『児童研究』24 (12) 1921: 322)

「口は身体の関門にして、歯牙は身体の栄養を司るべき消化管の第一階梯をなし、食物の摂取咀嚼の重要作用を営為するものなるを以て、その健不健は全身保健に密接なる関係あるは火を睹るよりも明なるべく、且つ歯牙の保健は口腔衛生の普及によって初めてその解決を見るべきものなるを思はば、口腔衛生観念の扶植は寸時も等閑に附すべからざる所なり」（北豊吉「学校と口腔衛生」『歯科学報』24 (9) 1919: 40-1)

---

[8] 各誌には、論説、雑纂、言論などの項目別に、歯科学知に関する理論や欧米学説の紹介、実験報告等の記事がある。それらを通読の上、記事ごとに頻出するトピックを抽出した上、項目ごとに整理し直した。それらを小分類とし、さらに関連する項目を集め大分類とした。なお、歯科言説において歯の病的状態は「病的歯牙」「齲歯」「齲蝕」と表現されている。

『歯科学報』誌上では、アメリカにおいて生まれたフレッチャリズムと呼ばれた細嚼健康理論が盛んに引き合いに出され、日常において食物を完全に咀嚼することができて初めて栄養は十分吸収され体力が保たれるとされる。同時に完全な咀嚼は唾液や胃液の分泌を促して消化機能を向上させるとともに、唾液の分泌の増加は口腔内の自浄作用も向上させうる。咀嚼の効果はそれだけではない。十分な咀嚼は血行を良くし、全身の健康状態を良好にする。逆に歯に痛みがあるために咀嚼不十分になると、全身が衰弱し身体の抵抗力が低下するとされ、歯を含む口腔は歯科学が専門とする独立の領域ではあるものの、「消化器の関門」「各臓器への門戸」として全身的健康に直接影響を及ぼす重要な使命を帯びることとなる（同前；野村愛介「学童児童の口腔衛生に就て」『学校衛生』11, 1931: 167）。

② 乳歯と六歳臼歯の特別性

小学児童期は乳歯が次第に永久歯に生え変わる時期であるが、乳歯は永久歯が生え揃うまでの代用物ではなく、児童にとって特に重要な機能を持つものとされる。乳歯の保護の価値が強調されるのは、「世人ハ往々乳歯ハ脱落スル運命ヲ持ツテ居ルカラトテ齲蝕トナツテモ左程ニ注意ヲ払ハヌシ又抜去スル事ニ対シテモ甚ダ無関心デアル」（岡村清纓「乳歯並ニ六歳臼歯ノ保護」『学校衛生』2, 1922: 182）という認識からである。

乳歯は咀嚼器として児童期の健康保全を支える機能がある上に、咀嚼が顎骨を含む顔面の発育に及ぼす機能も有する。しかしもっとも重要な乳歯の役割は、永久歯の先導役としてのそれである。乳歯は適切な時期が訪れると自然に脱落するが、この交換が齲歯によって妨げられた場合には、正常な脱落が行われず歯列を不正にさせ、咀嚼の不完全を招く。やがて生えてくる永久歯を健康にするための担保として、虫歯となった乳歯を治療し、また人為的に乳歯を脱落（抜去）させてやらなければならないのである。

「永久歯をして、完全に、永久歯の使命を、全ふせしむることの出来るのも、

出来なくするのも、一に、乳歯が脱けべき時期に、脱けるか、脱けないかによつて決定するのであるといふことが出来るのであります。永久歯一生涯の鍵をにぎつて居るものは、乳歯であるといふても良いのです。このやうに、重大の使命を持つている乳歯が、乳歯としての、最大の使命を全ふする時期が、小学在学中に於て行はるるのですから、学校歯科医の任務は、乳歯の使命を全ふせしむるための、補助医でなければならないと思ひます」
（緑川宗作「乳歯の生理的機能と学校衛生」『学校衛生』7, 1927: 115）

「第一大臼歯は事実上に上顎と下顎との位置の関係即ち咬合関係を決定する標準となるものでありまして、即ち之を極論に申せば第一大臼歯は顔面や頭蓋諸骨の発育を左右するものであると云ふも差支ない位であります。故に西洋の学者は此の第一大臼歯を咬合の土台石とか咬合の鍵とか云つて歯の中で最も大切に見做すべきものであると称して居りますが、全くその通りであります」（野村愛介「学童児童の口腔衛生に就て」『学校衛生』11, 1931: 170）

「此歯は最も大きく、最も大切なものであるにも係らず、不注意の結果、現在小学校生徒の半数以上に於ては、此の歯が皆齲歯になつて居ます。それが為、顎の形が変つたり、歯並が悪くなつたり、食物を咬むことが出来なくなつたりして居るのは、誠に憂ふべく又恐るべきことです」（「口腔衛生講話資料」『歯科学報』26 (4) 1921: 35）

　乳歯が永久歯に生え変わる際、第一番目に生える奥歯（第一大臼歯）は「六歳臼歯」と呼ばれ、この歯の重要性が同時に強調される。今後生え揃うすべての永久歯はこの六歳臼歯を基準にしてその位置や高さが決定されるとともに、六歳臼歯の噛み合わせにより顔面の美醜や頭蓋骨の発達にまで影響を及ぼすものとされる。それにもかかわらず「不注意の結果、現在小学校生徒の半数以上に於ては、此の歯［引用者注―六歳臼歯］が皆齲歯になつて居」ることが問題とされるのである。

「吾々の如く小児の歯牙診療に従事する者の最も注意せねばならぬ点は、先づ六歳臼歯(第一大臼歯)の治療にして、御承知の如くこの歯牙は永久歯の最初に萠出するものなり、この出齦状態並に齲蝕罹患の程度によって凡そその児童の体質を察知し得られ、保健衛生上の指針ともなり、重要なる使命を有するを以て『口腔の鍵』ともいふべきなり」(長谷川慶蔵「六歳臼歯の齲蝕と年齢との関係」『学校衛生』10, 1930: 307-8)

　要約すれば、小学児童期が歯の保全にとって重要となる根拠の1つは、乳歯と六歳臼歯が混在する時期であるからということになる。乳歯は永久歯の道標となり、六歳臼歯はすべての永久歯の基準になるという継起的な論理により、どのプロセスにおいても口腔を清潔にして虫歯を予防しない限り連鎖的に歯は病毒に犯されることとなる。このように乳歯・六歳臼歯とも大切ながら「衛生思想の幼稚な年齢に発生し保護者の不注意も多い」ため(岡本 1922: 184)、虫歯の発生は当然とされ、学校における口腔衛生が必要との主張の有力な根拠となる。

　③ 全身疾患との関係
　口腔内の化膿性の病巣や虫歯の穴のくぼみ(齲窩)が諸種の細菌・毒素の巣窟となり、容易に体内に侵入し、身体の他の臓器に新たな疾患を惹起するという「歯牙の中心感染説」もまた児童の口腔衛生の必要性を謳う根拠となった。実際には欧米においても歯牙の中心感染説は議論の多い学説であった。それにもかかわらず、原因不明の全身疾患を根本的に治療するための唯一の方法が口腔の健康状態の回復にあると宣伝され、口腔衛生普及運動の成功の一翼を担ったとの認識が日本の歯学界にはあった[9]。歯牙の中心感染説に従うと、身体のほぼすべての臓器が病毒に犯される可能性があることになり、日本の歯科学界内部でもその信憑性が疑問に付されていなかったわけではな

9　遠藤至六郎「歯牙病竈(中心)感染問題ニ就テ」『歯科学報』25 (6) 1920: 17、伊藤徳磨「児童の口腔保健(其一)」『歯科学報』28 (7) 1923: 33-4。

い。しかし、口腔の不衛生と結核菌、および結核性虚弱体質（「腺病質」）との関係性を示唆することで、重大な影響力を持ちうると考えられた。そのため公衆向けの口腔衛生の啓蒙運動における言説においては、その理論的根拠は曖昧にされ、歯牙疾患が結核や全身疾患につながるものとして戒められる。

「口腔ニ侵入セル処ノ結核菌ハ己レノ蕃殖ニ好適ナル要約ヲ完備セル齲窩中ニ留リテ増殖シ根端孔ヨリ膿腫内ニ入リ淋巴ノ流レニ介シテ近傍ノ淋巴腺ヲ侵シ遂ニ膿潰ニ陥ラシムルニ至ル」(山岡晋「腺病質小児ニ就テ」『歯科学報』8 (11) 1903: 23)

「一度齲歯となつて歯髄が死んで腐敗し歯槽内に病気を起したとか、或は歯齦に炎症を起したとか、或は扁桃腺に炎症を起しでもすれば、細菌は喜んで内部に侵入するのである。恐るべき結核菌なども此侵入経路を取ることが決して稀ではない。即ち口中の病気は病原菌に対する歓迎門である」(「齲歯の予防に関する講話資料」『歯科学報』26 (1) 1921: 48)

2　学校歯科医確立を求めるクレイム

　明治末年以降、全国規模および各地方の職能団体から行政に対し、あるいは各道府県の衛生専門官の会議である学校衛生主事会議上において、児童口腔衛生の振興を求める建議や陳情が出され始める。これらの核心は学校歯科医の法制化を求める点にあった。1898（明治31）年に公布された学校医令は大正9年に職務規程が改正され、さらに1929（昭和4）年には新たな勅令（「学校医、幼稚園医及青年訓練所医令」）として公布されたが、いずれにおいても学校医の資格は「医師法による医師」であり、学校歯科医を公的に求めるには、さらなる法律の改正か新たな法律の制定が必要であった。しかし「学校医ノ中ニハ、歯科校医ハ学校医ノ職分ヲ奪フモノト解スル者」(岡田道一「学校医ノ見タル口腔衛生」『日本学校衛生』17 (5) 1929: 351) があり、「学校医の団体は、歯科医を学校衛生に関与せしむる事に就ては少しも好意を示さなかつた」(日本歯

第二章　学校口腔衛生の確立と歯科学の専門職化　137

表2-1　支配権獲得クレイム

クレイムタイトル	提出年	クレイム提出者	対象
学校医トシテ歯科医師ノ設置ヲ望ムノ件	1912	日本連合歯科医会（日本連合歯科医師会の前身）	文部大臣
小学児童口腔衛生ニ関スル建議案	1919	日本連合歯科医師会が親歯科派代議士に委託	第41回帝国議会
口腔衛生調査に関する建議	1919	日本連合歯科医師会	内務大臣
小学校歯牙検査における歯科医師嘱託の建議	1921	日本連合歯科医師会	文部大臣
小学校歯科衛生施設に関する建議書	1924	日本連合歯科医師会	文部大臣
学校医設置令ノ改正希望ニ関スル陳情	1925	日本連合歯科医師会	文部大臣
学校歯科医設置建議	1927	東北六県歯科医師会	文部大臣
学校歯科衛生施設に関する建議書	1930	日本歯科医師会（日本連合歯科医師会が改組）	文部大臣

（『歯科学報』、『学校衛生』、日本歯科医師会（1933）、榊原（1990）より筆者作成）

科医師会 1933: 17）。本節では、歯科医による建議や陳情を支配権獲得クレイムとして分析する。

　クレイム（表2-1）においては、ほぼいずれも前節で述べた歯科学知（咀嚼による健康形成、乳歯と六歳臼歯の重要性、全身疾患との関係性）が援用され、国民衛生上の児童口腔衛生の緊要性が強調されている。例えば1919（大正8）年に帝国議会に提出された建議案では、「国民病」として猖獗を極める肺結核の予防撲滅方法として、口腔衛生の普及によって内臓臓器に対する病原体の侵入門戸である口腔を健全にし、かつ体力を旺盛にして抵抗力を増大するのは、結核予防策の「捷径」（手早い方法）であると主張されている（「小学児童口腔衛生施設ニ関スル建議案」『歯科学報』24 (4) 1919: 82）。当議会は「結核予防法」が公布される数日前という状況にあり、結核予防に対する社会的関心が高まりをみせた時期ゆえに、歯牙の中心感染説という歯科学知がクレイムに動員されたとみることができる。多くのクレイムにおいて共通する構造は、歯科学知を援用し口腔衛生の必要性を訴えたあと、児童の虫歯罹患率は際立って高率であるとする齲歯統計を挙げ、欧米先進国における学童歯科診療施設の充実性を

紹介した上で、日本においては民間が口腔衛生思想の普及に努めているだけで行政は何ら対応策をとっていない実態を訴えるというものである。そして①歯牙検査には専門の歯科医が必要であり、統一規定を設けること、②学校歯科診療所を設置すること、③教科書に口腔衛生に関する啓蒙記事を載せることを要求するというものであった。

学校医が行う身体検査には1897 (明治30) 年以降歯牙検査も包含されたが、1912 (明治45) 年の改正では虫歯数を計上し、家庭に報告する義務が付された (日本学校保健会 1973: 77)。さらに1920 (大正9) 年の学生生徒児童身体検査規程の改正時、身体検査は原則学校医が行うものの、「学校職員又ハ他ノ適当ナルモノヲシテ身体検査ノ一部ヲ助ケシムルコトヲ得」(第二条) と規定された。この点に歯科医は自身の管轄領域を開拓する余地を見出したのである。それは現職の一般医では専門性に基づいた完全な歯牙検査はできないとの主張に基づいていた。現に、道府県が学校医とは別に、府県令で歯科医を嘱託するケースが年々増加していることも建議では主張されている (地方におけるこの動向にも地方歯科医団体の積極的関与があったのであるが)。

さらに注目すべきは建議における細かな主張内容の変化である。1919 (大正8) 年の帝国議会の衆議院委員会議録では、建議案提案者は学校医の職務規程の改定までを望んでいるのではなく、ただ学校医の手助けとなる助手として学校歯科医を嘱託して欲しいと述べていた (「衆議院建議案委員会議録」『歯科学報』24 (6) 1919: 72-3)。しかし近い将来における勅令の制定がほぼ確実と判明していた昭和5年の建議に付された意見書においては、「学校歯科医は学校医と協力して専ら学校における口腔衛生に関する事務に従事する」とあくまで学校医と対等な立場性を主張している (「学校歯科医制度の要望」『学校衛生』10, 1930: 637)。学校医と同等の立場を望むということは、学校医が占めている支配領域の一部を、分業ではなく完全なものとして歯科医の支配領域となすという要求に他ならない。

このようなクレイムを経て、1931 (昭和6) 年に学校歯科医令は勅令として公布されることとなる。地方財政の膨張を危惧した内務省に対し、文部省は

勅令公布後当分の間、奨励措置をとらないとする通牒を両次官名で発するという譲歩をした上での公布であったが、「学校衛生界にとつては、実に明治三十三年学校医令発布に次ぐ一大出来事であり、本邦の歯科医師会にとつては二十余年の絶えざる努力が漸くにして実現したもの」(「学校歯科医令の公布」『学校衛生』11, 1931: 392)と評された。

第3節　学校歯科医令の実現に寄与した外的要因

　前章までは歯科学知と支配権獲得クレイムの分析を通して、学校衛生に口腔衛生が必要となる根拠とされた歯科学言説の型および支配権獲得クレイムの構造を明らかにしてきた。

　一方でなぜ1931(昭和6)年に学校歯科医令が公布されたのかといえば、そこには歯科学知と支配権獲得クレイムの効果の他に、歯科医の支配管轄領域の境界線が変更される要因となる外的な力がはたらいていたと考えられる。そもそも文部省は学校歯科医設置の建議が本格化する大正半ば以降も、歯科医団体や私企業が独自に行う歯科啓蒙キャンペーンに便宜を図り奨励するという消極的立場を取り続けていた[10]。他の専門医との「権衡」の問題や[11]、法制当局や内務省の同意を取りつけなければ勅令での法制化は困難だったからである。しかし1929(昭和4)年、学校衛生を司る文部省学校体育課の課長が交代して以降、全国学校歯科医の設置状況の調査が始まる等、事態は動き出した(「学校歯科医に関する調査」『学校衛生』10, 1930: 195、大西永次郎「学校歯科医令公布十周年に際して」『学校衛生』22 (4) 1942: 14)。勅令により定められた学校医の他

10　学校口腔衛生の確立に関与した民間企業として、「ライオン歯磨本舗(株)小林商店」や「クラブ歯磨本舗中山太陽堂」があげられる。民間企業は自社の口腔衛生キャンペーンに歯科専門医を嘱託し、歯科医団体を経済的に援助するなど、歯科医が口腔衛生普及活動を推進する上で大きな影響力を有していた。

11　1919(大正8)年に帝国議会に提出された建議案を審議する委員会において、文部省の政府委員は、学校衛生の向上を図ることは常に心がけているが、歯科医だけを余計に置くとなると他との権衡が問題になる、と率直に述べている(「衆議院建議案委員会議録」『歯科学報』24 (7) 1919: 74)。

に独自に地方長官による県令または訓令によって学校歯科医を嘱託し、その職務規定を制定する府県が1930 (昭和5) 年時点で多数にのぼっていたという事情にも押されたものと思われる (日本学校保健会 1973: 236、「学校歯科医制度の要望」『学校衛生』10, 1930: 636)。なぜ各地において学校歯科医の受容が加速され、文部省も法制化に動き出したのか。ここでは雑誌記事の分析を通じて明らかになった外的要因を3つあげる。

第1に学校衛生における「予防」理念の台頭である。明治期の衛生行政が急性伝染病の対処に重点を置いていた一方で、学校衛生には当初から児童の疾病予防の理念が包含されていた。しかし明治後期以降、トラホームや結核といった慢性病が「学校病」として問題とされたことで、さらにいったん縮小された学校衛生行政の大正期での復興拡大という影響のもと、予防理念はより積極的に学校衛生の中心理念となる。完全なる予防が困難な伝染病とは異なり、虫歯は個々人の適切なケアで予防しうるとの立場に立つ口腔衛生は、この予防理念に合致するものであったと考えられる。国家システムと世論に向けられた支配権獲得クレイムにおいても虫歯は予防可能であるというメッセージは強調された。

「歯牙ノ疾患殊ニ齲歯デアリマスガ此齲歯ハ少年時代ノ時ニハ予防スレバ充分予防ノ出来ルモノデアルサウデアリマス」(「小学児童口腔衛生ニ関スル建議案」『歯科学報』24 (4) 1919: 84)

「齲歯は完全に予防することが出来る。齲歯が起るのは歯の外面から其の原因が働く為であつて、歯の内部からの原因ではない。即ち予防法によつて外面から働く原因を除けば、決して齲歯には罹らぬのである。」(「齲歯の予防に関する講話資料」『歯科学報』26 (1) 1921: 47)

予防法としては毎日の「洗口法 (mouth washing)」「刷掃法 (tooth brushing)」が重要となる (奥村鶴吉「余の経験と希望 (其三)」『歯科学報』26 (10) 1921: 45-6)。これらの歯磨教練という実践が衛生訓練言説と共振したことが第2の理由である。

衛生教育は児童期に習慣・習性として体得してこそ効果があり持続するという理念を文部省は有しており[12]、歯の重要性とその衛生法を知識として注入する衛生教育と、歯磨教練による実際的衛生訓練の2本立てを主張する口腔衛生の方向性はこれに合致していた。

> 「児童期に習慣づけられたる歯の手入れ法は生涯を通じて不知不識の間に非常の効果を齎すものなれば。正当なる歯の掃除法を習慣せしむべきなり」(宮原虎「何故に児童の歯牙衛生は必要なるか」『児童研究』24 (12) 1921: 323)

歯磨訓練構想は学校生徒のみならず、軍隊、工場等での群集に対して一定した方式で「個人的或は団体的に一定の運動形式を練習せしむる」ことによって要領を会得し、習慣をつくることで効果を高めようと考えたのであり(奥村鶴吉「余の経験と希望(其三)」『歯科学報』26 (10) 1921: 43)、小学校では「歯磨体操」として訓練法は具現化された。さらに歯科学知の1つである咀嚼についても、一定の時間噛み続けるという「細嚼法(フレッチャリズム)」という訓練によって体得できるものとされていた(同前)。

> 「訓練には先づ洗口を行はしめ、次に食物を採らずして直ちに口の開閉運動(勿論同時に咬合)を行はしめ、稍ゝ力強く咬ませる運動を命ずるがよいと思ひます。此運動は六秒に十回位の割で出来ます。故に二十秒間に三十回やつたらばよからうと考へます(食物を咀嚼する際には此時間では足りませんが)。此運動を行ひたる後、食事にとりかゝらせるのです。食事を終わつたならば、丁寧に洗口せしめます」(奥村鶴吉「余の経験と希望(其三)」『歯科学報』26 (10) 1921: 45)

---

[12] 例えば以下の文部省言説にもその理念は現れている。「児童は此保健上の知識を注入するに一番適当なもので、彼等は何等の偏見をも有せず、彼等は日常経験する事なればどんな簡単な事柄に就ての知識でも喜ぶものであるから、若し彼等に衛生教育を正当な方法で施せば、其方面に於ての彼等児童の興味を起さしむる事は容易な事であり、且つ彼等に善良なる習慣を作らしむる様にする事も、強て困難な事ではないと思ふのである」(文部省学校衛生課「学校に於ける衛生教育の機会(上)」『学校衛生』3, 1923: 34-5)

口腔衛生が包含する知識啓蒙としての衛生教育と習慣を陶冶する衛生訓練は、アメリカの口腔衛生モデルの特徴であった。この点に関して、第3の理由として学校医理念自体の転換があげられる。学校歯科医令実現の2年前、日本歯科医師会医制調査部と同衛生調査部が文部省体育課の衛生官を招いて行った学校歯科医設置要望の意見交換会において、歯科医師側は口腔衛生上、治療（診療）を包含しないわけにはいかないと主張するのに対し、文部省側は、国際基準からみても学校医は治療を行わない方針であると述べ、この点に制度上の問題があると応答している（「学校歯科医問題座談会」『歯科学報』34 (10) 1929: 82）。つまり従来の学校医令を改正する形で学校歯科医を認める方途は実現困難というわけである。しかし、この会議にも招かれた文部省学校衛生官の大西永次郎はのちに以下のような見解を述べている[13]。理論衛生学を基調とするドイツの学校衛生学に対し、社会衛生学を出発点とする英米の学校衛生が実際的問題の解決に努力し、予防的方法の他に疾病の治療ならびに衛生教育の方面に主力を注ぎ、児童保健の実績を上げている点に日本が学ぶべきところは少なくない。したがって、「学校児童の治療は学校医の任務にあらず」というドイツ学校医制度の鉄則が、欧州戦乱を契機として必ずしも社会的変化に順応しなくなったのもやむを得ないことである、と（大西永次郎「学校医の職務に関する考察」『学校衛生』10, 1930: 67-8）。つまり文部省内で独モデルから英米モデルへの転換への契機を探る動きが高まっていたと考えることができる。当のドイツにおいても、予防理念の学校医とは別に学校歯科診療所が設置される傾向があったことも加わり、治療を行わない学校医理念と対立したはずの学校歯科医制度は、日本の学校衛生制度にとって、新たな学校医制度への道を開く可能性を持つものとなったのである。なぜなら、学校歯科医令公布の翌年に文部省令として発令された学校歯科医の職務は、大きく①身体検査時の歯牙検査、②予防上必要な診査ならびに処置、③歯科衛生に関

---

[13] 学校保健研究史においては、大西は文部省の学校衛生官として「教育的学校衛生」を主張した1人であり、米国の Health Education 導入の中心的存在で、衛生訓練によって生活習慣を身につけ健康に生きる教育的指導を主張した人物として位置づけられている（高橋 1999a: 5）。

第二章　学校口腔衛生の確立と歯科学の専門職化　143

する啓蒙教育と規定されたが、学校診療における治療（処置）が国家的に認定された点に既存の学校医制度とは相違する新規性があったからである。この治療は「予防の意味における治療」という新たな概念の創出であり[14]、学校衛生の予防という理念に合致しつつも、限定された治療を認めることで、英米モデルへの接近をも意味した。かつ、治療範囲を限定することで、地方財政の問題も克服し、また学校歯科医ではない一般歯科開業医の支配管轄権を浸すという摩擦を避けることができる画期的なものであったといえるのである（大西永次郎「学校歯科医令公布十周年に際して」『学校衛生』22 (4) 1942: 18)[15]。

第4節　小　括

本章は、近代日本の医学の専門分化の過程において独立した歯科学が、衛生を介してエンパワーメントする動的過程を明らかにするために、学校衛生における口腔衛生の確立という主題に取り組むことを目的とした。そのため、アボットの分析モデルを援用し、学校歯科医令制定に象徴される学校口腔衛生の確立を、学校医と学校歯科医の支配管轄権獲得闘争における学校歯科医による支配権の獲得とみなしてきた。支配権獲得のために動員された学問的専門知は、口腔が全身の健康と密接に結びつき、かつ児童期特有の歯牙状態を適切に管理・保護しなければさまざまな身体的疾患をもたらすというものであった。一方、学校口腔衛生の制度化を求める公的クレイムは、学問的専門知を援用するとともに、既存の学校医では適切な歯牙検査が不可能である

14　ただし「予防上必要なる診査並処置」という表現が曖昧なため、どこまでを執務範囲とするのか意見書や質疑が多発し、文部省はこれに応じる形で改めて答申を出すことになった。
15　一方で、学校歯科医設置の動きに対して、学校医が組織的な対応をしたかどうかは本章の雑誌分析からは明らかではない。1899（明治32）年以降、自治体単位での校医どうしの連絡機関である「学校医会」を結成する動きが始まり、大正以降は文部省の奨励もあり増加したが（日本学校保健会 1973: 118-9)、これは歯科医の全国レベルの職能団体とは異なるもので、県や市の召集によって一時的に公的会合をなすというような実態のものであった。また、学校歯科医たちは学校歯科医令実現後も、その文言や待遇等をめぐりさらなる建議や陳情を続けていったのみならず、助手としての学校歯科衛生手の設置を希望するなどした。他の準専門職の従属化や業務の分業を通しても支配管轄権の境界は設定され直されていく。

点を突くことで、学校歯科医の重要性を強調した。このような知やクレイムが広く受容された背景として、第1に学校衛生における予防理念の台頭があり、虫歯は予防できるとする歯科言説と一致したこと、第2に歯磨教練(洗口・咀嚼教練を含む)と衛生教育を2本の柱とする口腔衛生の方向性が、衛生習慣は児童期に習慣として体得すべきという政府の方針と共振したこと、第3に積極的治療を施す欧米の学校医モデルの影響下、学校歯科医制度が「予防的治療」という新たな概念の創出により、治療モデルへの転向に応え得ることができたことをあげた。

　以上の検討の結果、歯科医団体が学校衛生という場を足がかりとして、歯科学の専門職化を推し進めることによって、歯科医の社会的認知度や地位を高めようとしていたことが観察できる。では、このことの含意とは何であろうか。それは、子どもの身体の医療的・衛生的攻囲は家庭内部を対象とした(家庭医学書や婦人雑誌による)医事衛生言説の浸透という側面だけではとらえきれないということである。医師による子どもの身体の医療化は、専門職の地位や権限の拡大を目指す過程と密接に結びつきながら展開されていた。そして学校衛生は専門分化した医学分野どうしの支配権闘争の賭金となっていたために、子どもの身体の医療化の過程および程度は、医療専門職内部の支配権闘争に多大な影響を受けうる可能性を持つものであることになる。学校衛生は子どもたちを、その家族成員も含めて医療化する目的を持った制度である。他面において、医療専門職にとっての学校衛生は有望な投機対象となり、エンパワーメント化の機能を持つと認識されていたからこそ、医療化の効力自体をも結果的に増大させていく可能性を秘めたものであった。けれども同時に、受容サイドである児童・生徒に目を向けなければ、学校口腔衛生が機能的に成功したか、医療化が真に達成されたかは明らかにしえない。次章以下で「生きられた経験」に目を向けることによって、行為者の実践レベルの分析に焦点を移していく必要性がある。

第三章　衛生経験の聞き取り

　序章で指摘したとおり、フーコー・パースペクティヴに基づく近代衛生史研究は、一見「主体的」にみえる個々人の健康形成および病気予防の志向や行為が、実際には微細に浸透した権力関係に規定されていることを明らかにしてきた。「いかにして権力の諸関係が、主体の表象に媒介される必要すらなくして、肉体的に、身体の厚みそのもののなかを通過できるのか」(Foucault 1977b=2000: 305) という問いを、近代日本の衛生言説と衛生実践を行う主体との関係の考察として受け止めてきたのである。

　しかしながら、近代日本を対象としたこれらの諸研究は、衛生思想や衛生知識を啓蒙する側 (マクロには国家、ミクロには官僚や医師などの個人) やその媒体 (新聞・雑誌などのメディア、博覧会・展覧会などの啓蒙事業) の分析に偏重しており、対する受容者側である一般の人々は衛生規範のまなざしを内面化した集団として扱われる傾向があることで、受容者自身の行為実践に対する分析や検討が欠如してきた。すなわち、近代衛生史研究は受容者個々人の行為や意識を対象化、主題化してこなかったということである[1]。

　そこで、本章以下においては分析の焦点を受容者 (レシピエント) に移す。衛生経験への注目は、受容者の個別の「生きられた経験」の一端を明らかに

1　けれども、これはフーコーにとっては困惑する事態であろう。フーコーが解明しようとした権力は、国家の支配権力とは違いボトム・アップ的な権力であるはずであった。また、個人的・集合的意志から発する権力でもなく、利害関係から生じる権力でもなかったはずなのである (Foucault 1977b=2000: 307)。

するとともに[2]、その経験を社会的構造との関係性のなかに配置する試みでもある。本章では、次章以降の実証分析のための基本的視座を明確にすることに取り組みたい。そこでまず、受容者の生きられた経験に対する分析概念についての議論を深めるために、「抵抗」「ハビトゥス」および「戦略」概念を検討する。さらに、受容者の主観的衛生経験にアプローチするために、聞き取りという方法論的視座を採用する意義を明らかにし、続いて実際に衛生経験の語りの一端を提示することにより、口述資料から導きだしうる分析視角を描きだす。

第1節 「生きられた経験」への分析視角——抵抗、ハビトゥス、戦略

本書では、衛生規範や衛生知識の受容者側の経験のありよう、すなわち「生きられた経験」を検討するにあたり3つの概念を導入する。その3つとは、「抵抗」「ハビトゥス」「戦略」である[3]。本節ではこれらの概念についての理論的検討を試みる。

1 抵 抗

まず「抵抗」(resistance)とは、統治的管理(統治性)に対する挑戦や不服従は

---

[2] 「生きられた経験 lived experience」に焦点化する研究は医療人類学においてはすでに重要な一領域をなしている。医療人類学は、生物医学において表象される「疾患」(disease)と、患う当事者(病を抱えた本人)において表象される「病い」(illness)を区別し、慢性病患者の「病いの語り」に注目することで「生きられた経験」を明らかにしてきた (Byron J. Good 1994=2001; Kleinman 1988=1996)。本書での「生きられた経験」にも病いの経験は含まれるものの、それは「現時点で経験されている慢性病」ではなく、過去に経験された病いであり、人類学的分析における「慢性の病の語りの経過」や「苦悩の物語化」といった中心解釈とは異なる。

[3] 本書の目指す「生きられた経験」への着目は、「マクロ」対「ミクロ」ないし「構造」対「行為者」という古典的ともいえる二項対立の陥穽にはまってしまうことを意味しない。フーコーの議論を構造主義的理論とラベル付けすることには注意を要するが、少なくともフーコーもドンズロも、何らかの目的や利害関心を持った特定の行為主体 (actor) を設定して、現象をそれに帰することを意図的に回避し、むしろ「社会(あるいは社会性)の諸関係」という概念を用いて、説明を試みていたように思われる。「抵抗」「ハビトゥス」「戦略」の概念の導入により、本研究は、個人の行為とマクロな構造を関連づけて考察することが可能になると考える。

可能かという観点から、フーコーのスキーマに対して提起されてきた概念である (Lupton1995: 132)。そしてこの問いに対するフーコーの答えはイエスであった。例えばあるインタビューのなかで、フーコーは以下のように述べている。

> 「自らの身体のコントロールや意識は、権力による身体への備給 [投資] の結果によってしか獲得されないものです。つまり、体操、訓練、筋力トレーニング、裸体、肉体美の礼賛といったものは、権力や子供や兵士の身体、健全な身体に執拗かつ丹念に繰り返し繰り返し働きかけた結果、ついにはその人自身の身体的欲求になってしまうようにしむけられているんです。しかし、権力がこうした制覇の路線にかなった成果をおさめた時点で、今度は必然的に権力に対する身体の、経済に対する健康の、性や結婚や良俗といった道徳規範に対する快楽の復権が叫ばれるようになる。すると、権力の強かったところが一番叩かれることにもなる。身体の中に突き進んだ権力が、まさにその内部で危険にさらされるわけです。同棲とか中絶とか言われただけで、社会体の諸機関 (医師、政治家) がパニックになるのを考えてみてください。でも実際は、そこで権力が揺らぐかに見えるのは錯覚なんです。権力は一歩引き下がって場所を変え、別のところに備給するだけですからね。だから闘いはずっと続いていくわけです。」(Foucault 1975=2000: 374) ([ ] は引用者の補足、以下同様)

デボラ・ラプトンは、フーコー自身によって、統治戦略に対して代替的な、言説外の、もしくは言説によらない (身体化された) 抵抗の源があること、規律や道徳規範の慣習に対抗するような支配や快楽があることが提起されていることを指摘する (Lupton 1995: 132)。大きなレジームによって身体が鋳造されても、仕事のリズム、休息、休日によって解体され、また (無意識的な) 食習慣や道徳慣習によって阻害される場合があることを、フーコー自身が認めている点を指し、フーコーの統治性研究・権力論には、諸個人による自己の主体化に対する抵抗や、新たな形の主体性の要求という散発的な闘争が含ま

れているとみなすのである (Lupton 同前; Cotton 1993: 99-100)。しかしながら、フーコーによってこれ以上の議論、すなわちこのような闘争や抵抗がどのように起こり得るのか、いかに統治性の外部で諸個人が暮らしていくのか等についての適切な説明はなされていないとラプトンはいう (Lupton 同前)。

　ここで、権力と知について、フーコーと蓮實重彦が行った対談が参考になる。フーコーの述べる権力を、国家権力と同一視するという誤解に対して、権力とは何かを説明している部分である。

> 「ところがそうした『権力』の概念は、すべてを『国家権力』に還元してしまった結果、現実に存在している『権力』関係、たとえば一人の男性と一人の女性との間に存在しているもの、知っているもの、つまり『知』の所有者と『知』の非所有者の間に存在しているもの、両親と子供との間に存在しているものを無視したり、二次的なものと考えてしまう。しかし現実の社会には、こうした『権力』関係、力の関係が無限に存在している。そこには抗争がありミクロの戦争がある。こうしたものは普通、大いなる『国家権力』によって上から統御され、階級的支配に屈しているとされている。しかし逆に、国家という構造や階級的支配はこうした小なる『権力』関係がない限り機能しはしない」(Foucault 1977c=2000: 566-7)

　すなわち、フーコーがいう権力とは「個体的で局部的」な権力であり、国家権力はそうした微細な権力関係のなかに根を下ろし、それらを戦略的に利用してきたと解釈できる (同前)。この権力のとらえ方は統治性の議論とも対応する。そしてこうした局所的な権力に対してはたらく抵抗を、フーコーは次のように語っている。

> 「人はしばしばわたしに向かって批判する。つまりフーコーは、『権力』関係をいたるところにばらまいた結果、抵抗の可能性を奪ってしまったと。しかし、事態は逆なのです。こうした個体的、局部的な相互の抗争関係として『権力』をとらえることによって、人はどこにどのようなかたちでの抵抗

が可能となるかをその瞬間その瞬間に具体的に知ることができるのです。それは、大いなる『権力』として特殊の策略と手段にうったえる支配階級が是非とも維持しようとつとめている現実的な抗争の姿をも明らかにしてくれるでしょう。わたしが把握したいと思っているのは、だから、こうした多様かつ不断の抗争関係にほかなりません。『権力』関係はいたるところ、あらゆる瞬間に起っている。食卓で鼻の穴に指を突っ込む子供の反抗。そうした反抗と支配、支配と反抗との不断の連鎖をとらえねばなりません。」(同前：567-8)[4] ［下線引用者、以下同様］

以上のようにフーコーが述べることで浮き上がる要点とは、権力が国家権力のように抑圧的なものではなく、権力関係における遍在的かつ断片的なものであるならば、それに対する抵抗も、政治的な目標に対して目的志向的・集合的に向けられた行為や、あからさまな権力への挑戦のみを指しているわけではない、ということである。ラプトンは以下のように指摘している。

「主体性（subjectivity）を複合的かつ断片的なものとして理解すると、伝統的な『近代的』抵抗の概念は権力関係を議論するにあたり、容易には採用できない。なぜなら、近代的な抵抗の概念は、常に抑圧的で、支配を志向して諸制度に備給する権力モデルと、特定の社会集団や下位文化に排他的な忠誠心をもつ統合された自己概念を想定しているからである。［中略］[Henriquesらが言うように] 個人は完全に無力でも有力でもなく、権力関係のなかで配置と再配置が繰り返されるのであるから、抑圧に対する抗争のなかで、ある集団に対して集合的なアピールをするような統一された運動を想定するのは困難である。」(Lupton 同前：133)

---

[4] フーコーはドンズロの『家族のポリス』について、「ドンズロが明らかにしているのは、家族の内部で行使される極めて特殊な権力形態が、学校化の展開を通じて、いかにして国家型のより一般的な権力メカニズムに浸透させられていったかということ、しかもまた、国家型の権力と家族型の権力とがそれぞれの特殊性を保持しつつ、おのおのの権力メカニズムを尊重してはじめて真に両者の歯車がかみあったのはいかにしてか、ということ」であると分析している(Foucault 1977b=2000: 308)。つまり、統治技術としてのポリスは国家の権力でもあるが、「社会」空間にはたらく「個体的で局部的」な権力なしでは機能しないということである。

このようにとらえると、抵抗には目的合理的なもののみならず、無意識的なものも含まれることになる[5]。そのために、ラプトンは抵抗を「意識的な抵抗」「無意識的な抵抗」「非－言説的＝身体的な抵抗」の3つのレベルに分けて論じている。「意識的な抵抗」が生み出されるのは、まず1つに、外在的な統治性の戦略が個人の抱いている観念と衝突するとき、ある種の不調和・不安がつくりだされ、個人レベル／組織レベルでの抵抗を招く可能性があるからである。また、統治性を通じて身体を規制するのは国家のみならず、メディア、消費文化、家族、学校、法制度など多様であり、主体を構成する競合言説も非常に多様になってくる。それゆえに、統治性は常に、その多様性によって解体される可能性があるという (同前:134)。

このようにオルタナティヴな自己実践を選択することによる意識的な抵抗の型がありうるが、一方で、無意識レベルでの抵抗もある。ラプトンによれば、社会学者やカルチュラル・スタディーズの研究者たちは、抑圧と刺激と欲望の相互作用を理論化するために、しだいに精神分析理論をとりあげるようになっているという。精神分析理論を利用することで、フロイト型精神分析のいくぶん本質主義的・構造主義的な自己概念を超えて、個人のプシケ (psyche: 精神) と、言説の構造および社会関係に媒介される主体の構成方法との交差を描こうとする。精神分析パースペクティヴは、フーコーに対して、「言説以前の、もしくは非言説的な、ポジティブでリビドー的な原動力＝欲望を無視した議論を展開している」との批判を加え、抑圧と無意識の理論から抵抗を概念化しようとする (同前:135-6)。

最後の「身体的な抵抗」には、意識的でも無意識的でもないある種の習慣、例えば歩き方など身体化されたハビトゥスが生みだす実践／慣習行動が考えられる (同前:134-8)。

重要なのは、個別的かつ全体的に機能した近代的統治のもとで「支配され

---

[5] 例えば日常生活におけるミクロレベルでの意識的抵抗として、ラプトンは、挫折や憤慨や怒りのために、あるいは他の自己実践から得られる快楽や満足感といった要因によって、公衆衛生や健康増進のアドバイスに従わないという例をあげている (Lupton 同前:133)。

た主体は、きわめてアンビバレントな関係を、統治性の装置との間でとり結んでいる」(同前：134)ことを理解することであろう。そのため、抵抗概念を用いるということは、単に支配されるだけではない抵抗の可能性を秘めた個人の行為実践に対する視点を確保する有効性を持つといえる。

以下では、「非‐言説的＝身体的な抵抗」という論点を掘り下げ、ハビトゥスと戦略概念によって受容者の生きられた経験が重要な考察の対象となりうることを論じていく。

2 ハビトゥスと戦略

ピエール・ブルデューが提起したハビトゥス概念は、個人の衛生実践と社会構造との相互規定関係について考える際重要な分析概念となる。ブルデューは構造・制度の次元と、個人の行為の次元とを結びつけるために、ハビトゥスから生みだされる行為者の日常的な実践（プラチック・慣習行動）を通して構造・制度が再生産されるという理論を提起した[6]。特にここで検討したいのは、〈ハビトゥス habitus〉と〈戦略 stratégie〉の概念である。まずハビトゥスとは何かについて確認する。

> 「ハビトゥスとは、持続性をもち移調［変換］が可能な心的諸傾向［性向 dispositions］のシステムであり、構造化する構造として、つまり実践と表象の産出・組織の原理として機能する素性をもった［事前に傾向性を与えられた］構造化された構造である」(Bourdieu 1980=1988: 83)

---

[6] 宮島喬によれば、'pratique'（英語の practice）には2つの意味があり、1つは「具体的な場のなかでの実際の活動」という意味、もう1つは「(ある人または集団に固有の) 習慣的な振る舞い方」という意味がある。すなわちプラチックとは「その都度一回一回動機づけられ、選択され、組織される行為を想定するものではなく、それほど意識的ではない、一定の反復的性格を持ち、同形的にとられる行為」を指しているという (宮島 1995: 7)。『実践感覚1・2』によって pratique＝「実践」という訳語が広まったが、翻訳者もあとがきにおいて、「実践」は常に「慣習的行動」のことを指すと注意を促している (Bourdieu1980=1988: 281)。『ディスタンクシオン』では「『実践』という訳語はどうしても主体の意志的行動を思わせる」ため、「慣習行動」と訳すとされている (同前 1979=1990: vi)。本書では、ブルデュー的意味での「実践」と表記するときは、「慣習行動」の意味を含むものとする。

「ハビトゥスは構造化する構造、つまり慣習行動および慣習行動の知覚を組織する構造であると同時に、構造化された構造でもある。なぜなら社会界[社会的世界]の知覚を組織する論理的集合〔クラス〕への分割原理とは、それ自体が社会階級への分割が身体化された結果であるからだ」(Bourdieu 1979=1990: 263)

　これらの定義は、ハビトゥスが「構造化する構造」であり、かつ「構造化された構造」であることを示している。これは、ハビトゥスは半ば無意識の実践／慣習行動や知覚を産出する構造であるとともに(構造化する構造)、そのハビトゥス自体がある集団に固有で、その再生産に適合的なものとして身体化されたもの(構造化された構造)であるという意味として解釈できる。
　ブルデューは行為する人間を、主体(sujet)ではなく行為者・行為主体(agent)と表現する。というのも、人々は単に規則に従ういわば自動人形ではなく、経験によって獲得された性向＝ハビトゥスによって生み出された「戦略」をもとに行為を行っていることを強調するからである(Bourdieu 1987=1991: 19-22)。

「個人や家庭は、<u>無意識的にせよ意識的にせよ</u>、現象的にきわめて異なる多様な慣習行動を通して自分の資産を保持しあるいは増大させ、またそれと連関して、階級の関係構造における自らの位置を維持しあるいは向上させようとするのであるが、<u>再生産の戦略とはこうした慣習行動の総体であって</u>、それは同一の統一・生成原理の所産であるがゆえにそうしたものとして機能しかつ変容するひとつのシステムをかたちづくっている。これらの戦略は、将来に関する性向(これはそれ自体、当該集団にそなわっている再生産の客観的機会がどれくらいあるかによって決まる)を媒介として、まず第一に再生産すべき資本の量と構造によって、すなわちその集団が所有している経済資本・文化資本・社会関係資本の現在量および潜在量と、資本構造におけるこれら三者の比重によって、規定されてくる。そして第二には、制度化されているものであれいないものであれ、それ自体が諸階級間の関係の状態

の関数である再生産手段のシステムの状態（慣習や相続法の状態、労働市場の状態、学校制度の状態、等々）によって規定されてくる」(Bourdieu 1979=1990: 199)

すなわち、ハビトゥスと実践との関係においてとらえられる再生産の戦略とは、①無意識的または意識的な慣習行動（プラチック・実践）の総体であり、②ハビトゥスの所産（ハビトゥスから生みだされるもの）としてのシステムを形成し、②再生産すべき資本の量と構造および再生産手段システムの状態によって規定されるものである。

「物質的存在条件と家庭教育により叩き込まれた性向 dispositions システム（すなわちハビトゥス）が実践の生成原理および統一原則をなしており、このシステムは（これらの諸実践が再生産する傾向にある）構造の産物なのである。つまり行為者（エージェント）は、すでに体験済みの戦略を、自明のものとして、もしくはより適切なものとして、あるいはたんにより慣れ親しんでいるものとして再生産せざるを得ず、つまり無意識的に再発明するか、意識的に模倣するしかないのである」(Bourdieu 2002= 2007: 201-2)

となると、人々がとりうる戦略は、ハビトゥスの産物である以上、単純な規則の服従でなく客観的構造に「自生的」に調整されており、行為者にとって規範に従っているという意識も生じない（客観的構造への主観的構造の無意識的適合）。すなわち、丸山茂が言うように、慣習行動／実践の次元には戦略行動があるだけで、規範的行為は存在しないことになる（同前 : 304）。

戦略は常に意識的・目的行為的であるとは限らない。ブルデューは社会的営みをゲームとして、戦略をゲームのセンスに例える[7]。ハビトゥスは無限

---

7 「ゲームのセンスとは、ゲームの来たるべき未－来 (l'á-venir) の意味＝方向であり、ゲームに自らの意味＝方向を与える、ゲームの歴史の意味＝方向の感覚なのである」(Bourdieu 1980=1988: 132)。あるいはもっと端的にヴァカンは次のように述べる。「実践感覚は、ちょうど『ゲームの大局』を与えられたプレイヤー、動きに熱中し、敵の動きと仲間の動きとを瞬間的に直観し、後知恵や計算的理性の恩恵なしに『インスピレーションを受ける』やり方で行動し、反応するプレイヤーのような流儀で、世界に内在する傾向を自然に予期しつつ、世界を有意味なものとするのである」(Bourdieu & Wacquant 1992=2007: 42)

のゲーム行為を産出することを可能にする一方、それらのゲーム行為は客観的な可能性と要請という状態で、ゲーム内に刻み込まれている (Bourdieu 1987=1991: 103)。よって戦略は (一定の規則性には従っているが) 規則の服従の産物ではなく、ゲームのセンスの産出物ということになる[8]。単に固定的な機械的動作でもなく、ちょうどカードゲームの演じ手によって種々の手があるように、演じ手の過去の経験や勝負のカンなどに従ってさまざまな操作が繰り出されていく (宮島 1994: 139)。

「合理的計算の条件は、実際には決して実践の中において提示されておりません。時間もないし、情報も限られているわけです。それでも行為者は、行き当たりばったりに行動することは稀で、大抵の場合は、『なすべき唯一のこと』をなすのです。それは、現に身を置いた条件と類似の条件に持続的に身を晒し続けることから産出された『実践的感覚』の直感に身を委ねることによって、行為者は、世界の流れの中に内在する必要性を先取りするからなのです」(Bourdieu 1987=1991: 22)

「ハビトゥスが『統御』する戦略は体系的なものではあるが、特定の界との遭遇によって『引き金を引かれる』限り、アドホックなものでもある。ハビトゥスは創造主でもあり発明をするが、それもハビトゥスの構造、ハビトゥスを生み出した社会構造が身体化され沈澱したものである構造の限界内においてなのである」(Bourdieu & Wacquant 1992=2007: 39)

「戦略の概念によって彼［ブルデュー］は、計算された目的を意図的にあらかじめ計画を立てて追及することを意味しているのではなく、客観的に引かれた「行為の方向線」を現実に辿り、繰り広げていくことを意味させている。こうした線は、規則性にしたがっており、首尾一貫した社会的に理解可能

---

[8] これを「結婚戦略」を例にとり、ブルデューは以下のような具体例で説明しようとしている。裕福な家の跡取り息子は裕福な家の跡取りでない娘と規則正しく結婚する。しかし、これは裕福な家の跡取り息子は裕福な家の跡取りでない娘と結婚するのが規則である、ということは意味しない (同前 1987=1991: 105)。

なパターンを形づくっているが、にもかかわらず、意識的ルールに従っているわけでもないし、戦略を繰り出す者によってあらかじめ計画的に設定された目標に向かっているわけでもない」(Bourdieu & Wacquant 1992=2007: 48)[9]

　ブルデューのいう戦略は理性や合理的な計算に基づいたものというよりも、むしろ過去の条件から生まれた実現可能性を測る˙個˙人˙を˙超˙え˙た˙ハ˙ビ˙ト˙ゥ˙ス˙から直観的に生み出されているものとなる。そして、これらの戦略を通して社会的世界のなかで人々は、自らの社会的地位を保つことを可能にしていた諸特性の再生産を目指す。すなわち個人や家庭は、意識的にせよ、無意識的にせよ、多様な戦略を通して自分の資産を保持・増大させ、階級の関係構造における自らの位置を維持・向上させようとするのである。

　以上の検討より、ブルデューの戦略概念における行為者とは、第1に、即効で手立てを案出するゲーム的能力を持つ行為者であり、第2に、行為者は（まるで何らの規範にも従っていないかのように感じながら実は）所属する階級や集団を再生産する目に見えない客観構造に適合した「一定方向に規定された行為者」であると解釈可能である。

　しかし、以上のような解釈から導かれるのは、ある界 (champs, field) のなかに持続的に身を沈めてきた行為者の戦略は、あくまで客観的構造に調整されたものであり、ある方向にのみ規定された実践に過ぎないのではないか、という懐疑である。換言すれば、ハビトゥスから生み出された実践／慣習行動が客観的構造を再生産するのならば、《行為者の戦略が客観的構造の再生産に適合しないような戦略、すなわち客観的構造の再生産にとって抵抗となり

---

[9] ロイック・ヴァカンの議論を参照すると、ヴァカンの戦略解釈においても、何らかの目的に対する意図的な行為者の戦略は明確に否定されている。「ブルデューは行為者が選択肢に直面し、イニシアティヴを発揮し、意思決定を行うことを否定していない。彼が疑いを差し挟むのは、合理的選択理論が説いているごとく行為者たちが意識的、体系的そして意図的な（一言でいえば、知識人のような）やり方で選択や意思決定をおこなっているという考え方に対してである」(Bourdieu & Wacquant 1992=2007: 47)

うるような戦略は不可能なのか》という問いが生じる。

　この点について宮島喬は、客観的構造を自生的に再生産するものとしてのハビトゥスは一見静態的なもののように見えてしまうが、必ずしもそうではないと解釈している。というのは、戦略という概念の導入により、行為者は単なる受け身的存在ではなく、矛盾や修正を含んだ実践を通して構造を変化させ、再生産させていくというダイナミズムを表現することが可能であるととらえているからだ(宮島1994;田辺1995)。しかし、この点に関してより手厳しい批判を加えているのはミシェル・ド・セルトーであろう。ブルデューのいう戦略とは、「自分で自分をそうとは自覚して[い]ない知略」であるとしたうえで、セルトーは「場によって統括されるこれらの『戦略』、物識(ものし)りでありながら自分では無自覚なこうした『戦略』とともに、もっとも伝統的な民族学が立ち返ってくる」と論難する(Certeau 1980=1987: 136)。「伝統的な民族学(／人類学)」では、調査者・観察者によって、対象社会における民族に備わる儀礼や慣習は「首尾一貫してかつ無意識なもの」とみなされてきた。首尾一貫しているかどうかの知の公準は、研究の対象となる社会が自らについて抱いている知識よりも、一段上の隔たったところに位置づけることを前提としなければならない。その事実を踏まえて、セルトーは続ける。

> 「自分ではわからないままに社会をなしているその社会がどのような社会であるかを知るためには民族学者が必要なのだ。今日、民族学者は(たとえそう思っていたとしても)、まさかそんなことをあえて口にしはしないであろう。ブルデューが社会学者の名においてそのような危険をおかしているとはいったいどういうことであろうか」(同前:137)

　そもそも、行為者の実践／そこにある戦略が客観的構造に合致しているかどうかは、どのように判断できるのか。この問いに対して、実践とそこに含まれる戦略は条件反射のように無意識的な行動をとるという仮説も、実践・戦略の担い手は主観的な創意工夫をこらすという仮説も、ブルデューは退け

る。そうではなく、実践がいかにして構造に適合するかという問題を、ブルデューは実践の生成という理論によって解き明かそうとしたのだとセルトーは解釈する（同前：137-8）。実践を生成するのは、習得というプロセスであり、ハビトゥスであるということになる。「構造化する構造」であり、「構造化された構造」でもあるというハビトゥスの原初の定義へと戻るならば、ハビトゥスを生み出す構造が不変なものにとどまっている場合に限って、実践は構造にぴったりと適応するのである。もしそうでない場合には、実践と構造は、ずれてしまったり、ハビトゥスによって構造を内面化していた、その時点での構造に合わせてしまうことになってしまう（同前：139）。

> 「このような分析にしたがえば、構造は変化しうるし、社会変動の原理ともなりうる（唯一の原理でさえある）。だが、［ハビトゥスによって］習得したものはそうではない。習得したものは固有の動きを持たないのである。それは構造が書き込まれていく大理石であり、構造の歴史がきざまれてゆく大理石なのだ」（同前：139）

　セルトーは、外的な秩序に規定される行為者を受動的なものとみなし、この実践を通して客観的構造が再生産されるという予定調和的なブルデューの理論にするどく反発するのである。豊かな実践を考察していたはずのブルデューの仕事が、実践を理論化する社会学へと変貌することで、生き生きと描かれていたはずの行為者の姿は、静態的なハビトゥスへと還元されてしまうことを嘆いているかのようである。

　構造と実践の合致をめぐる問題についてのセルトーによる批判は、本書にとってきわめて重要である。近代日本の新中間層は、固定された客観構造のなかを生きていたというよりも、いまだ不安定で変動する構造を生きていた、と考えるべきだろう。そうであるならば、ハビトゥスを生み出す構造が常に安定性を保ち、不変なものにとどまっている場合を想定するだけでは明らかに不十分である。そのため、先の問い≪客観的構造の再生産に適合しないよ

うな行為者の戦略、すなわち抵抗となりうるような戦略は可能か》の答えは、イエスとなろう。「ハビトゥスから生まれた無意識的な戦略が、結果的に客観的構造に対する意図のない抵抗となりうる」と言い換えてもよい。本書では、具体的な資料の分析を通して、この命題について検討していくことにしたい[10]。

第2節　主観的衛生経験の検討

1　受容者への接近方法

　前節では、フーコーとブルデューの分析概念を検討してきた。まずフーコー自身が統治性（統治的管理）には抵抗が不可避であることを認めているという論拠を提示した。衛生実践という形を通した統治的管理に対する挑戦や不服従は可能か否かという問いを具体的な資料分析のなかで探っていくには、行

---

[10] しかしながら、ここで戦略を「抵抗」とラベル付けすることに対して指摘されてきた問題性については簡単にふれておかなければならないだろう。「日常実践における抵抗」という概念については、特に文化人類学領域において、概念の有効性が論じられるとともに、批判の対象となってきたことが知られている。J. スコットはその著書『Weapons of the weak: everyday forms of peasant resistance』(1985) において、マレーシアの小農村の小作農たちの個人的で日常的な実践を、抵抗の1つの型として提起した。スコットの影響を受け、多くの日常的抵抗研究が生み出されたが、抵抗論は内在的および外在的批判を呼び起こしたことが指摘されている。松田素二によれば、内在的批判とは、第1に、抵抗する主体と能動性の意義を強調することで、支配と拘束の強靱なシステムの問題を過小評価してしまうこと、第2に、支配される側の多様性を消去して、抵抗する側を一枚岩の民衆として表象してしまうことである。第3に、何が抵抗であり、抵抗でないかは観察者の一方的なラベル付けであり、抵抗する意図のない所に、抵抗を読み込むことは結局観察者（人類学者）のロマン化にすぎないのではないか。この点に関する外在的な批判として、ある行為に対する抵抗のラベル付けは、それを行う知識人・人類学者の政治的立場や願望が投影された、現実ではなく創造物に他ならないというものである（松田 1999: 9-12）。
　これらの批判に対し、松田は「抵抗論の再生」として、抵抗という視座の持つ有効性と可能性を論じている。例えば、支配されるものの主体性とは、自由な選択を行使できる主体ではなく、制限され、拘束された範囲内で許されたものであることを認識する必要性があることや、そもそも抵抗論のねらいは、支配される側に置かれた人々が示す多様な反応の過程に抵抗の潜在的可能性を探ろうとしたことの確認などである。

為者の日常的実践のなかにささやかな抵抗の契機をとらえるという試みは有効であるだろう (統治性の支配構造の強靭さが過分に強調されてきた近代衛生史研究においては、特にこの点は強調されてよい)。そして、実践を生み出すハビトゥスという概念を導入することで、新中間層を維持・再生産する構造と、多様な資源を動員しつつ自らの資産を保持増大させ、自らの階級位置を維持あるいは向上させようとする各行為者の実践とを結びつけることが可能となった。ここにおいて、ブルデューの戦略概念とフーコーの抵抗概念を結びつけることができたわけである。そしてセルトーの議論を援用することで、行為者の戦略が客観的構造にうまく適応せず、時に意図しない抵抗になりうる可能性もあることを論じてきた。

しかし、そもそも行為者たちの営みに接近するにはどのようにすればよいのか。これまでの研究において、衛生規範の受容者側に光が当てられてこなかった最大の要因は、資料収集の困難性にあったと推定できる。公的な史資料に比べると、病気の予防、健康の維持・促進に関する民衆の個別の経験に対する、当事者自身の意味づけを分析しうるような資料はほとんどないのである。ただし、受容者＝民衆に焦点化した研究が皆無なわけではない。受容者側、なかでも女性に焦点を当てた研究が少数ながらも存在する。大正〜昭和期において多くの読者数を得ていた婦人雑誌の読者投稿欄や身の上相談を分析テクストとして、女性読者、つまり衛生規範の受容者側を対象化した研究である (川村1994; 成田1990・1993b)。一般の人々の意識や実践の様相を分析しうるような私的な文書資料が公的資料に比べて極端に入手困難な状況にあるなかで、読者自身による雑誌への投書はまとまった貴重な資料としてしばしば利用されてきた (永嶺1997: 157)。成田や川村による雑誌投稿の分析研究によって、ジェンダー的視点が明確に導入されるとともに、受容者分析の回路が開かれたが、一方で、投書というデータに内在する問題点も指摘されている。すなわち、読者投書は通常きわめて短い断片的なものであるために、階層、職業、年齢等の読者の属性にかかわるデータが完全に記されているものは少ない点、また投書自体の信憑性が疑われる点 (編集部や他者が捏造した可

能性)、さらには投書自体に信憑性があっても採用に際して編集サイドからの検閲機能がはたらいてしまい、雑誌賛美のステレオタイプ的なものになりやすい点などである(同前:157-8)。

　社会的属性や信憑性の問題は、日記や自伝等の他の文書資料においても同様の問題点が指摘できよう。例えば、衛生に対する行為者(特に子ども)の意識や意味づけが表明された資料として、「感想文」や「学級日誌」をあげることができる。具体的に考察するために、以下に資料としての「感想文」を提示しよう。これは大正期半ばにおける「長野県飯田町」の小学児童(尋常小学校5・6年生)の歯に関する感想文である。

　　僕はこれから歯のせいけつに気をつけやうと思ひます。毎朝顔を洗う時に歯を磨こうと思ひます。その外かはり歯がうごき出したら、早くぬく事などに気をつけやうと思ひます。僕の歯は下十四本の内虫歯二本、かわり歯のぬけたの一本、上十三本の内前歯二本かわりました(「口腔衛生資料:私の歯」『歯科学報』24 (8) 1919: 33)

　　私は歯を大切にする。なぜかと申しますと、毎日身を成長させる食物を食ふには、第一歯がなくてはだめである。歯があつてもそれをうまく使はなければなんにもならぬ。ごはんをたべるにもよくかんでからのんでやるのがよいと思ふ。ある人が大へん長生をした老人にどうすればそんなにながいきができるのかと尋ねますと「我は大いにうんどうして、ごはんをたべるに三十たびかむ」と答へたと言ふ。我らはよくはをつかはなければ、歯が出来たとてもかいがない。むし歯やそつぱはみなその人の不注意から出来る事である。(「口腔衛生資料:私の歯」『歯科学報』24 (8) 1919: 33-4)

　以上の感想文からは、子どもたちが自身の歯についていかなる知識を持っており、また歯に関するどのような規範を有していたかを読み取ることが可能である。しかし、第二章において歯科学知を検討したわれわれは、児童の抱く歯に対する観念・規範と歯科学知との間に多くの共通性が見出せること

第三章　衛生経験の聞き取り　161

に気づくだろう。そのため、この感想文はおそらく口腔衛生に関する通俗講話や歯科医師による歯の検診が行われた直後に、書いた（書かされた）ものであろうことが推測できるのである。これらを児童の口腔衛生観とみなし、歯に関する知により、子どもの身体に対する、子ども自身の監視を可能にさせる服従＝主体化が達成されたと早急に結論づけることはできないだろう。感想文や日誌といった資料は、たとえ児童自身の手によるものであっても公的な性格を付与されたものであるといえる。公的なものであるからこそ、今日まで保存されてきたのであり、第三者（特に教師）の目に触れることを意識した建前的な記述になっている可能性が高いのである。

　2「聞き取り」という方法

　では、衛生言説や規範の受容者である児童とその家族の経験や意識に接近するための読者投書、日記、自伝、感想文などに代わる分析資料としてどのような資料がありうるのか。ひとつの有力な選択肢として口述資料が考えられる。口述資料の利点は、社会的属性が詳細に明らかである場合が多く、受容者の行為や意識、経験に対する本人の意味づけや、それにおける独自性や個別性を見出しやすい点にある。逆に、認識・記憶違いといった信憑性の点でリスクを持ちうるし、まとまった数のデータを確保できないかぎり一般的概念化が難しく、かつ、データ収集の時点での偏りや恣意性を完全に除去することが不可能であるという点に課題があると考えられる。このような限界はありつつも、衛生史研究において受容者側に視点を定位し、「生きられた経験」をさぐるための新たな方法として、口述資料は大きな有効性を持ちうると本書は考える。

　上記までひと口に「口述資料」と述べてきたが、厳密には、個人の過去の経験についての口述資料に該当する方法論としては、「オーラル・ヒストリー（口述史）」と「ライフ・ヒストリー（生活史）」「ライフストーリー」があげられる。各々の方法論的視座あるいは関係性をめぐって、これまで歴史学や社会学において活発な議論が展開され、理論的展開および精緻化が試みられてきた。

ひとつの歴史資料として口述資料を用いる本書は、オーラル・ヒストリーおよびライフ・ヒストリーについて簡単に整理しておくことにしよう。

① オーラル・ヒストリー

1970年代後半から口述資料を積極的に活用することを提唱してきた歴史学者ポール・トンプソンの著書 (Thompson 1978=2002) の副題 (Oral History) にも表れているように、歴史学研究における口述資料は「オーラル・ヒストリー」と呼ばれている。彼はまた、北アメリカにおけるオーラル・ヒストリーの起源を、シカゴ学派に求めている (シカゴ学派については後述する)。

一方、トンプソンの著書 (第1版) が発表された昭和50年代初頭の日本において、「オーラル・ヒストリー」という言葉はまったく使われておらず、「聞き取り」「インタビュー」といった言葉が当てられていたといわれる (伊藤2007: 1)。しかし、それ以前にも人物や組織の公的な歴史の編纂にあたり、オーラル・ヒストリーが活用されることは少なくなかった。例えば、すでに明治時代において、幕末開国から明治初期にかけての維新史が、生存する関係者への聞き取り (談話聴取) に基づいて編纂されていた (同前: 3)。また、女性史ではすでに1950年代に、オーラル・ヒストリーを取り込んだ歴史叙述が展開されていた。それは主に農村部の「文字をもたない女性」や「自らは語ることをしない女性」の具体的経験や記憶を、「筆を持つ女性」が解釈し、歴史の文脈のなかに位置づける営みであった (倉敷2007: 17)。さらに高度成長期になると、「女性であること」「女性どうしの共感」に基づく歴史叙述がアカデミズムの外部に位置する女性たちによって生み出されていく。しかし1980年代に入り、女性史がアカデミズムの1ジャンルとして認知されるようになると、女性史の歴史叙述も、客観性や実証性への志向という制度化された学問領域に適合的なものに変形していった (同前: 17-21)。

政治史の分野でもオーラル・ヒストリーは活用されてきた。特に近年は御厨貴を中心とする大型プロジェクト (政策研究大学院大学21世紀COEオーラルヒストリー政策研究プロジェクト) として、主に政治家・官僚を対象として膨大な

オーラル・ヒストリーが蒐集、刊行されている。御厨によるオーラル・ヒストリーの定義が「公人の、専門家による、万人のための口述記録」(御厨 2002: 5)とされていることからも明らかなように、政治史の対象は女性史が対象としたような周縁的な、あるいは語らない・語れない人々ではない、「公的」な「男性」であったとみなすことができる[11]。

しかしながら一方で、歴史研究の史料としてのオーラル・ヒストリーの価値は文書史料に劣るものとして、あるいは文書史料の補助的史料としての2次的な価値づけを甘受してきたといってよい。実証主義史学において、オーラル・ヒストリーは、忘却や記憶違い、非一貫性、記憶の選択性、現在における過去の想起という諸問題点を内在させる史料としてとらえられてきたからである (上野 1998: 166)。けれども近年に至り、オーラル・ヒストリーの2次的な位置づけは実証主義史学が「客観的な」「唯一の」歴史を想定している証左であるとして、社会学や女性史研究から批判を受ける場合が少なくない。そのような批判は、書かれた史料 (文書資料、正史) もまた、権力性やバイアスを有した資料としてとらえ得るという視点に基づいてなされている (同前: 167-70)。

近年におけるオーラル・ヒストリーの価値の見直し、復権の動向は、東京外国語大学21世紀COE史資料ハブ地域文化研究拠点「オーラル・アーカイヴ班」の活動にも表れている。同班が2003年3月に主催したシンポジウムは「消えゆく声を聞く／見えないものを見る——オーラル・ヒストリーの可能性とアーカイヴの課題」と題されたものだった。このタイトルに表れているように、同班の活動は「革命・政変・戦争など激動の20世紀を生き抜いてきた市井の人たちの『語る声』、『語ろうとしない声』に耳を傾け、記録していくこ

11　オーラル・ヒストリー政策研究プロジェクトHPでは「オーラルヒストリーとは、大学や公的な機関が中心となって、しかるべき業績を残したと思われる政治家や官僚、経済人を招き、彼らのライフヒストリーを語ってもらうこと、すなわち政策形成や遂行にかかわる公職に在職した人々の公的体験を、研究者のインタヴューに応じて体系的、系統的に速記録の形で残していく行為、およびその結果として生み出される回顧録・回顧談をいう」と定義されている。(出典 http://www3.grips.ac.jp/~oral/)

とを目標」(史資料ハブ地域文化研究拠点総括班 2003: 9) とすることが表明されている。

以上のように、日本の歴史学とその関連分野においては、現在、一方において「公人」の声を、他方において「埋もれて来た市井の人々」の声を記録する研究活動が同時的に行われているとみなすことができる。

② ライフ・ヒストリー

他方、主に社会学研究において用いられるライフ・ヒストリーの出自は、オーラル・ヒストリー同様、通例1920年代から30年代のシカゴ学派の都市社会学研究に求められている[12]。例えば、トマスとズナニエツキの『ヨーロッパとアメリカにおけるポーランド農民』は手紙や生活史を資料とした調査であったが、こうした「人間的記録(ヒューマン・ドキュメント)」としての資料を用いることに対して、ブルーマー (H. Blumer) は代表性、適合性、信頼性、解釈の妥当性という4つの基準に照らしてみると、科学的価値を欠くものだと批判した (Thomas & Znaniecki [1918-20] 1958=1983)。このような手厳しい批判を受けながらも、手紙や生活史を利用することによって「人間の主観的要因を把握し、同時に社会構造の変化までも浮き彫りにする」画期的な研究方法として、シカゴ学派研究のモデルとなり、その後も数々のシカゴ・モノグラフの研究を生み出していった (中野 2003: 22-4)。

こうしてシカゴ学派の生活史研究は第1期隆盛期ともいえる時代を迎えたが、1930年代後半になると勢いがなくなり、その後の社会学領域において量的研究や構造機能主義が主流となったため、ライフ・ヒストリーは停滞期を迎えた (江頭 2007: 14)。しかし、1960年代から統計調査に基づいた量的研究法の優位性が疑問視されるようになり、質的研究に対する関心が再び高ま

---

12 シカゴ学派が扱った研究領域は幅広いが、その共通性は徹底したフィールド・スタディによる経験的調査であるという。ただし、このシカゴ学派研究の多面性・多様性が、「シカゴ学派は質的社会学である」といった「一面的理解から生じた固定観念や神話」を生じさせたとする指摘もある (中野 2003: 11,14)。

り始めた。フランスの社会学者ベルトー (D. Bertaux) は、1970年代以降の「『ライフ・ヒストリー法リバイバル』の旗手の一人」として位置づけられている (同前 : 13)[13]。

③ 新中間層の口述史へ

　以上、オーラル・ヒストリー／ライフ・ヒストリー研究の淵源と動向を概観してきたが、本書の聞き取り調査対象者は「公人(社会文化的に支配的な人々)」でも「従属的で抑圧されてきた人々」のどちらでもない新中間層の人々であ

---

[13] 一方、日本の状況に目を移すと、生活史研究の先駆者は中野卓 (1977) であることは広く了解されているが、90年代以降ライフ・ヒストリー (ライフストーリー) 研究を牽引してきたのは桜井厚といえるだろう。桜井(2002)はライフ・ヒストリーを3つのアプローチ法に弁別する。それらは、「実証主義アプローチ」「解釈的客観主義アプローチ」「対話的構築主義アプローチ」である。
　桜井自身が依拠する立場である「対話的構築主義アプローチ」は、ライフストーリーの語りが、語り手とインタビュアーとの相互行為を通して構築されるものであるとする研究法である。そのため、テープ起こしは語り手の語りだけではなく、インタビュアーの質問や相槌などの応答ももれなく記載することが求められる。「実証主義アプローチでは、語られたことが体験されたことや起きた出来事を表象していると素朴に受け入れられてきた」が、「ある人の体験した過去の出来事は、口述／記述される場合には言語的様式の制約を受けて表象される」(同前 : 30)。であるから、「語ることは、過去の出来事や経験が何であるかを述べる以上に〈いま-ここ〉を語り手とインタビュアーの双方の『主体』が生きること」であるとする (同前 : 31)。
　この相互行為としての「対話的構築主義アプローチ」は、インタビュー調査に基づいた質的研究を行う者が採用する支配的立場となっているようである。これらの論者は、「調査者と対象者の関係性から自由な調査というものは存在しない」(山田 2003: 582) という前提の下、調査者―被調査者間あるいは調査そのものの権力性の問題にも関心を向けてきた。すなわち実証主義アプローチに内在する、調査者を常に特権的な地位に置く権力性を暴き、一方で、対話的構築主義研究法にもみられるモデル・ストーリーの存在も指摘してきたのである。1990年代以降の対話的構築主義アプローチの台頭は、言語論的転回や社会構築主義といったポストモダン理論の市民権の獲得に呼応するものとしてとらえることができるだろう。
　しかし次のような疑念もある。それは、ライフストーリーは、「過去の出来事や人々の主観的な経験、その意味づけ」をさぐるための資料というよりは、「〈いま-ここ〉を語り手とインタビュアーの双方の『主体』が生きること」を示す資料へと変貌してしまったのではないかということである。これはホルスタインとグブリウムが指摘したとおり、詳細なスクリプトの提示によって「hows」(＝社会的プロセスの方法) に意識が集中し、生きられた経験としての語りである「whats」(＝生きられた経験の内容) の重要性が排除されてしまっているということである (Holstein & Gubrium 1995=2004: 23-4)。

る点を強調することができる。この研究対象者は衛生規範の受容者という問題関心に沿って設定されたものではあるが、これらの層に属する人々の日常経験は、これまでオーラル・ヒストリー／ライフ・ヒストリーの研究の中心的対象とはなってこなかった。本書で扱う語りは、厳密には「歴史のある時期（幼少年期）を対象とした限定的なストーリー」ではあるが、オーラル・ヒストリー／ライフ・ヒストリー研究における対象者の新規性を有するものである。

3　調査の概要

① 調査対象

以下の章で検討の対象となる口述資料は、昭和戦前期に小学校教育を受けた1920年前後から30年代半ば生まれの人々を対象に[14]、筆者が2003年から計3クールにわたって断続的に行った聞き取り調査に基づいている。便宜的に第1次調査、第2次調査、第3次調査と呼称する。第1次調査は、2003年秋、著者の所属する大学の同窓会組織から卒業生名簿の提供を受け、「東京女子高等師範学校」[15]（以下、「女高師」と略記）卒業生のなかから東京近県在住者数十名を無作為抽出の上依頼文書を送付し、快諾者に対し実施した（4名）。調査実施場所はすべて対象者の自宅であった。インタビュー時には、事前に承諾を得た上でテープ録音を行った。基本は1対1の対面形式の半構造化インタビューで、事前にインタビューガイドを用意したが、ほぼ自由に語ってもらった。所要時間は1人当たり約1時間半から3時間近くに及ぶものもあった。

---

[14] 昭和前期を対象時期として設定した要因は、第1にインフォーマントの確保という点にある。明治、大正時代の衛生体験を語ってもらうことができるインフォーマントの協力を得ることは実質的に困難と思われたからである。また、昭和前期の体験を語ってもらうことも年々困難になってくる。可能なうちに貴重な体験を聞き取っておくことが必要だと思われた。

[15] 前身は1875（明治8）年創立の東京女子師範学校。1885（明治18）年に東京師範学校と合併し、東京師範学校女子部となり、翌年の「師範学校令」の施行により東京師範学校は高等師範学校となる。1890（明治23）年、高等師範学校から分離して女子高等師範学校となり、1908（明治41）年、奈良女子高等師範学校の設置に伴い東京女子高等師範学校と改称。1949（昭和24）年お茶の水女子大学となる。

第2次調査は2006年の3月から5月にかけて行った。第1次調査の対象者Bさんから現在も交流のある女高師同窓生の紹介を受け、さらにまたその紹介者から別の女高師卒業生の紹介を受けるという方法で、対象者の自宅やお茶の水女子大学の同窓会館などで聞き取り調査を実施した (5名)。調査は対面方式の半構造化インタビュー、聞き取りに要した時間は1人当たり1時間半から2時間半程度であった。第2次調査も承諾の上、インタビュー内容は録音し、分析には逐語録を用いた。

第3次調査は、2006年11月から2007年3月にかけて男性計10名を対象に行った。対象者の選定は、(A)知人を通して紹介4名、(B) Aの対象者からの紹介2名、(C)知人を介して質問紙調査を依頼し、その内容に関する聞き取り調査を承諾した人に対する調査4名という形で行った。このような抽出法となったのは、第1次・第2次調査のように母校の同窓会組織を通じての紹介という方法を取りえなかったことが第1にあげられる。個人やその家族の私的な病歴や生活歴を詳細に聞き取るという調査目的がもたらす現実的制約により、紹介による対象者の選定がもっとも現実的かつ望ましい方法であった。調査場所は対象者の自宅または指定された場所であった。調査は対面方式の半構造化インタビュー、聞き取りに要した時間は1人当たり1時間から2時間半程度であった。第3次調査も承諾の上、インタビュー内容は録音し、分析には逐語録を用いた[16]。

② 対象者の属性

第1次・2次調査の女性対象者計9名の属性をまとめたものが (**表3-1**)、第3次調査の男性対象者計10名の属性をまとめたものが (**表3-2**) である。さらに両者のなかから新中間層に該当する者を抜き出したものが (**表3-3**) である。

---

16 第1次調査・第3次調査は2領域の21世紀COEプログラム「誕生から死までの人間発達科学」および「ジェンダー研究のフロンティア」に公募研究として採択され、助成を受けて進めた。なお、各調査前にCOE倫理委員会に倫理申請を行い、承認を受けた調査計画に則って調査を実施したことを付言しておく。

表3-1 女性インフォーマント・データ

名前	生年	年齢※1	出身地	経歴
Aさん	大正14 (1925)	78	長野県	酒屋を営む自営業家庭に生まれる。小学校時代、「健康優良児」に選抜される。母親は高等女学校卒。妹1人。高等女学校卒業までは地元で暮らすが、女高師入学のため上京。
Bさん	大正14 (1925)	78	東京市	文房具店を営む自営業家庭に生まれる。小学校時代、「健康優良児」に選抜される。女学校卒業後、1943年女高師入学。
Cさん	昭和5 (1930)	73	沖縄県	銀行員の家庭に生まれる。沖縄で出生後、すぐ本土に転居。5人兄弟（兄2人、妹1人、弟1人）。父親の転勤により東京、京都、浜松等各地に転居。東京での高等女学校時代に北海道に疎開。終戦を迎える。
Dさん	昭和4 (1929)	73	茨城県	国鉄職員の家庭に生まれる。姉1人、妹2人、弟1人。茨城の師範附属小学校入学後、父親の転勤により都内に転居。女学校入学後、学徒動員で飛行機工場勤務。4年の時終戦。
Eさん	大正15 ＝昭和元 (1926)	80	福岡県	財閥系化学メーカーの会社員の家庭に生まれる。5人兄弟の長女（妹2人、弟2人）で子どもたちは全員大学に進学。福岡の社宅で育った。
Fさん	大正14 (1925)	81	「京城」	教師の家庭に生まれる。姉1人、妹1人。父親が校長として招かれた外地（朝鮮京畿道京城府）に転出。1939年東京に戻り、高等女学校に編入。
Gさん	大正15 ＝昭和元 (1926)	80	東京市	保険会社社員の家庭に生まれる。妹1人。東京にある大手出版社のそばに居を構えていたため、少女雑誌のモデルも経験。
Hさん	大正15 ＝昭和元 (1926)	80	東京市	官僚の父の家庭に生まれる。5人兄弟の真ん中（姉1人、兄1人、妹1人、弟1人）。小学時代に熊本や大阪や兵庫に転勤。西宮の高等女学校に進学、15歳のころ太平洋戦争開始。女高師1年の時勤労動員経験。2年の時は肺浸潤の診断により農村動員免除。
Iさん	大正15 ＝昭和元 (1926)	80	山口県	海運業を営む家庭に生まれる。兄4人（うち次男は出生後すぐ、三男は12歳で死去）、妹1人。のちに父親が海運会社に勤めることになり、小学校で北九州に転居。母親が体調を崩し、女学校時代はお手伝いさんが炊事を担当した。

※1 調査時（A〜Dさんは2003年、E〜Iさんは2006年）現在

第三章　衛生経験の聞き取り　169

表3-2　男性インフォーマント・データ

名前	生年	年齢※2	出身地	経歴
J氏	大正11 (1922)	84	三重県	職業軍人の家庭に生まれる。2人兄弟の長男。父親が1937年ごろ病死し、祖母と母子の4人で暮らす。親戚に医者が多く、風邪薬などの日常薬は母親がもらってきていた。母親は師範学校卒で教育に厳しく、師範附属小を卒業後、中学校に入学。長男として家を継ぐため大手電機会社に就職し、その間3年間の軍隊生活を経験。
K氏	大正12 (1923)	83	岡山県	生後半年で実父が亡くなる。兄3人、姉2人の末っ子。商業高校卒業後、ガス会社に入社。1944年に召集される。
L氏	昭和6 (1931)	75	大阪府	会社員の父、専業主婦の母の家庭に生まれる。兄弟1人。疎開先の和歌山で盲腸炎に罹患。医師が往診するが、和歌山市内の病院に搬送するのは危険と判断され「温めてちらされる」。3日後に快癒。戦争激化の状況下、旧制中学は無試験で入学。同年8月に終戦。
M氏	昭和5 (1930)	76	宮崎県	大手紡績会社勤務の父、専業主婦の母（高等女学校卒）の家庭に生まれる。弟1人。父の転勤に伴い、小学校時代は岡山、名古屋、神戸、横須賀など各地を転居する。旧制中学3年の時に終戦。戦後新制大学に進学。
N氏	昭和7 (1932)	74	大阪府	事業（商店）経営の父、専業主婦の母の家庭に生まれる。姉3人、弟1人、妹1人。幼少期は裕福な生活を送るが、父親が外地に進出以後、戦争開始（小学3年）とともに、生活は困窮。姉は3人とも女学校に進学。旧制中学1年の時に終戦（父親は終戦後に帰国）。
O氏	昭和5 (1930)	75	大阪府	豊中の農村部の自作地主の家庭（旧家）に生まれる。母は高等女学校卒業。姉2人（高等女学校卒）、弟2人。学校医とかかりつけ医は同じで、頻繁に利用していた。国民学校卒業後、旧制中学入学。旋盤工として勤労動員を経験。戦後、旧制高校および新制高校を経て、新制大学入学。
P氏	大正7 (1918)	89	香川県	農家兼石工（石垣積み）の家庭に生まれる。実母は「スペイン風邪」ですぐに亡くなり、継母も病気がちであった。姉4人（うち1人は死亡）、兄2人、異母弟1人。高等小学校卒業後、経済的事情により中学進学を断念、18歳のころ大阪に出て商業学校に入学、その後大学に進学。1945年に召集。
Q氏	昭和7 (1932)	75	福島県	会社員（戦後は大学教授）の父のもとに生まれる。兄1人。5歳まで福島県の祖父母のもとで育つ。その後東京の父母のもとに移る。小学6年の夏から翌3月まで疎開。戦争激化のため、旧制中学は無試験で入学。同年8月に終戦。
R氏	昭和4 (1929)	78	東京市	燃料商（練炭等の販売）を営む家庭に生まれる。姉1人、兄1人。実母は他界。旧制中学2年の時、縁故疎開で長野へ疎開。
S氏	昭和7 (1932)	75	静岡県	製茶業会社勤務（それ以前は農林省の茶検査官）の父、弓制作の内職をする母の家庭に生まれる。2歳のころ、母がリウマチを発病し、家事は同居の祖母（1876年生まれ）が担う。兄、姉、妹の4人兄弟。小学校6年で終戦。

※2　調査時（2006年、P～S氏は2007年）現在

表3-3 新中間層のインフォーマント・データ[17]

名前	父親の職業	子ども期（幼年期〜小学校）および少年期（中学校・高等女学校）時代の居住地・居住地区
Cさん	会社員	東京、京都、浜松、北海道（疎開）
Dさん	国鉄職員	茨城、東京
Eさん	会社員	福岡
Fさん	教師（校長）	「京城」、東京
Gさん	会社員	東京
Hさん	官僚	熊本、大阪、兵庫
Iさん	会社員	山口、北九州
L氏	会社員	大阪、和歌山（児童疎開）
M氏	会社員	岡山、名古屋、神戸、横須賀
Q氏	会社員	福島、東京
S氏	会社員	静岡

　女性対象者はすべて女高師の卒業生となるが、近似値として、東京および奈良女子高等師範学校の1940（昭和15）年度の学生総数から割り出すと、該当年齢人口における両校の就学率はおよそ0.03％である（第四章 註5参照）。家族に関してみると、2名の自営業者を除き、父親は会社員、職員、官吏、教師で、母親は専業主婦であり、女高師対象者の多くはいわゆる新中間層の子弟であると位置づけることができる。新中間層の実数については、新中間層をどのように定義するかにより幅があるが（牛島 2001: 52）、本書では「官庁や企業や団体などに雇用され、専門的職業、技術的職業、事務職業、保安的職業に従事している人々」と定義した門脇他の研究に基づき、1930年版の国勢調査報告より、就業者数に占める新中間層の割合を6.70％とする（日本リサーチ総合研究所 1988: 226）。新中間層家庭は、生産と労働の場が分離した性別役割分業家庭であり、学力によって市場能力を獲得する特徴を持つが（高橋

17　対象者の属性についての情報から、①父親が官庁もしくは企業・団体に雇用されている、②母親が専業主婦（もしくは内職をしている）対象者を、「新中間層」として分類した。

1992)、1930年代の女高師進学者の過半数 (54.6%) が新中間層出身であったことはこの点を裏付けている (佐々木 2002: 82-3)。女子高等教育進学者の出身階層は、男子進学者に比べ新中間層に著しい偏りがあったが (同前: 84)、なかでも卒業後に2年間の教職への服務義務のある女高師に進学した動機として、女学校での学業成績が優秀で、女高師出身の恩師から進学を勧められたためと語った者もいた。

　一方男性対象者は、女性対象者に比べて世代、出身階層ともに多様性がある。これはサンプリング方法を反映していると考えるのが妥当であろう。そのため男性対象者の事例の単純な比較は控えなければならないが、この先で検討する分析視角に沿って個々の事例を生かすことは可能である。

　③ 事例の選定基準
　インタビューガイドを用意した半構造化インタビューという手法を取りつつも、聞き取り内容のほとんどは対象者本人の記憶にあること、語りたいことが話題の中心となっている。当然ながら記憶には個人差があり、幼少年期の衛生経験以上に戦争体験あるいは兵士として参加した戦地 (という極限) での体験が記憶に強く残っている対象者もいた。そのため、それぞれの語りが興味深いものであることは間違いないものの、以下の分析においては頻繁に取り上げる対象者と、そうでない対象者との差異が生じてしまうのはやむを得ないことと考える。逐語録を読み返し、ある程度のボリューム (内容の詳細さ、具体性) で語られた衛生経験の語りを、本章の以下の節で提示していきたい。

　なお、本章でとりあげる語りは、新中間層グループ (表3-3) に限定していない。なぜなら、ここでの目的は個人の衛生経験についての語りを主題化する意義を明らかにすることにあるからである。新中間層の衛生実践・衛生戦略については第四章、第五章でとりあげることとし、本章では前半部分で検討した分析概念を適用しながら主観的衛生経験を検討していきたい。

第3節　語りが提供する視角

　衛生規範や衛生知識の受容者の経験のありようを考察するに当たり、「抵抗」「ハビトゥス」「戦略」という分析概念を導入する必要性を第一節で提起した。続く第四章、第五章にわたって、特に新中間層に該当する対象者の語りを検討していくが[18]、本節では、聞き取り調査で得られた語りの一端を提示することで、主観的衛生経験の語りから導き出すことが可能な視角を具体的に検討していく。そうすることによって、本研究において口述資料を採用する意義がいっそう明確になるであろう。

1　学校衛生の記憶——規範の枠からのずれ・抵抗

　主観的衛生経験から読み取ることができるのは、第一に、行為者の実践が時に規範の所与の枠組みからはみ出したものになりうるということである。人間の行動は単に規範に従って機械的に行われるわけではない。その点で主観的衛生経験は人間の行動の豊かさや多様性という視点を提供してくれる。1例としてAさんの小学校時代での回虫の団体駆除についての語りをとりあげよう（以下の引用において「＊」は聞き手＝調査者の発言、［　］は著者の補足である。以下同様）[19]。

> A：小学校の時にね、みんな栄養状態が悪いので、お腹に虫をわかすの、回虫。寄生虫、回虫。回虫をね、私が一番先に、あなたのこれ［調査者による調査依頼の手紙］を見て思い出したのは回虫でね。海人草（かいじんそう／かいにんそう）っていったけどね、海のなんかね、海草だと思うのよ、海草を用務員さん、そのころは用務員さんなんていわないけど、小遣いさん。こんな大きいお釜でね、それを朝からゴトゴトゴトゴト煮て、茶飲み茶碗にね、1杯ずつ、順番に行って飲むの。そうするとほんとにね、虫下しでね、

18　以後「被調査者」「インフォーマント」は「対象者」ないし各アルファベット名で表記する。
19　語りは逐語録から採録し、引用に当たり、加工や編集は加えていない。

虫が出たらしいのよ。それでね、私はね、その時の先生がどういう先生だったかはっきり覚えてないんだけれどね、1人ずつ小さい声で聞くなんてしなかったのよ、あの時の男の先生ね。「おい、虫いくつ出た？」なんて聞くわけよね。みんなの前で。みんな手柄顔にね、「3匹だ」「おれは5匹出た」とかいうのね。

＊恥ずかしいとか、全然そういうのはないのですか？

A：ないの、ないの。私はね、いつもでなくってね、ゼロっていうんだけれども、なしっていうんだけれどね、その０（れい）っていうのが恥ずかしくて、恥ずかしくて、逆に。だから私ウソいったの。一つ出ましたって。遠慮がちにね。もう恥ずかしい。みんなね、正々堂々というのね。3匹出たとか、5匹出たとかさ。手柄のように言うから、私が出ないのがとっても恥ずかしくってね。いけないことしているみたいな気がしてね。私ウソ言ったことあるの、何遍か。

＊回虫が体によくないというのは、みんなわかっていた？

A：うん、それは話があるのよね。おなかにいるとね、食べたものみんな栄養取られちゃうからね、大きくなれないんだ、とかね。お腹が痛くなるんだよ、とかね。話はあるの。

＊だけれども、出た方が…

A：出たほうが［いい］。私はねほんとにね、いま思うとどうしてあんなこといったのか、やっぱりね、おかしいことにね、子どもっていうのはね、みんなと同じでないと嫌なの。

　この語りの場面となっているのは小学校で行われた寄生虫の団体駆除実践である。Aさんは女高師入学まで長野県のある山村に住んでいたが、そこでの主要産業は農業と養蚕業であった。Aさんの出身村は独自に村誌を刊行しており、回虫の駆除に関して以下のような記載がみられる。

　「［昭和］五年度から、海人草煎薬による回虫駆除が始まりました。当時は［農作物に］下肥を使っており、衛生環境も整っていなかったので、寄生虫の保

表3-4　回虫駆除状況 (昭和5.9.26)

学年		飲用者数	保有者数	保有率(%)	駆除回虫数(匹)
尋常	1	88	52	59.1	124
	2	86	41	47.7	104
	3	99	41	41.4	137
	4	116	60	51.7	165
	5	119	52	43.7	126
	6	118	51	43.2	125
高	Ⅰ	64	29	45.3	74
	Ⅱ	54	16	29.6	33
計		744	342	46.0	888

(武石村誌刊行会1989：457頁より転載)

有者がかなりおりました。そのため、学校でいっせいに駆除したのです。海人草は大釜で煮出したので、服用の日は強いにおいが校内に漂いました。最初の駆除の様子は上表［**表3-4**として転載］のとおりでした」(武石村誌刊行会1989: 457)

　Aさんの出身村のみならず、大正年間から各地において小学校での回虫団体駆除が実施されていたとされる。そのため回虫駆除は対象者から語られる頻度の高い小学校での衛生経験の1つであった。村誌に記録された1930(昭和5)年度の回虫駆除状況を見ると (表3-4)、約半数の児童が回虫を保有していたことになる。

　しかしこの統計表には現われない興味深い経験がAさんから語られている。クラスメイトがお腹から出る虫の数を競ったため、実際には虫が出なかったAさんまで、思わず嘘をついて虫が出たと申告してしまう、という経験である。「回虫は駆除すべきもの」であることは当時からAさんは「知って」いた。しかし、Aさんはクラスメイトの腹に回虫がいるのならば、「いないほうが恥ずかしいと思った」というのである。たとえ害虫だとしても、「みんなと

同じでないと嫌」だったから嘘をついたとAさんは自身の行為を解釈する。Aさんの嘘の申告により、Aさんは回虫保有者の1人として記録され、駆除回虫数として加算されたはずであろう。

　煎薬を飲むと、腹にいた回虫が出てくる。通常は体内に巣食い、目に見えないはずの回虫が児童の前に供される。明治半ば以降、病の原因である病原菌や寄生虫の可視化は、衛生啓蒙教育において非常に重要な手段とされ、頻繁に開催された博覧会や展覧会などでの現物または図や絵のイメージの提示を通じて、不可視なものを可視化する試みがなされてきた。病の脅威が医師や教師によって強調されても、それが縁遠いイメージのままにとどまったならば教化の効果はない。博覧会や展覧会での模型や標本が有益とみなされたのは、それらの視覚化の効果によって、具体的イメージを生じさせることができたからである。しかし、衛生展覧会は衛生思想という「神話」を可視化してみせる祝祭空間であったと形容した田中聡は (田中1994)、主催者側の教化の意図を裏切って、見る側のまなざしが物珍しい見世物をみるような、好奇なまなざしに転じることがあったのではないかと指摘する。煎薬での回虫駆除は、実質的な駆除効果と、教育的な視覚効果をあわせ持ったものであったはずであるが、Aさんの語りからは、衛生展覧会／博覧会と同じように本来目指された意図とは別様に子どもたちに受容された様子が伝わってくる。回虫保有が恥ずべき状態だととらえられるのではなく、数を競い、1匹も出なければ思わず「出た」と言ってしまうような状況が生まれているのは、まさに本来の意図を超えた結果だといえるだろう。そしてこれは本書の枠組みでは、既存の構造に対する意図のない抵抗ととらえられる。このような経験は、語りを通してこそ明らかにされ得るものである。

　もうひとつの事例を提示する。Fさん一家は、(Fさんの出生前の) 1923 (大正12)年の関東大震災の後、東京から朝鮮の「京城」[20](現ソウル)に転居する。「京

20　日本の植民地時代の名称であるので、カッコつきで表記する。

城」の小学校における肝油服用時の語りである。

> F：小学校は京城師範附属小学校ってやっぱり一流のところへ行ったわけ。半島の学習院って言われてるところね。だから試験があって試験に落ちた子はみんな町の小学校いったのよ。そこは学校としても一番開けてて、衛生状態もいいから。校医さんもちゃんとした人が来てて、看護婦さんも勤続何十年っていうようなすごい看護婦さんが。毎日肝油。私たちはおちょこにね、ちょうど昼休みに、お昼のご飯を食べる前に衛生室に行くと、おちょこに肝油が入れてあって自分でそれを取って飲むんだったのよ。ところがね、いたずらっ子がいて、一番少ないのを肝油を飲んだりね、自分が半分飲んで、[残りを]他に入れたりする子がいるんでね、ある時から並んで看護婦さんがスポイトに入れてさ、1人ずつ口に入れてさ、そうするようになったの。最初はね、おちょこに入れて置いてあったの。肝油を飲むとドロップもらって。1つずつドロップもらって。肝油はまずいから。油みたいなもんで。でね、それがね、高学年になってから肝油ドロップになったと思うの。ドロップのようになってて、なかに肝油が入ってて外側がお砂糖なんかがついててやわらかい。いつなったかわかんないけど。とにかく小学校にいる間中、肝油を飲んだって記憶がある。全員飲むの、強制的に。きっと肝油のお金なんか出してたのかしら。

Fさんの小学校は名門師範附属小学校であった。そこは「立派」な校医・看護婦がいる「ちゃんとした」小学校であったが、肝油服用の場面で「いたずらっ子」が登場する。「子どものよくあるいたずらに過ぎない」とみなされうる当該事例が提示するのは、ミクロな場面で生起するささやかな抵抗の姿である。このような衛生規範に対するミクロレベルでの抵抗やそれに対する応戦（おちょこ式からスポイト式へ）であっても（これは第1節でとりあげた、「反抗と支配、支配と反抗との不断の連鎖」といえるような、ミクロの権力関係に生じる抵抗であろう）、回虫の事例同様に、語りを通してこそ、拾い上げることが可能になるのである。

2 「健康優良児」に選ばれて——**当事者の意識**[21]

　主観的衛生経験から読み取ることのできる第2の要素として、行為や経験に対する当事者の意識や意味づけがあげられるだろう。前節でとりあげたAさんの「回虫がいないほうが恥ずかしい」との語りも当事者による行為への意味付与、解釈であるといえる。本節では、小学校時代に「健康優良児」に選ばれ表彰された経験を持つ2名（Aさん、Bさん）の語りを紹介する。1935（昭和10）年前後のエピソードである。

　「健康優良児表彰」とは1930（昭和5）年、「東京朝日新聞社内に中央審査会を、全国都道府県、台湾、朝鮮、樺太に地方審査会を設置し、台湾・朝鮮を含む全国の小学校から二月現在第五学年に在学中の、学力、体力、操行ともに優秀な男女一人ずつの推薦をもとめて審査し、表彰するもの」として開始された（ただし表彰は年度を超えたため、表彰対象児童は第6学年になる）（朝日新聞百年史編修委員会 1995）。主催は朝日新聞（東京・大阪両本社）であるが、表彰事業にあたっての広報や各府県への通達などの実務については文部省体育課が後援・協力したとされている（朝日新聞社・全日本健康推進学校表彰会 1998: 8-11）。第1回の審査で選ばれた「日本一健康児童」には、1930（昭和5）年の端午の節句の日に行われた表彰式において記念の賞碑（メダル）が贈られた。表彰式後は秩父宮夫妻、東久邇宮に拝謁、元帥東郷平八郎訪問と一大行事化され、授与されるメダルは「健康と英明を象徴する桃太郎の半身像」を彫刻したものであったため、健康優良児表彰は、以後1978（昭和53）年に廃止されるまで「桃太郎さがし」の愛称で親しまれたとされている（同前）。

---

[21]　「健康」を「衛生」との関係性において定義するならば、近代においては、健康を形成・維持する方法・技術の総体が衛生であると定義できるだろう。なお、衛生という語に代わり健康が広く使われだすようになるのは昭和前期以降である。学校衛生において、「学校衛生課」が「体育課」に改称されたのが昭和3（1928）年。この時期以降、アメリカの健康教育の理論と方法が積極的に導入されるとともに、「健康」という概念が急速に浸透していったのではないかと推定される。なお、わが国における「健康」という語の使用起源・概念史については北澤一利（2000・2003）参照。

AさんBさんが表彰されたものは、朝日新聞社主催の全国的な表彰制度と直接関係あるものだったかは不明である。Aさんの事例には朝日新聞社主催という言及がみられるが、村単位で表彰式が行われていたようであり、各地域の推薦児童として選抜されたとも考えられる。Bさんは区の教育会で表彰されているが、開始年からいって朝日新聞社主催のものとの明確なつながりは見出しにくい。1920年代以降、類似した児童の健康・身体に関する表彰事業が小規模なものも含めて特に東京を中心に行われていたとされている（石岡 2004: 68）。

　健康優良児表彰は、多くの先行研究において検討の対象となってきた（有山 1998; 石岡 2004; 鹿野 2001; 黒田 1999; 中村 2001; 山下 2001a）。鹿野政直は、この健康優良児表彰と昭和3年（1928）に始まったラジオ体操の開始とをとりあげ、新聞とラジオというマスメディアが主催した事業として、健康観念の大衆化に大きな役割を果たしたと分析する（鹿野 2001）。黒田勇は、鹿野と同じく学校体操の普及やラジオ体操の開始などの健康増進キャンペーンのなかに健康優良児表彰を位置づけ、健康を「より具体的に、そして可視的なもの」として考案されたのが健康優良児表彰であったとみる。優良児の選考過程が、身体状況や運動能力などを数量化する採点方式を採用したものであったことから、「健康は社会的に実体として客観化され、そしてそれは達成すべく競争できる価値となった」（黒田 1999: 75）。以上のように、先行研究が指摘する健康優良児表彰というイベントが近代日本社会に与えたインパクトは、〈理想的健康観念の価値化、可視化、大衆化〉という点にあるとすることができる。

　このような意味づけに対して、健康優良児として推薦・表彰された児童とその家族はどのような心境であったのか、その一端を語りは明らかにしてくれる。

　　A：あのころね、やっぱり軍国主義だったからかな、あの、「健康優良児」っていうのがあってね。聞いたことある？
　　＊表彰…、「桃太郎さがし」。

第三章　衛生経験の聞き取り　179

A：そういうのやってね、私、表彰されたのよ。
　＊そうなんですか。
A：だってお転婆だったから。
　＊その選考基準は、足が速いとか？
A：体力的なこととか、性格もあるんでしょうね。それから、学業もまぁまぁついていけるとか、そんなようないろいろな面から学校で決めて、出してくれたらしいのよ。朝日新聞か何かでやっていたわね。
　＊そうですね。やっぱり嬉しいものですか？
A：うーん、なんか面映ゆかったわねぇ。なんかこんなバッジみたいのもらってね。それから賞状みたいのもらってね。
　＊家族はお喜びになりましたか？
A：そうそう、家族は喜ぶね、両親はね。そんなことがありましたね。

「お転婆だった」とするエピソードは、小学生時代、「高原や川原を股にかけて飛び回って遊んでいた」「かけっこでもドッジボールでもぜったい男の子には負けなかった」「足も速くてリレーの選手をやった」という他の語りのなかにもよく登場した。Aさんは自らが健康優良児に選ばれた要因を、体力・性格・学業に求めている[22]。そして表彰されたことに対しては本人は「面映ゆかった」と感じているが、両親は喜んだことが語られる。続いてより詳細なエピソードを語ったBさんの語りを引用する。

B：[私は]割合と体が丈夫で。私ね、小学校の時「健康優良児」だったの。
　＊表彰されたんですか？
B：小学校6年の時に。神田で。

---

[22] 朝日新聞社主催の健康優良児表彰では、予選通過者の選抜が進むにつれ、精密な健康診断を受けることになったとされる。身体状況（発育や疾病の有無）や運動能力（短距離走のタイム、幅跳びの距離等）に加えて、学業成績や操行、さらには家族の既往症、家業、経済状況まで選考基準に加味されることになる（朝日新聞社・全日本健康推進学校表彰会編1998: 11-12）。「健康優良児のイメージ」を検討した石岡は、「身体が健康であれば、知能や徳性も優れている」という言説が成立していったことを指摘している（石岡2004: 72）。

＊朝日新聞の主催で？
B：なんかそんなんでね。健康優良児だったのよ。それでね、あんまりだから病気しなかったんだわ。
＊何か貰えたりするんですか？　健康優良児になると。
B：なんかこんなメダル。どっかにあると思うんだけど。メダルをもらった。べつに出したことないですけどね［笑い］。
＊それは嬉しいものなのですか？　健康優良児として表彰されるのは。
B：いやでも、学校から1人か2人しかいかないから。なんか表彰でどっか行きましたよね。
＊本人より、周りの先生とかご家族が喜ばれるとか。そうでもない？
B：そんな別に祝ってもらった憶えないですよ、全然ないです、全然［笑い］。
＊じゃあ、メダルをもらっても別に大して？　うれしくも？
B：はい。
＊もらったな、くらい？
B：そうそう。ただ、私は体に自信があるんだなとは思いましたよね。自分で。
＊でもやはりそうやって表彰していることを思うと、「健康」というのが大事だという風にされていたんですかね。
B：そうよね。そうよ、なんか区でやっていたからね。各学校から何人かずつ選んで。そういうあれだったわよ。私、薬飲んだことない。盲腸くらいはやったんですけどね。あんまり病気らしい病気はしたことないんですよね。

　Bさんの語りを追っていくと、表彰された際の心境の表現は語りのなかで変化することがわかる。まず、優良児童は「学校で1人か2人」にすぎない貴重な存在であること（人数はのちの語りのなかで訂正される）を前提しつつも、特に感慨もなく、周囲の大人に祝ってもらった記憶もないと語る。しかし、優良児に選別されたことから自分の身体には自信が持てる、すなわち丈夫であるという表象が形成された。その後の無病息災（大病を患ったことや薬を飲んだ経験がないこと）も身体の丈夫さに結びつけられており、優良児表彰で得た自

己の表象が聞き取り調査時にも保持されていたとみることができる。

　　B：私どこかにメダルあるんだよなぁ。なくなっちゃったかしら。[引き出しをさがしながら]どっかいっちゃったかな。大事にとっておいたんだ、これは「私の一生の宝」なんて[笑い]。
　　＊でもやはり「宝」って言うような？　宝物っていう意識はあるんですね。
　　B：うんうんうん、そうかもしれない。これかな…。ほら、あった！　そうよ、みて！[机に出しながら]ほら。ほら。「＊＊＊子」って、これ私なの。
　　＊ほんとだ。
　　B：○○小学校。このときでも1，2，3…6人出てますね。2人じゃなくてね。
　　＊あ、神田区なんですね。
　　B：昔は神田区っていったのかな。昭和12年よ。
　　＊ということは、11、12歳ごろですよね。
　　B：6年だと思う。でもこれは恥ずかしいからあんまり◇◇[Bさんの夫]にも見せないようにしてたの[笑い]。
　　＊[紙を見ながら]「教育会健康優良児表彰者名簿」
　　B：ずいぶん学校いっぱいあったのよね。神田だけでも。ね。
　　＊でもBさんが一番最初に名前出てますね。この二重丸というのは何でしょう。
　　B：「総代」って書いてありますね。総代になっているんだわ、一応。憶えてないけど、何にも。そのわりにあんまり騒がれなかったわ[笑い]。
　　＊じゃあ、メダルもあったんですかね？この紙が置いてあるということはメダルも置いてありそうですね。
　　B：[引き出しをもう一度さがしながら]なんかメダルを持っているような気がするんだけどなぁ。[しばらくさがす]
　　＊それみたいですね、メダルっぽい。
　　B：なんて書いてある？　これみたいよ。ほら、違う？
　　＊「健康」って書いてありますね。
　　B：あった！　やっぱしもうちょっと大事にしなくちゃ、だめね[笑い]。
　　＊「第一回健康優良児童」「神田区教育会」「昭和12年」。

B：それしかないの。他に何にも。写真も何もないわ。一応メダルもらったのは憶えてるのよね。

＊「第一回」ってことは、第1回目の優良児ですね。

B：そうかもね。区できっとやったんでしょうね。神田区って書いてあったわね。千代田区じゃなくってね。

＊[メダルは]かわいらしいですね。小さくて。

B：本当だ。今度じゃあ子どもたちに見せよう。子どもたちは知らないの。「健康」って書いてある、ちゃんと。

　Bさんは居間の箪笥の引き出しのなかに当時のメダルが保管されているかもしれないと探し始めた結果、すぐにそれを見つける。優良児に選出されたことに対して特に感慨もないとは言いながらも、嫁ぎ先に持参し、現在まで保管していたのである。自分の宝物という認識がある一方で、すでに死別した夫や子どもたちにはメダルを見せず、表彰されたことは秘密にしていた。その理由を「恥ずかしいから」と説明している。表彰をきっかけに自分の身体に自信を持ち、記念メダルは大事にとっておく一方、家族には秘めておく。その相反する気持ちは、Aさんの「面映ゆかった」という気持ちと共通性があるといえるのではないだろうか。健康優良児表彰は子どもたちに身体状況や運動能力等を競わせ、「健康な身体」を誇るべき身体、価値ある身体として国民に提示する事業であったと解釈されているが、当事者である2人の語りからは、誇りや価値というポジティブな自負心や自尊心のみには還元できない、より複雑な感情をもって体験されていた可能性が見出せるのである。

　一方、表彰される健康優良児をまなざす側としての経験を語ったのはP氏である。香川県の農村出身であるP氏は1918（大正7）年生まれであり、Aさん、Bさんよりは世代が若干上になる。小学校時代は1930年ごろには終わっているはずであるから、P氏の語りのなかの2つの健康優良児表彰のうち、前者は朝日新聞主催のものとは直接関連性を有しないものと推定できる（後者は朝日新聞社主催の表彰である）。第3次調査においてインタビュー前に行った

質問紙調査で、P氏は「健康優良児表彰について何か記憶はあるか」という設問に対して次のように回答していた。

「小学校5年の時と思いますが、六年生の上級生で、県の「健康優良児」に選ばれ校長先生が『大変名誉なこと』と朝礼の時その児童を朝礼台に校長先生と並んで紹介した覚えがあり、羨ましく思ったことがあります。」

これを受けて、P氏が語ったのが以下の引用にあたる。

＊5年生の時に6年生の上級生が香川県の健康優良児に選ばれて？
P：そういう子がおりましたね。はっきりと誰だったかは思い出せないんですけれど、学校の校庭で先生がその子を立たせて、校長先生が何々君が健康優良児に選ばれた、皆もこの子に倣ってよく体を鍛えろっていうようなね。どういう基準で誰が審査したのかそこまで知りませんけども。まぁひとつの基準があってそれに当てはまったんでしょうけど。身長、体重、胸囲、疾病、色んなものから総合して決めてたんでしょうけど。相撲協会で「神風正一」っていうのかな、私より2つ下かな、それが隣の町の出身なんですけど、関脇まで行って相撲でいわゆる解説を長いことね、神風って、解説がうまいというんで有名な。かなり年配まで、亡くなる近くなるまで。その人健康優良児でね、大きく新聞にも出たのを憶えてるんですよ。私より2つ下でね、小学校5年生くらいの頃かなぁ。

P氏の語りのなかでは健康優良児がふたり登場している。1人は校庭で表彰されていた児童であり、1人は後に大相撲力士となった隣町の児童である。質問紙では、健康優良児に対して羨望の念を抱いたことが記述されていたものの、聞き取りでは特にそのようには語られていないことが注目される。

3　啓蒙教育の記憶——**教育と身体化の隙間**

主観的衛生経験を検討する意義の1つとして、行為者の実践が時に規範の

所与の枠組みからはみ出したものになりうることを示すという点を先に述べた。このように衛生経験の語りは、必ずしも教化・啓蒙内容が受容者側に内面化され、彼らの実践に反映されていたわけではない事例を提供してくれる。

　子どもにとっての衛生教育とは、公的なものと私的なものとの2つの位相に弁別することができるだろう。公的な教育は、学校教育および各種啓蒙団体（明治期であれば大日本私立衛生会、大正期以降はトラホーム予防協会や結核予防協会等あるいは医師団体）によって提供されたと考えることができる。また私的なものとしては家庭内のしつけがある。

　まず公的な教育であるが、小学校教科書中には衛生的な啓蒙内容が頻出し、修身や国語では道徳的内容、理科では身体の構造など生理学的内容が記載されていた。学校教科書は国定制度が導入されて以降、第5期まで4度の改定を経るが、例えば1933（昭和8）年以降使用された第4期の修身教科書には、歯を磨くこと、爪を伸ばさないこと、早寝早起きをすること、過食偏食を慎むこと、運動で体を鍛えることなどが望ましい衛生的規範として掲載されている。学校医・学校歯科医や学校看護婦による日常的な生活・身体管理も公的な衛生教育に含まれる。1920（大正9）年以降、学校医の職務規定が改正され、児童生徒およびその親に対する衛生講話が職務に包含されるようになった。小学校や地域社会で行われた衛生展覧会や幻燈会などのメディア・イベントも、児童生徒だけではなくその家族も射程に含めた公的な衛生教育であったといえる。

　しかし聞き取りにおいて、公的な衛生教育について何らかの記憶を語った対象者は少なかった。そのなかで、幻燈会の記憶を語ったAさんの事例を引用する。

　　＊もともと手を洗う習慣もない子どもたちに、そういうことを教える、清潔じゃなきゃだめだっていう観念を教えるっていうのは、特に昭和の初期のころとかはどうやって教えたのかなと。
　　A：私はね、だからね、当時はね、ビデオなんかないからね、幻燈。幻燈でね、

受けたことあったわね。でも果たしてどれくらいそれが浸透したかはわからない。それはそうか、ってこと。そうやればいいんだね、ってことでね。自分は別［笑い］。

　一方で、公的な衛生教育、ここで例示するのは口腔衛生の歯磨教育であるが（第二章でも言及した「歯磨体操」である）、それが習慣として身体化、ハビトゥス化されたと語ったEさんの事例もある。

　E：私の＊＊小学校は、3年生から行った学校は「歯磨体操」というのがあったんですよ。それがすごくね、良かったと思いますね。先生が真ん中に立ってね、みんなコップと歯ブラシを持っていったらしいんですよ、1ヶ月に1回か、2回か。なんかそれを憶えてないんですけどね、それでね、大きなこんなのを先生が持ってね、こう磨くというのを、そしてこっちはこう磨くというのがね、そこで習慣がつきましたね。結婚した時主人がすごくよく磨くんだけれども、よくよく見たら歯に斜めの筋がつくくらい。だからそれよくないと思うわよ、私たちはこうこう、こうこう［歯ブラシをもって動かす真似をしながら］ってね、歯に沿って習ったって。［夫が］ずいぶんいい小学校を出たんだなっていうけど、ただの公立。
　　＊それは全国的にやってたわけではなくて、そこの公立小学校が？
　E：そこの校長先生が良かったんだろうと思いますね。
　　＊教えるのは保健婦さんではなく担任の先生がやるんですか？
　E：なんかね、その週の男の先生がいるわけでしょ、だから受け持ちの先生ではなくて、いつも違う先生が上がってはね、「はい、歯磨体操の日です」って言ってね、「お水［を］配って」って言ってね、それでハイあげてとか、言ってね。歯磨粉はつけなかったような気がしますね。前の歯とか、奥歯とか、今度は下の歯とか、言ってね、とってもそれが良かったと思うの。全部1年生から6年生までね、結構大変なんですよ、水を配ったりね、コップがいるし。だから歯ブラシを忘れないようにして行った記憶があるし、それで［歯磨の］習慣が上手について。主人はいい小学校行ったん

だなぁって感心してましたけど。だから私、子どもにはそういう風に教えたんですよ、そしたら今は［磨き方が］違うのね。歯ブラシも小さいのがいいっていうし。歯のつけ根のとこちょちょちょと［磨く］。

　Eさんは小学校時代に受けた歯磨訓練を、今でも非常に肯定的にとらえ、評価している。そして「子どもにもそういう風に教えた」と、世代を超えて母から子へと自らの衛生知識を伝承していたことが語られる。
　以上に紹介した相反する両事例をみると、「衛生知識として知ること」と、「その知識を実践に活用する・習慣化すること」とは同義ではないことがわかる。啓蒙者側が期待していたほどには幻燈会の啓蒙効果はあがらなかったかもしれず、啓蒙教育と身体化との関係性の批判的考察という課題が提起される[23]。衛生経験の身体化という主題には、第五章で取り組むことにしよう。
　一方、私的な教育としての家庭における衛生教育・しつけは為政者側からも期待されるものであった。家庭から学校に病が持ち込まれると、多数の児童の共同生活の場である学校で伝染病が伝染拡散する可能性があるからだけではない。序章で明らかにしたように、子どもの健康や育児に対する関心を喚起することで、家庭は医療化（家族成員に母親を通じて衛生規範を内面化させ、また必要な時には医師等の専門家のアドバイスに従うという意味での医療化）の拠点とされたからに他ならない。特にそのターゲットとなったのは、母親が家事育児に専念することの可能な新中間層家庭であった。新中間層家庭の母親が実際にいかなる衛生実践を行っていたのか、医療化の拠点となりえていたかは次章（第四章）で検討することにする。

4　家族員の衛生‐医療実践——**医療の多元性**

　前項にも関連するが、主観的衛生経験についての語りを検討する意義とし

---

[23]　ただし、幻燈は「観る」という視覚を通した啓蒙、歯磨体操は実際に「磨く」という実践を伴う啓蒙であるという違いがある。明治期に盛んに行われた視覚化の啓蒙が、大正後期から昭和初期には歯磨訓練を中心とする実践型の啓蒙に変わっていく様相を指摘することもできよう。

て最後に指摘できるのは、聞き取りの対象者の行為や実践だけではなく、その家族の実践も記憶として語られるということである。ここから家族員の衛生実践、病の治療実践、受療行動が明らかになる。特に対象者の母親（多くは明治生まれ）の衛生実践が語られる頻度が高いことも付け加えられる。とはいえ、母親のみが衛生管理に携わっていたわけではないことも衛生経験の語りは明らかにしてくれる。例えば、母親が病弱であった時、あるいは死別している場合、母親の代わりの役割を姉妹や祖母等が務める場合がある。

また、衛生経験の語りの検討は、医療・衛生実践に対する水平的な分析アプローチとみなすことができる。水平的アプローチ (the horizontal approach) とは、過去の社会における広範な病気と健康の問題を検討する視角であり、ある単一の病気に絞って歴史を見る垂直的アプローチ (the vertical approach) と対になる概念である（鈴木2008）。衛生「経験」の語りは、対象者が語る多様な衛生実践、治療実践が含まれている。このような実践は、対象者が正統医学（近代西洋医学）だけではなく、複数の選択肢のなかから、健康形成や病気治療を選び、実践していた医療の多元性という様相を明らかにしてくれるものである。

具体的に検討しよう。前述のP氏は農業兼石工であった父親のもとで生まれたが、実母をインフルエンザ（俗称「スペイン風邪」）で出生直後に亡くしている。そのため、16歳年上の長女がP氏の養育を担当していたが、姉は結婚し、実父は後妻を迎える。しかし継母も体調を悪化させることがしばしばで、自宅療養の末に死亡している。そのためP氏は小学校卒業後、兄嫁が実家に嫁いでくる18歳ごろまで継母の看病をしていたと語る。以下に引用するのは、村に蔓延した十二指腸虫に関する話題をきっかけとして、家族員がどのような治療行動をとっていたかについて語った部分である。かなり長いが、原文のまま引用する。

　　P：私 [質問紙に] 十二指腸虫のこと書いてます？
　　　＊はい。

P：あれはねぇ、うちの家族みんなかかったんですよ。私はかからなかった。なんか元気ないなぁとみんな顔色悪くなるしね、それで医者行ったらこれは十二指腸虫やと＊＊という［名前の］お医者さんが技術的にはさほど名医でもないのに、十二指腸虫に限っては、＊＊さんって言うたら的確になにしてくれる、よそからもわざわざそこでね。藪医者言われてるのにね、十二指腸って言うたら効きましたよ。

＊薬を飲むんでしょうか。

P：薬。うちの親父もやし、兄貴も。近所のみんな、集落の全体に広がったんですね。

＊50歳くらいの時にお父さんがお医者にかかられたということは、小学生くらいのころの経験？

P：そうですね。大きな疫病が流行して村で騒いだて言うような経験はありませんけどね。

＊町医者っていうのはそんなに多くはないですよね？

P：うちは無医村じゃないだけでも助かったん。もう1軒あったらしいんですけど、その人は町に出て行ってしまったんです[24]。一時はお医者さんが2軒あったんですよ。まぁ＊＊っていう人も当時の医学専門学校ですね[25]。

＊やはりでも、何かよっぽどのことがない限り、医者に診てはもらわず？

P：そうですね。たいていもう熱が出たというたら、それも薬草を、あれなんて言うんやったかなぁ、母親なんかが聞いてきて。熱とり。「いかのつる」？ 山の小さな木なんですよ。低木のね、丸い小さな大豆潰したくらいな青い葉っぱがついた。それを葉っぱのまま採ってきて、煎じて飲むと熱とりになるとか。ほんとの名前はなんていうか知りませんけど、「烏賊薬」。海のイカが煤(すす)をつくるのにそれを切って海に沈めるとイカが集まってくるとかいうような。ほんとかどうかわかりませんけどね。そう

---

[24] 大正後期から昭和初期の深刻な経済不況により、農村地域の困窮化が進むと同時に開業医は生活の安定を求めて都市部に流出していった。無医村数は1923（大正12）年に全町村の16%であったのが、1934（昭和9）年には29%まで増加している（金子 1999: 37-8）。

[25] 語りに出てくる医師は、町誌によると、大阪高等医学専門学校(現大阪医科大学)を卒業後、1923（大正12）年より開業し、小学校校医、村医を務めていた。この医師が開業するまでは無医村だったとされている（白鳥町史編集委員会 1985）。

いう草ではない木ですね、山へ採ってきた覚えがあります。［義理の］母親も結局結核で死んだんですけど。熱がよく出てましたですね。医者にいちいちかかってもおれないんで。

　＊置き薬は富山とか？

Ｐ：富山の置き薬はずっとまわってきてました。それと奈良の大和の「はらはら薬」[26]というのがあったんですよ。これ置き薬で、これもお腹、胃腸の整腸剤だけじゃなくって他の熱取りだとか、なんかの薬も一緒に入ってたように思いますね。それは富山ほど正確に、年に定期的にきっちりくるようなことはなかったと思います。時たま不規則に。

　＊玄関先で、その富山とか、はらはらをやりとりされるんですか？　それとも家のなかまで？

Ｐ：家のなか入ってくるんです。薬箱調べてね、山伏の被いみたいなね、ちょうどこれくらいの引き出しになってるんですよね。四角い。背負ってね。1軒1軒尋ねてくるんです。古い薬袋を調べて、この前置いた数量と現在の数量との差が飲んだ薬になるんで、それ計算して薬代を払う。そのとき必ずお土産として子どもにね、風船、紙風船よくもらいましたよ。2つくらいもらいましたよ。

　＊子どもは歓迎する？

Ｐ：そうそう。そうですね。じぃーっと見てましたよ。最後にくれるんですね。先にくれないで全部すんでから。

　＊お茶を出したりするんですか？

Ｐ：そうですね。お茶を出したり。なかには休憩時間かなんか、お茶飲んで、あり合わせの茶菓子でもしゃべりながら食べていろんなね、まわっとったらいろんな話しとったみたいです。私らあんまり聞かなかったけど。

　＊毎年くる人が同じだと知り合いになって？

Ｐ：だいたい同じ人だったんですよ。ずっと。

　＊他の家々の話とかもよく知ってたりとか？

Ｐ：そうです。私らの田舎に帝國製薬って、Ａっていう町に製薬会社つ

26　複合胃腸薬である「翁丸（おきながん）」の通称と思われる。

くっとったんです。そこでもやはりお腹痛の薬だとか熱取りだとか、それを北海道とか東北の方へ行っとったらしいですよ。うちの姻戚には同じ＊＊一族ではあったんだけれど、＊＊某が北海道で居ついてしまったんですよね。帝國製薬の薬を売りに、毎年帰っては売りに行っとった。置き薬を置き換えに。そのままいい人ができたんか、北海道についてしまった。それでたまに私が子ども連れて帰ってきた時に会ったこともありますから。そういうのもあったんですね。
　＊自分たちで作る煎じ薬と置き薬と、どちらの方が比重が大きいんでしょうか。
P：そうですね、置き薬は経済的にも損だから煎じて。常時ねぇ、肋膜や結核やいうて、[義母は]結核だったんですね、最後。熱もあんまり下がらなかったんか、よく義理の母親は病身でよく寝ていましたね。
　＊義理のお母様が寝ているときに、煎じ薬をつくってくれるのは？
P：僕が作った。
　＊子どもが。[薬草を]採りにいくところからご自身が？
P：ええ。寝ついたのは…私が15,6歳…16歳の時にはもう亡くなりましたね。小学校の5年生くらいからよく「鯉の生き血」言うて鯉を買いに行ったり[笑い]、ほんま、「鯉の生き血」言うてねぇ。鯉を養殖しているところに、2キロくらい離れた農家に池があって、そこで鯉をたくさん。そこから鯉こうてきて、血を受け皿で採って飲ませたというか、おかん自分で飲んでましたねぇ。
　＊自宅で療養されてた？
P：ええ。最後は母親の実家で亡くなりましたけどね。実家が徳島にあって。その結核が最後は腸へ来て、腸結核で亡くなったんです。肺結核から腸結核、死因は直接は腸でしょうね。親父も感染しとったんですね。結核まではならずに肋膜でおさまったんでしょうか。治ったんです。私自身がね、自分で気づかないんですよ。今でも古い影が。現在はれっきとした肺癌ですが、私。去年の夏に入院してね。検査したら立派な癌ですって[笑い]。今は放射線治療で一応抑えて。それで完全に治るものじゃないんですけどね。一時、癌細胞の増殖を抑えるというか。増殖を抑えて

るんです[27]。それが効かなくなったらまた［不明］。その前に肺結核をやっていると、自分で気づかないうちに。兵隊検査でね、言われて。「え、僕、そんなの罹ってません」「ちゃんと出てるじゃないか、写真に！」

＊じゃ、その時、レントゲンは初めて、徴兵検査で。

P：レントゲンというのは、その前に会社勤めもしたことあったけど、健康診断でレントゲンやってないねぇ。そのとき初めてだねぇ。昭和14年でしたわ。知らないうちに罹って、いつの間にか治ってる。

＊お母様が結核になっていると、うつらないようにとか気をつけることとか？

P：結核だとはっきりと医者にも診てもらってない。今考えればそうだなって。咳をしとるし、熱は出てるしね。体力も落ちてきとるし。亡くなって初めて腸結核という死因が。医者の診察受けて、結核だと診断されたという感じじゃないわけです。自分でね、結核だと思ってなかったかもわからないし、本人は。

＊じゃあ熱を取るような煎じ薬を飲んでいたというような。

P：そうですね。

＊その煎じ薬の選び方とか煮出し方というのはどうやって？

P：伝承というか、口から口へ、田舎のことですから、いわゆるどくだみは胃腸にいいだとか、ユキノシタは耳垂れにいいとか、ふきの葉を揉んで傷薬になるとか、まぁ色んなことを言って、蓬(よもぎ)の汁も。怪我をした時には蓬の汁をかけてかやで縛っといたらええわ、とかね。耳垂れの時にはユキノシタって、よく井戸の周りに生えとるあれをね、揉んで。熱とりにもね、もっと他に熱取りの薬…日陰に生えとるやっぱり草があったんですけどね…忘れてしまったですわ。

＊何が何に効いてっていうのは何となく伝わっているもので、皆知っていたということですか？

P：そうですね。その地域の人たちは誰彼ともなく伝承されて。山野草から薬を求めて。薬草園に行ったらわかるかもしれんですけどね？

---

[27] Pさんはこのインタビューのおよそ2ヶ月後に他界された。

西洋医学	民間療法	配置薬	民間療法
(村の開業医)	(山野の薬草)	富山、大和	鯉の生き血
十二指腸虫	熱取り	帝國製薬	薬草
＜父・兄＞	＜継母＞		＜継母＞

図3-1　P氏家族の衛生戦略

　以上のP氏の語りに現れた家族の衛生戦略を、ひとまず便宜的に語られた順に整理すると（図3-1）のようになる。
　まず、十二指腸虫では父、次いで兄が十二指腸虫の治療実績で有名な村の開業医にかかっていたことが語られる。この点に関して、対面調査前の質問紙では以下のように記されていた。

　「父が50歳くらいのとき、体がかったるく顔色も悪くなり、食欲も仕事に取り組む意欲も減退してきたのでした。人に勧められて渋々村の医者に診察してもらった処、『十二指腸虫症』とのこと、与えられた薬を飲み1ケ月程の通院で、すっかり元気を取り戻しました。ところが続いて兄も同じ症状で体力がなくなり、父同様の医者の手当てで忽ち快くなりました。話によると、この地周辺では、同じ症状の患者が多く、それ等の人はほとんどが、この村医に依って治してもらったとか。誰からともなくこの医師を『十二指腸虫』の名人との評判が立ち、近隣町村からこの医者に診て貰いに態々通う人も多くなったそうです」[下線引用者]

　初めに、医師の評価に着目したい。語りのなかの医師と質問紙のなかの医師の評価にはギャップがある。質問紙では、村に蔓延した十二指腸虫症から父や兄を救った医師、近隣町村にも評判になるほどの名医として好意的な評価が下されているように受けとられるが、語りのなかでは、「技術的にはさほど名医でもないのに」「藪医者いわれてるに」と表現され、その評価は必ずしも高くはない。続いて、正統医学である医師の診療を受けるという行為は、

十二指腸虫が疑われたからであって、日常生活においては非常に限られたものであったことが語られる。この点に関して、質問紙にも同様に「村に校医でもある医院はありましたが、生家を含め貧しい農家の多い集落で、余程でないと医者に診て貰[ママ]ず、風邪や腹痛ぐらいなら"置き薬"か、常備の山菜で摂取した薬草を煎じて飲み、しのいでいました」と記述されている。実際、継母は結核で亡くなったとされているが、生前に結核であるという医学的診断を下されていたわけではないことが明かされる。そのため治療は主に本人ないし家族員独自の判断に基づいた民間療法によるものであり、それも山野の薬草から鯉の生き血といった俗信的なものまで活用されていた。熱取りや腹痛用の配置薬も利用していたが、常に病身で床に伏せていた継母にとっては「経済的にも損」であるという認識があり、P氏家族の衛生 - 医療戦略は、煎じ薬（民間療法）→配置薬→正統医学という優先順位になっていたことが明らかになる。

　この多元的医療実践の選択を、P氏の居住地や農民という社会階層、あるいは医療へのアクセシビリティーとの関係性から解釈することは可能であろう。しかし、ここではその点に踏み込まず、次章の新中間層の衛生戦略において検討していきたい。

　以上、本節ではインタビューデータの全体的・俯瞰的レビューから、主観的衛生経験を検討することにより導き出すことが可能な視角を抽出することを通して、本研究において口述資料をとりあげる意義を提示した。

第4節　小　括

　次章以下において主観的衛生経験を主題化するために、本章ではまず「抵抗」「ハビトゥス」「戦略」という分析概念を詳細に検討した。次に口述資料を採用すること、およびデータ収集の方法を明らかにし、さらに実際のデータを提示することで主観的衛生経験から導き出しうる視角を抽出してきた。

　その視角とは、第1に、行為者の実践が明確な意図はなくとも規範の枠か

ら外れる場合、あるいは意図的な目的のずらしとなる場合があること。これらは行為者の実践を規定する客観構造への無意識的な抵抗になり得る。第2に行為・実践に対する当事者自身の、時にはアンビバレントであったり混乱した意識や意味づけを検討の対象に含むことができること。実際の行為者は、必ずしも統合された自己概念に還元されるわけではない。第3に衛生に関する教化や啓蒙の内容が常に受容者側に内面化され、彼らの実践に反映されていたわけではないこと。そして第4に対象者自身のみならず、彼／彼女らの家族の実践についての語りから、家族員の衛生実践、病の治療実践、受療行動、それらの経年変化や多元性が明らかになること。以上が衛生経験についての口述資料に着目することによって開けてくる視角であり、聞き取り調査という方法が、受容者自身の行為実践の分析という本研究の問題意識に応え得る資料となることが示されたといえる。

　次章では、新中間層に属する親子の衛生経験に焦点化し、特に家庭のなかでの母親がいかなる衛生実践を行っていたのかについて検討する。この作業を通して、第1の視角である行為者の衛生実践が既存の権威や構造への無意識の抵抗になりえていた可能性や、第4の視角である調査対象者の家族員の衛生実践を明らかにすることにつながるだろう。さらに第五章では、第3の視角すなわち衛生規範の啓蒙および教化と、それらの身体化の関係について批判的に検討したい。同時にここにおいても、他の3つの側面を見出すことができるはずである。

第四章　新中間層家族における母親の衛生戦略

　本章では、「新中間層」に該当する女高師卒業生の語りをもとに、1930年代前後の新中間層の母親たちが、いかなる衛生実践を行っていたのかを検討する。女高師卒業生（第1次・2次調査）を分析対象とするのは、以下の3つの理由による。第1に、新中間層のなかでも女高師入学という共通性を有している点で、同質性が高いと判断したこと。第2に、調査者と対象者の関係性から家族構成を含む詳細を語ることに抵抗感が低かったと思われること（年の離れた同性の後輩に対して、対象者は非常に友好的に接してくれた）。第3に、母親の衛生実践が積極的かつ能弁に語られたこと、である。

第1節　新中間層家族における母－子と衛生

1　新中間層の再生産戦略としての衛生

　序章で述べたように、近代家族論が明らかにした明治以降の近代家族の変容は、①家族の国家の基礎単位化、②家族の私的存在化、③近代的性別役割分業、にまとめられる（小山 1999・2003）[1]。そして明治末期の1910年代に登場

---

[1] 落合恵美子はアリエスに代表される欧米の社会史研究をもとに〈近代家族〉の特徴を歴史社会学的見地から理念的に取り出すと以下の8点にまとめられるとしている（落合 1989: 18）。①家内領域と公共領域との分離、②家族構成員相互の強い情緒的関係、③子ども中心主義、④男は公共領域・女は家内領域という性別分業、⑤家族の集団性の強化、⑥社交の衰退とプライバシーの成立、⑦非親族の排除、⑧核家族。

してくるとされるのが「新中間層」であった。父親は、学校教育を媒介として獲得された近代的職業である官公吏、教員、会社員、銀行員など俸給制の仕事に就き、母親は専業主婦という形態の家族である（同前: 39）。そして、この新中間層は学歴社会の形成とともに生まれた「教育する家族」（広田 1999: 70）であった。それまでの時代よりいっそう、子どもの教育としつけの担い手役として母親が前面に登場すると同時に、子どもは家庭のなかで注意深い監視と保護を受ける存在になっていく（沢山 1986・1990ab・2007）。

　近代家族論の議論を踏まえると、新中間層家庭における〈母親―子ども―衛生〉の関係性をどのようにとらえられるのか。それは子どもに対する母親の濃密なまなざしのなかに、わが子の身体の管理・保護という課題が高い優先順位として立ち上ってくるという事態から説明できる。常に子どものいる環境への配慮を怠らず、教育的なまなざしを向ける親たち。広田照幸はこれを、フーコーの規律＝訓練型権力の視線と重ね合わせている（広田 1999: 69）。序章でも論じたように、社会学的先行研究は、フーコーやドンズロの提出した視点に基づき衛生と親子の関係を分析してきた[2]。例えば山下大厚は、母親自身が専門家のまなざしを内面化して己のまなざしとしつつ、自身の子どもの発育の状態と育児法を監視する態度を生み出すことによって、母親を医療・衛生のネットワークに組み込み、そのもっとも忠実なエージェントとしたと論じている（山下 2001b: 14）。同様に山本起世子も、明治期の家庭衛生論・小児衛生論の内容分析に基づき、「女性は清潔という規範を遵守し、子どもを中心とした家族の健康を管理する主体」となるべきこと、医師の助手となった母親による子どものしつけを通して、「国家的・公共的視点にもとづく身体の自己規律の態度を内面化」させられる存在となったと述べている（山本 2000: 57）。
　しかしこれらの先行研究は、なぜ母親たちが進んで子どもを衛生的にケア

2　一方、沢山はフーコーの主体化論ではなく、新中間層の母親・父親たちを、近代家族のジェンダー規範を内面化し、専門家の提示する子育て規範に絡めとられていく存在として、「主体性の喪失」として描いている（沢山 1990ab・2007）。

第四章　新中間層家族における母親の衛生戦略　197

する存在になるのかについては積極的に説明しない。なぜなら、特定の意志のない関係構造としての生権力が母親を服従＝主体化したと考えるからである。これらの知見には、確かに近代家族における母親役割と子どもの衛生の関係性への重要な示唆は含まれてはいるものの、フーコーやドンズロのモデルを借用したあまりに斉一的、理念的な解釈にすぎないのではないだろうか。わが子に対して濃密な配慮とまなざしを注いだ母親たちが当時の社会にあって決してマジョリティではなかったことを考えれば、この母親たちの衛生実践を階層構造のなかに位置づけて考察しなおす必要がある。

　ここで触れておく必要があるのが、1910年代から20年代の新中間層の家庭教育実践を再生産戦略として分析した高橋準の研究である（高橋1992）[3]。高橋は「家族教育」と「家庭教育」を区別し、後者を学校教育の補完・補助としての性格を帯びたものとする。すなわち家庭教育を、新中間層の親たちにとって子どもが学校教育で成功する（他人より抜きんでる）ため、あるいは学校教育の残余を補うためのものと位置づけている（同前：382）。そのうえで、高橋が指摘する新中間層独自の再生産戦略は、①少子化によって投資効果を高めること、②家族内の情愛規範が親の配慮を増大し、正統化すること、③母親が子どもの生活全体を教育として位置づけ子どもと向き合うこと、④教育の努力は、学校制度を通じて獲得した教育上の資格によって達成されること、の4点にまとめられる（同前：384）。これらは重要な指摘ではあるが、近代家族論や新中間層の社会史が明らかにしてきた知見を超えるものではない。さらに高橋は、「科学的」な知識を動員することで、「新中間層の生活のあらゆる領域で自分自身の身体と生活の対象化と監督が求められるようになる」として、フーコーの生権力、規律＝訓練型権力を参照する（同前：384）。結局、新中間層の再生産戦略は、「権力関係への服属であり、同時に、『近代科学』や専門家の管理への服属でもある」と結論づけられてしまうのである（同前：

---

[3]　高橋は「再生産戦略」を「労働力再生産の領域で行われる実践のパターンの総体」であり「この戦略は市場能力の再生産を確保するという目的を持つ」、しかし「この目的は必ずしも各行為者によって意識されるものでない」と定義付けている（高橋1992: 387）。

386)。高橋の議論は階層間の戦略の差異を中心に据えたものであるとはいえ、理念的な水準にとどまったままである。フーコーの権力論に戦略概念が導入されても、最終的に新たな知見は付与されていない。新中間層という階層全体としての戦略に注目する限り、「戦略」は大文字かつ抽象的なまま、宙に浮いてしまうのである。

　一方、柴野昌山や天童睦子らによる育児戦略の研究 (天童編 2004) にも言及しておかなければならない。柴野らは、バーンスティン (B. Bernstein) の権力論・象徴的統制理論を理論枠組みとして採用し、近代から現代にかけての「育児資源」としての「育児言説」の実証分析を行っている。バーンスティンの複雑な象徴的統制理論にはここで詳しくは立ち入らないが、柴野によれば、「知識が権力と統制を通して構造化され、作用者との相互作用過程において具現化される関係的視点を重視」する立場にあり、「権力関係が、言説を相互に類別し、カテゴリーに区分すると同時に、その区分を正統化し、伝達することを通して秩序をつくりだすという一連のプロセスに注目する」文化伝達論であるとされる (同前: 218)。そのため育児言説が分析対象に据えられているのであるが、それでは、育児言説と育児戦略の関係性はどうとらえられているのか。当該研究における育児戦略は、育児の担い手である親の産育意識、しつけ方、教育投資といった育児意識と育児行為の総称であるとともに、ブルデューを参照し、親自身にも明確に意識されない社会に構造化された暗黙の戦略を指すと定義されている (同前: 8)。さらに、その親の育児戦略を支える資源として「育児言説 (育児雑誌・育児書)」に着目するという流れになっている。

　著者たちが表明するように、育児メディアを分析対象とする当該研究の意図は、社会構造のなかでの育児雑誌・育児書の機能を明確にする作業を通して、育児知識や育児言説の生成・伝達のプロセスを把握することにある (同前: ii)。そのため「日々の具体的・実践的な育児行為のレベル」は言説によってのみ把握され、ブルデューを理論的に参照しながらも、非言説実践や個人の具体的な実践は主要な分析対象にはなっていない。換言すれば、育児知識や育

児言説 (ここでは衛生言説も大きな主題として含まれる) が伝達されたあと、親たちによってどのようにそれが実践されたかという視点は含まれていないのである。

このような先行研究に対して本章が取り組むのは、個々の家庭の日常生活における衛生実践に光を当てることである。そうすることによって、前章で検討したような、受容の段階での規範言説からのズレや抵抗、目的の読み替え、医療の多元性といったレベルまでを考察の対象に含めることが可能となる[4]。新中間層の母親たちは、子どもをめぐってどのような衛生管理を実践していたのか。そしてそれらは新中間層の再生産戦略として位置づけうるものなのか。本章の課題はこれらの問いに取り組むことにある。

2 分析の対象

本章で考察の対象となる口述資料は、第1次調査、第2次調査の女高師卒業生の語りである。9名の対象者のなかから、新中間層の子弟に位置づけられる者7名を選び出した。父親の職業を記した一覧が (**表4-1**) である (より詳細な属性は表3-1参照)。

表4-1 対象者の父親の職業

	父親の職業
C	銀行員
D	国鉄職員
E	化学メーカー社員
F	教師 (学校長)
G	保険会社社員
H	政府官僚
I	海運会社社員

前章で指摘したとおり、新中間層の実数については、新中間層をどのように定義するかにより幅があるが (牛島 2001: 268)、「官庁や企業や団体などに雇用され、専門的職業、技術的職業、事務職業、保安的職業に従事している人々」と定義した門脇他の研究に基づくと、

---

4 柴野昌山は、育児戦略は支配の正当化戦略であり、個人の対抗的・サバイバル的育児戦略も (ブルデューの言う再生産システムとしての) 構造化の原理によって変換され、社会の再生産戦略に組み込まれてしまう恐れを内包しているとする。しかしまた一方で、言説実践としての育児に、既存システムを変革する契機を認めるとも述べている。権力の配分や社会統制の構造的関係には矛盾やジレンマが含まれ、それが変化の種になり、再生産を妨害し、変化を促すことにもなりうるからである (天童編 2004: 242-3)。本研究はこの意見にはまったく同意するが、天童・柴野らの議論の焦点が言説レベル (言説産出と伝達) にあり、言説の受容レベルにはないことは強調すべき点であろう。ブルデューのプラチック論を援用する意義の1つは、非言説実践による衛生戦略を検討できる点にあり、本研究は、天童らの示した育児言説を、母親たちがどのように受容したか、「実践」の戦略に焦点化するものであるといえる。

1930年版の国勢調査報告より、就業者数に占める新中間層の割合は6.70％となる（日本リサーチ総合研究所 1988: 226）。佐々木啓子の調査によると、女子高等教育進学者の出身階層は、男子進学者に比べ新中間層に著しい偏りがあったが、特に1930年代の女高師進学者の実に過半数 (54.6%) が新中間層出身であった（佐々木 2002: 82-3）。

　これは教育家族としての新中間層の特徴と一致する。というのも、当時の女高師入学者は女子教育のなかでトップレベルの学力エリートと位置付けられるからである。近似値として、東京および奈良女子高等師範学校の昭和15年度の学生総数から割り出すと、該当年齢人口における両校の就学率はおよそ0.03％と僅少である[5]。ただし、卒業後に教職への服務義務のある女高師は他の女子の高等教育機関（津田英学塾や日本女子大学校など）とは異なった性格をもつ。この点に関しては、教職への特別の関心という要因もあろうが、高等女学校での学業成績が優秀で、女高師出身の恩師から直接進学を勧められたと語った対象者が比較的多くいたことから、卒業生との接触が女高師への進学促進要因としてはたらいた可能性が高い[6]。

　一方、1930年前後とは、衛生史の文脈でとらえればどのような時代か。やや図式的に整理すれば、コレラやペストなどの急性伝染病が流行し、その対策に追われた1900年代までとは異なり、それ以降は結核やトラホーム、性病などの慢性伝性病が社会問題化され始める。隔離法や消毒法によって伝

5　山田浩之氏作成のデータベースによると、女子高等師範学校（東京・奈良の両校）の1940年度の学生数は931名（山田「日本教育史　統計データベース」）。これをもとに、昭和15年度の16〜19歳の女子人口の合計（日本統計協会編『日本長期統計総覧』）により就学率（在学者数／該当年齢人口）を割り出すとおよそ0.032％となる。同学年のC〜Eさんの入学年は1941年であるが、女子人口統計は5年ごとの国勢調査をベースにしているため、近似値として1940年度の就学率を割り出した。なお、同年度の女子高等教育全体の就学率は0.8％である（文部省『日本の教育統計　明治―昭和』）。

6　また、調査対象者は必然的に家政科出身が多くなったのであるが（家政科出身のBさんの同窓生の紹介のため）、女高師のなかでも家政科を専攻することは、他専攻よりも女子の高等師範入学を周囲に納得させることが可能であったことが推定できる。実際、Eさんは「あのころね、私も家政科じゃないとお嫁にいけないって言われてたの。数学科やらはね［駄目］。家政科だったらいいお嫁さんになれるって」。Fさんは「私は文科に行きたかったんだけど、母が家政科がいいっていうから。家政科行って文学は趣味でやろうと思ったのね」と語っている。

染病毒から守る対象としての集団を見据えた視線から、一人一人の国民の身体への視線が日常的によりいっそう強まる時期である[7]。学校衛生からみても大正期は行政整理の名の下にいったん縮小されていた学校衛生制度が復活・拡充する時期であり、「学校病」と名づけられた慢性病への対策の必要性が主張され、また児童中心主義風潮の高まりとともに児童の個別性すなわち〈体質〉という概念が重要視され始めていた[8]。一方で、昭和初期は軍部の台頭とともに準戦時体制が強化されていく過程でもあり、国益奉仕という国家的要請として「将来有為な国民予備軍」としての子どもの健康・体力向上が目指された時期でもあった。つまり1930年代前後は、児童に対する衛生教育が重要な国家的課題となっていた時期とみなすことができる。

3 分析の手続き

対象者7名の逐語録から、対象者の家族、特に母親が関与した衛生実践についてすべての語りを分析対象とした。インタビューガイドには特に母親の衛生実践について語りを誘引する設問は含まれていなかったが、多くの対象者から自発的に母親の衛生実践が語られた。これは新中間層家族にとって、家庭衛生を語る時、必然的に母親の実践や管理を語ることになることを示唆している。

また、本章で取り上げる母親の衛生実践は、基本的に対象者の語りの中心

---

[7] 文部省学校衛生官・大西永次郎は公衆衛生と個人衛生の関係を次のように表現している。「社会生活に於ける彼等[国民各自]の行動が、衛生の理法に合致するまでに訓練せらるゝに及んで、初めて公衆衛生は其の理想の域に到達せらるゝのであつて、其の道程は一つに個人の衛生的習慣の完成如何にあるといはなければならないのである」(大西永次郎「学校衛生の新分野」『学校衛生』9, 1929: 84)

[8] 19世紀末の細菌学上の発見(1882年の R. コッホによる結核菌発見など)は、従来のミアズマ説やコンタギオン説とは異なる病因論を提起する契機となる画期的なものであった。1890年ごろ導入されたツベルクリン法は1907年に精密化されたが、その普及によって潜在性の結核菌が広く人口に蔓延していることが明らかになった(Starr 1982: 191)。それは「保菌しているにもかかわらず、発病しなかった人々」いうカテゴリーを生みだす。この認識は、体質という問題を浮上させた。すなわち結核にかかりやすい「腺病質」の概念化などにつながっていくのである。そのため、栄養の改善、家庭や労働環境の改善等の体質を強化させる個人衛生が感染の予防と同様に重要視されていくことになる。

であったものを採用しており、新中間層という1つの階層に属しながらも各家族の個別性を反映した衛生実践として取り扱う。そのうえで語りを分析するための共通する基礎カテゴリーを抽出したが、各事例の提示に当たっては、できるだけ個別性を損なわないように心がけた。

第2節　母親たちの衛生戦略

1　女学校の受験対策

　まず、学校衛生と母親とのかかわりについて考察する。子どもの衛生教育および実践の主な場としては、学校と家庭がある。高橋準 (1992) が指摘した家庭教育と学校教育の関係性と同様に、それぞれは独立して存在しているが、両者はたがいに連絡を密に取り合い、情報を共有しながら児童・生徒の衛生管理を行っていくことが望まれた。いやむしろ、家庭と学校の有機的関係は就学前から始まっている。子どもの身体と生活環境を事前に家庭で調整してから学校生活をスタートさせることが望まれていた。1930年、東京田無小学校の教員が小学校入学を控えた児童の保護者に対して配布した通知を分析した大門正克によれば、入学前に身体の悪い所を直し、早寝早起きの習慣をつけ、朝起きたら顔を洗って歯をきれいにし、身体全体をきれいにして特に女子は髪を整え、自分でできることは自分でする習慣をつけるように保護者に求めていた。また同年の夏休みの心得では、身体を丈夫にして、節約の習慣をつけ、勉強の習慣をなくさず、理科や手工、裁縫など習ったことは実行することなどが要望されていたという (大門 2000: 65)。ここには、学校と家庭における身体管理の空間的・時間的・身体的連続性という理想がよみとれる。また、同じく大門によれば、新中間層の子どもが多く通う都市部の小学校、例えば東京中野の桃園第二尋常小学校では[9]、学校と家庭を結びつける後援

9　大門によれば、中野地域は関東大震災を境に会社員や役人、教員などが生活する新興住宅地へと変貌したという (大門 2000: 100)。女高師卒業生のCさん、Dさんはいずでも尋常小学校時代の一時期を中野ですごしている (小学校はそれぞれ異なる)。

会誌が発刊されるなど、学校教育にも熱心な関心を示す保護者のために両者の結びつきはさらに強固なものであった（同前：100）。

一方、学校における子どもの衛生実践には、親の意向を影響させることも可能であった。というのは、学校での衛生実践は、全国一律＝中央政府主導型のものだけではなく、自治体・学校独自の自主的な施策もあり、必ずしも画一的なものではなかったからである。例えば「肝油」（液体、ドロップ）の服用（図4-1参照）は、全児童を対象とする場合、虚弱児童を対象とする場合、希望者のみを対象とする場合など各学校の独自性、地域性がかなりの規定力を持っていたといえる。希望者を対象とする場合は、経費は利用者負担となる場合が多く、費用をまかなえる家庭のみが利用できることとなる。その意味で、新中間層に属する対象者はこういった有料サービスを受けやすい家庭環境にあったといえるが、それではどのような意図あるいは契機により母親たちは有料で提供されるオプションを利用していたのであろうか。

牛乳、肝油の服用、太陽灯の照射を希望して受けていたというEさんは、高等女学校の入学試験対策を理由にあげる[10]。高等女学校入学は1937（昭和12）年前後となるが、このころすでに文部省は中学校や女学校の入学考査の際に学科の成績ばかりではなく、健康も重視するようにとの通達を各学校に発していた（鹿野2001：73）。小学校5年ともなると、中学（女学校）受験対策を開始するのであるが、Eさんの受験年より筆記試験から口頭試問に制度変更されたとEさんは記憶している。

10　高等女学校は男子の中学校に相当する女子の中等教育機関。1895（明治28）年制定の「高等女学校規程」で修業年限3～6年、入学資格を尋常小学校科4年卒業以上と定めた。1899年の「高等女学校令」は、第2次中学校令と並行して独立公布され、中学校と同様に入学資格は年齢12歳以上、高等小学科2年修了以上となり、修業年限は4年を原則とした（1年の伸縮を認める）。高等女学校の量的拡大は目覚ましく、1913年には学校数において中学校を上回った。1910（明治43）年には、高等女学校令を部分改正して、家政科目を中心とした「実科」と、実科のみから構成される実科高等女学校の設立を定めた（文部省1992：36-7）。さらに1920（大正9）年の高等女学校令の改定により、「婦徳ノ涵養」がその教育目的に加えられ、また修業年限は5年と改められた（同前：71）。

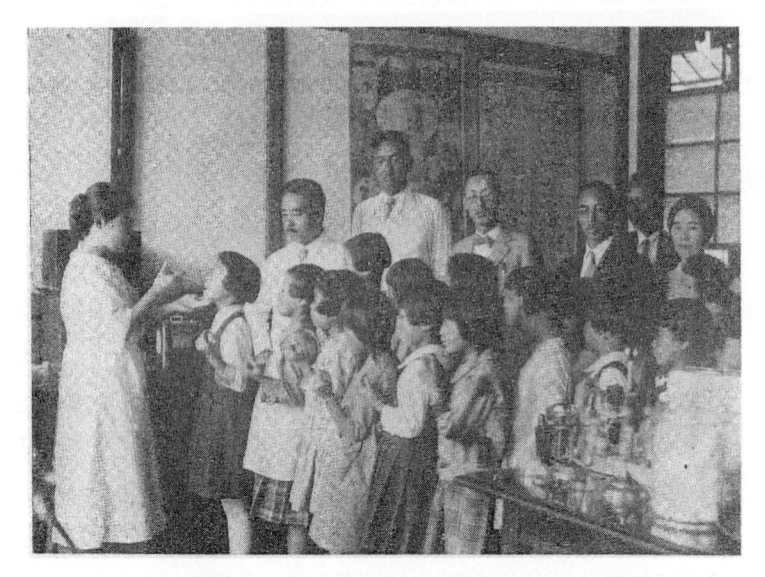

特製二〇瓦入ノ灌腸器ヲ以テ各児童ノ口ニ肝油ヲ一定量ヅツ注入シ、直ニ左手ニ持テル菓子一個（記者ノ見タルトキハキヤラメルナリキ）ヲ食シツツアル處デアル。（麹町小學校）

図4-1　小学校における肝油服用の光景

出典：「東京市麹町小学校肝油服用施設概要」『日本学校衛生』19巻1号、昭和6年

［Eさんの事例］

E：私ね、小学校を2つ変わってるんです。［町立］＊＊小学校っていう。そこですごく記憶に残っているのは太陽灯っていうのがあってね。丸いね。私ね、今こんなに太っているんですけれども、昔、ちょっと栄養不良的だったんですよ。痩せてたから。それでね、女学校にはそんなに痩せていたら落っこちるとか言われたくらいで、牛乳を飲むようにいわれたけど、私、牛乳はそのときから嫌いになったか前から嫌いか、もう全然飲まないでね、廊下を拭くときに流して、皆に使わせてたの。［中略］学校で飲むように申し込んで、親が。だから何人かがとって飲んでいたけど。うち［家庭］では飲まなかったですね。

＊当時の牛乳は高級品ではなく？

E：どうでしょう。学校で飲むように申し込んで。親が。だから何人かがとって飲んでいたんだけれど。だからうちでは飲まなかったですね。だ

から学校で飲むので、飲んでみたらあんまりおいしくなかったから、あの、磨くのに使っていたんです。だからそのときからいまだに牛乳嫌いなんですよ。
＊牛乳を親御さんが申し込むと言うのは、皆さんがもらえる訳ではないということですよね？
E：そうそう。もう全然。5、6人がねぇ。それも5・6年生のころで、女学校受けるから栄養が良くないといけないとかいうような感じだったんじゃないかな。何人かしか申し込んでなかったですね。
＊やっぱりお金がかかる？
E：そうよね。おうちで飲んでいた人もいるかもしれない。私のうちでは誰も飲んでなかった。私が痩せてるから、それじゃあって言って申し込んだみたい。親がね。

　この語りから、Eさんの小学校が栄養補助食として牛乳を希望者に対し選択的に飲用させていたとともに、Eさんの家庭が女学校の受験対策として娘に有料の牛乳を申し込んで飲ませていたことがわかる。Eさんは「北九州で一番いい女学校」に進学しようとしていた。難関な女学校受験対策のための体力増強、痩せ体質の克服はDさん（Dさんは家庭での実践であるが）とFさんも言及している。

［Dさんの事例］
D：姉がね、女学校の入学試験を受けたんですよ。＊＊女学校といって、県で一番いい女学校なんですけれども、ですから当然入学試験厳しいじゃないですか。そしたら姉だけね、牛乳をね、姉専用の［牛乳を］とってましたね。あの、私たちも飲むんですけど、小さいビンなのかなんかわからないんですけど、量が違うんですよ。がんばらなきゃっていうんで。体力つけてがんばらなきゃっていうんで［笑い］。
＊牛乳は万能ドリンク？
D：そうですね。牛乳とか卵とかは栄養があるって言われてましたね。だ

からなんか必要のある人にはたくさん。そういう栄養観念というのがありましたね。[中略]「あぁ、差別だ！」とか思ったけれども、自分もそのうち [姉と同じように] してもらえるんだということで。でも、その時にはもう入学試験は口頭試問だけだったから、わたくしは特別扱いしてもらえなかったです [笑い]。

［Fさんの事例］

F：小学校に入ってから毎年身体検査があったわね。学校に行ってる間じゅう身体検査。[身体検査では] 身長と体重と。特に体重が少ないとこの人は「腺病質」。通信簿に腺病質って書いてある。なんだろうと思ってね。細いからよ、痩せているから。いつも腺病質って書かれてた。女学校の入学の時にね、成績の方は申し分ないけど、体で落とされるかもしれないからってね。校医のところに行ったってね、校医は別に何しなさいって言うわけじゃないのよ。痩せてるのはしょうがないって言ってね。うちの母はね、『たいしたことしてくれない』って怒ってた。それは憶えてる。「あんたの娘さんは痩せてるんだからしょうがない」って。身体検査は身長・体重。校医さんがちょっちょっちょっと開けて。ハイ前、ハイ後ろとか言って、看護婦さんがついていて。

Dさんのケースは、女学校の学科試験対策のための牛乳摂取がより鮮明に語られ、Fさんのケースからは「腺病質」をどうにか克服しようとした母親が校医に相談に行った様子が語られる。3人の語りは背後の文脈が異なるが、共通していることは、女学校受験対策の一環として、親の采配で牛乳を飲んだり、校医に相談に行っている点である。前節で述べたように、新中間層は教育家族と名づけられるほど教育や受験に熱心な親であるという特徴がある。対象者の親たちが娘たちを高レベルな高等教育機関に送り込もうとする「教育熱心さ」は、対象者の学業成績がたまたま優秀だったからという理由からではなかったことは明らかだ。というのも、Dさんは姉の受験時、自分もそうなる（受験する）であろうことを予測している。つまり、親の教育へ

の熱意は兄弟姉妹すべてに対して向けられたものであったことが以下の語りに表れている。子育ての方針としての学歴主義が徹底されていたのである。

［Eさんの事例］
＊長女でいらっしゃるとしつけが厳しい？
E：そうねぇ。しつけも厳しいし、やっぱり勉強！ 勉強！ と言われたしね。うちの父はサラリーマンだけど、とにかく5人とも大学に行かせなきゃという意気込みはあったのね。だけど3人までは国立に入れたんだけど、後の2人は東京に［一家が］出てからだし、戦後、下の弟と妹も2人とも学習院大学なんです。そのときは爵位のある人が入っていたのが廃止になったからね。とにかくサラリーマンで5人も［大学に］出すって言うのは大変だから苦労したと思います。

［Fさんの事例］
F：私たち［姉妹は］あんまり丈夫じゃなかったけど、教育熱心だったから、子どもはひたすら勉強しなさいって感じで。あんまり［家事を］手伝ったりした憶えも小学校のときはないんですけれどもね。

特にEさんの語りからは、父親の教育熱心さが語られている。けれども学歴主義が家庭の方針である時、健康保全・健康増進のための衛生に関する事柄は、家事を負担する専業主婦の母親が担うことになる。例えば、Eさんの母親は痩せ体質の娘のために、月2回定められた「日の丸弁当」持参の日にも、白米のなかに白い蒲鉾を細かく刻んで混ぜこみ、見た目はそれとわからぬようにごまかした弁当を持たせていたと語る。また、Fさんの最初の語りに出てくる事例では、校医に相談に行くのは母親の役割であった。興味深いことに、母親の校医に対する怒りの感情は、校医と母親の認識のずれを物語っている。体格は個人差の範囲であるととらえる医師とは対照的に、名門校の受験を控えた母親にとっては、何とかコントロールしなければならない問題だと受け取られているのである。

では、痩せていることが母親たちにとって大きな問題であると認識された背景には何があったのだろうか。対象者たちの多くは栄養補助食としての肝油の服用経験を語った。家庭ではなく学校での集団服用であるが、先に述べたとおり肝油についても学校差、地域差があり、全員服用の場合と選定された児童あるいは希望者のみ服用の場合があった。これら栄養補助食品摂取には、大正後期以降の学校保健における「身体虚弱児」の概念化が背景にある。夏期休暇に保養所等で児童の生活を管理することにより身体虚弱児の健康形成を目指すという動きが活発になり、どのような児童を選定すべきかという問題は、次第に身体虚弱児自体の定義の問題となっていった(日本学校保健会 1973: 210-11)。腺病質や貧血傾向の者、栄養不良の者など虚弱児選定基準が取り決められる。対象者が小学生の時代には、文部省も虚弱児童に関する講習会を開催するなど、虚弱児童に対して熱いまなざしが注がれた時期であった。肝油の服用、人工太陽灯(人工紫外線)の照射はそのような一連の施策に位置づけることができる。1932 (昭和7) 年の第11回全国連合学校衛生総会における身体虚弱生徒児童の体質改善をいかに進めるかという諮問に対する答申には、「必要ニ応ジテ紫外光線ノ照射ヲ行ヒ」、「肝油ノ服用、牛乳ノ飲用等栄養補給ノ途ヲ講ズルコト」という文言が含まれている (同前 資料編: 658)。肝油の効果として、その主成分たるヴィタミンAおよびDの作用により「体重増加、感冒過敏素質の改善、胃腸薄弱素質の改善、食欲の亢進、偏食の矯正、病気欠席日数の減少」などがあげられていた(松林鎧三「学校に於て虚弱児童に肝油を支給したる成績(第二報)」『学校衛生』11, 1931)。また、学校において服用することの意義として、家庭において長期間継続服用が難しいものを学校で容易に服用させる点にあるとしている(同前)。女学校の入学考査に体力評価が導入されたのも、管理・治療対象としての「虚弱児」の概念化が背景にある[11]。

---

11 虚弱児特に腺病質の問題化の要因は、それらの児童が結核になりやすい素質を持っているとみなされた点にある。明治末には、ツベルクリン反応が紹介されていたが、昭和に入って結核の診断法はより詳細なものに変化、普及した。ツベルクリン反応陽性者に対してのエックス線検査、そこで異常所見とされた者に対するさらなる精密検査などの結核の集団検診体系は、1936〜37年ごろ実施され始めたといわれる(日本学校保健会 1973: 204)。1939 (昭和14)年1月には、「学生生徒ノ保健ニ関スル件」が通達され、入学試験身体検査を厳重にし、なるべくレントゲン検査、マントウ氏検査、赤血球沈降速度測定等を導入することが指示されている (同前: 135)。

第四章　新中間層家族における母親の衛生戦略　209

　ただ、行政とは対照的に虚弱児の問題性が児童の親たちに広く共有されていたとはいえない。「家庭において長期間継続服用が難しい」という当時の認識は、虚弱体質という概念に注意を払わない家庭が少数ではなかったことを物語っている。児童の家庭すべてが肝油代をまかなえる経済状況であったわけではないことはもちろん、子どもの身体に配慮した濃密なまなざしを注ぐ家庭が決して一般的ではなかったからである。すなわち、牛乳や肝油という栄養補助食品は選択肢として全児童に開かれていたわけではなく、経済的に恵まれた児童やそのような児童が集まる学校にとって利用しやすい制度であり、利用する・しないは家庭の意向と経済状況が反映されたものであったのである。

　牛乳や肝油の積極的な服用という事例からは、確かに、新中間層の親たちが虚弱児童という概念に敏感に反応し、学校側が提示する保健衛生施策を積極的に受容している様子がみえてくる。しかしそれは母親たちの単純な服従ではない。衛生政策には国民の健康を国家の発展と結びつける国家有機体説の根本思想があり、また満州事変（1931年）を契機として徐々に「国民」精神が浸透していった事実は無視できないとしても、母親たちが国益のための体力増強という大義名分に同調したというよりは、むしろ新中間層の再生産戦略――名門女学校入学という、より個人的かつ現実的な目的――のためだったのである。

　学校衛生のなかで、このような栄養補助食品の摂取と対比可能なのは、腸内寄生虫（なかでも回虫）駆除の学内一斉実践である。選別された虚弱児や希望する児童に栄養を補助するという位置づけとは異なり、寄生虫の駆除については大正年間から各地域において団体駆除が実施されていた。1931（昭和6）年の「寄生虫予防法」の公布をきっかけとして、各学校は国庫、地方費の補助を受けて診断や糞便検査を行うことが可能となったため、全小学児童を対象とした衛生施策としての性格をいっそう強めた。駆除剤として適切な薬剤は何かという問題は学校衛生における大きな論点の1つでもあり、専門雑誌でもたびたび調査報告の対象となったが（一例として、松口栄太「サントニン、ア

ンテニン、海人草に依る学童回虫駆除成績に就て」『学校衛生』3, 1923)、安価で副作用が少ないという点から煎薬「海人草」が用いられることが多かった (サントニンは海外からの輸入原料によってつくられていた)。

［Iさんの事例］
I：小学校の時の思い出ではね、海人草ってそれを虫下しにするんですね。私が子どものころは人糞を肥料にしますでしょ、だから野菜やなんかに回虫なんかがついたりするんですよね。よく洗ったとしても、そういうふうなものでお腹に回虫がわくことがあるんですね。だからそれを防ぐために、学校で飲ませるんです。煮出して。コップに1杯ずつもらって、全部それを飲まなきゃいけないんですけど、海人草はうちで飲むどくだみの薬よりもっと臭くて嫌でしたねぇ。だけど飲まないと先生に叱られるから。

［Hさんの事例］
H：全員一列に並んで［海人草を］飲むの。学校であれを飲む日というのは本当に嫌でしたから。とにかくおいしくないのね。でも全部飲まなきゃいけないの。

　海人草服用の場においては、主導権は母親にではなく学校の現場 (教師) にある。少なくとも公立の小学校においては、特に学校衛生が展開され始めた明治期においては、学校衛生は全児童を対象にした衛生管理が中心であった。対象者の小学校時代すなわち昭和初期には、全児童対象のサービスと選択可能な (自由選択制の) 衛生サービスとのいわば2段階構造となっており、対象者の母親たちは自由選択の部分に積極的に関与していたとみることができるのである。

　2　モディファイされた衛生戦略

　① Gさんの事例
　続いて、家庭内における対象者の母親たちの衛生実践を検討していく。ま

ず、新中間層の母親たちの衛生実践と規範としての衛生法が常に一致していたわけではないことを示したい。やや長いがGさんの事例を引用する。

[Gさんの事例]
G：私の母がね、どういうわけかすごく衛生家だったんです。[中略] 元気な時はね、リゾールってご存知？ 消毒のリゾール。クレゾールか。あの匂い。あれでお雑巾をしぼったものを、それに浸して薄めたもので何でも拭きまくるんです。床でも何でも。私が物心つくころから。近所の人か親戚かに、このうちに来ると消毒の匂いがするって。誰か病人がいるんですかって言われて、それから[母親が]気にして逆性石鹸にしたって。お雑巾を逆性石鹸を薄めたものに浸して、それを絞って、それで何でも拭くから、剥げるんですよ、木なんかが。色が。それを私がすごく気にして。「お母様拭いちゃ嫌よ」って言って。それは死ぬまで治りませんでしたね。

[その清潔すぎる習慣が]私とね、トラブルのもとだったんですけど、トラブルって言っても本当の親子だから遠慮なく言うだけですけど、でもそのおかげで皆病気しないで。流行り病はしたことないんです。今のような冷蔵庫のない時代でしたから、食べ物もちょっと古くなるとだめですぐ煮沸。着るものもすぐ煮沸しちゃうんです。亡くなるとよくお形見にいただくじゃないですか。それもね、クリーニング出せばいいのに、出す前に煮沸消毒してビロードの素敵なね、ショールを台無しにしたことがあるんですよね。今思い出しましたけど、ちょっと神経症ですね、今から考えると。

＊それはお父様の方針ではなく？

G：もう全く。[中略]あのころそんなことしてる人いなかったと思うんですよね。いたでしょうか？[12] いちいち煮沸消毒したり。だからね、ウールなんてほんとはいけないわけね。お雑巾を絞ったあと逆性石鹸を浸したものを洗面器において、そこへこう行って、また絞って使う。その前はクレゾールを使ってた。冬の冷たい時はね、私の子どものころ温かい

12　Tさんの「京城府」での衛生経験をまとめた補遺参照。クレゾール消毒の話題が登場している。

のないでしょ、そうすると、それを洗面器に入れたままガス台で温めるの、冷たくない程度に。うっかりしてつけっ放しにすると蒸気がでるじゃない、だから私、体に悪いんじゃないかしらと思ったわよ。子どものころはわからなかったけど、戦争が終わるまでは。19［歳］のころ終戦を迎えましたから、終わりごろは批判的な目で私もみてね［笑い］。

＊クレゾールとか逆性石鹸とかはすぐに手に入るものなんですか？

G：薬局で買えますよ。クレゾールは茶色い…。ありましたよ。そういうのお医者さんから聞くんですよ、消毒。親戚のお医者さんが会津の先生で、時々東京にいらっしゃる時に消毒するといいと聞いて、それを一生懸命守ってやってたの。とんかつを買っても、ついてるキャベツは汚いといって捨ててましたよ。食堂で食べてもキャベツは手をつけずそのまま置くとか。

＊栄養よりも清潔を？

G：栄養なんて考え、全然ないです。私がお茶の水に入ってから栄養、栄養って言ってた。私、赤ちゃんのとき脚気して順天堂［病院］に入ったって話聞かされて。白米食べるでしょ。栄養観念がなくて。小学校で脚気の検査してあるでしょ。ぴょんと［足を］叩く。それやりました。私なんて、ここ［足］に凹んで穴が開いてるんですよ。それは赤ちゃんのときに脚気のために注射を順天堂でしたんですよ、だから衛生はあれだけど、栄養の観念は母はなかったのね。食べ物の。胚芽米も食べれば良かったんでしょうけど、母はそういう知識はなかったんですよ。田舎の大家族で母は直接やらないから。父と結婚して初めてサラリーマンの奥さんになって、田舎から［都心に］来たからガスもつけられなくって。田舎は薪だから。父親がやるくらいだから。買い物の仕方もわからなくて。大家族で育ったから2人所帯に大根10本くらい買ってきちゃうの。カルチャーショック。

東京の都心部に生まれ育ったGさんは母親を「衛生家」と形容する。Gさんの母親は、消毒液や薬用石鹸液での拭き掃除以外にも、食べ物も衣服も外部から持ち込まれたものはすべて煮沸消毒する徹底ぶりだった。その徹底した衛生管理を始める契機となったのは、東北の実家で兄弟を結核で亡くした

経験を持つ母親が、親戚の医師から消毒の有効性を説かれたためと推測しているが、それ以上にこの徹底した衛生法をGさんは「特別な母の性分」に由来するものであると解釈している。しかしそれはGさん自身が大人になってからの解釈であり、子どものころはそのことが「わからなかった」ものの、終戦ごろにはそのような母の習慣を「批判的な目」で見ていたと語る。

この事例から読み取られることは2つある。1つは知識と実践との間のずれである。親戚の医師[13]から教わった消毒法は「科学的知識」であり、通常の範囲内ならばこのような親子間の摩擦を引き起こすものではなかっただろう。実際、Gさん家族が流行り病に罹ることがなかったのは母のおかげであると解釈されている。しかし、知識として教わったことを自分のやり方で実践する段になって、母親独自の過剰なやり方に変貌してしまうのである。最初は病気予防のための戦略であったかもしれないが、いつのまにか母親流の慣習行動に変化し、身体化された実践(プラチック)として繰り返されていったのである。他方、この事例は母親の衛生管理の強固な特権性を示してもいる。Gさんは、母親の衛生法が身体に悪影響を及ぼすかもしれないと批判的に考えるようになる以前から、消毒液によって家財の色が剥げてしまうことを気に病み、やめてほしいと訴えていた。また、近隣住民か親戚かに消毒薬の臭いを指摘されても、母親は逆性石鹸に代えただけで行為そのものをやめようとはしなかった。これは、母親の衛生管理者としての役割の排他性を表しているように思われる。仮に、Gさん一家が祖母世代と同居した大家族であったなら、母親の衛生管理を戒めたり、中止させたりすることができる人物がいたかもしれないが、都市部の核家族であるGさん一家にとって、母親は動員可能な資源を活用し、自分の望むように衛生実践を行うことが可能な状況にあったのである。

② Cさんの事例

しかしながら、逆説的なことに、母親だけが衛生管理者としての役割を独

13　親戚の医師はこの場合、衛生戦略にとって社会関係的資源とみなしうるものである。

占的に担っていたわけではないことはCさんの語りから判明する。

　[Cさんの事例]
　C：父がね、すごい潔癖症だったんですよ。よくいえばきれい好きだったんですけどね。それだから手を洗うこととか、うがいするとかうるさかったです。家（うち）で。
　　＊おうちでしつけを受けられた。学校では？
　C：学校ではあまり記憶がないです。
　　＊清潔好きのお父様が特になさっていたことって。ご自身も手を洗われていた？
　C：はい。あとね。子どもの時ってお祭りなんかあると、外で綿菓子なんか食べたかったりするでしょ、それをやらせてくれなかった［笑い］。どこにバイキンがあるかわからない、そうだったんだろうと思うんですよ。それとね、もうひとつ記憶に残ってるのはね、バナナね。バナナっていうのは南方から入ってくるわけでしょ。それで皮に菌がいっぱいついているから、なにしろなかなか食べさせてくれなかったことがあるんですね。［Cさん自身が］結婚してジュネーブ行って子どもが生まれたんですけれども、お医者さんが、子どもがちょっと生まれてすぐですよ、お腹を緩くしたりすると、「じゃ、バナナやって」って言われたんです。まだ離乳食も入ってないのに。「バナナすりつぶして」とか言われて。そんなの手紙に書いてあれしたら［父親に送ったら］びっくりしちゃってね。［Cさん自身は］お腹壊すからってバナナ食べさせてもらえなかった。
　　＊バナナは当時、一般的に市場に出回っていたものなんですか？
　C：うん、出回っていたんでしょう。戦争の後はね、高価になったけど。その前は出回っていたと思いますよ。
　　＊バナナだけが禁止されていたのですか？
　C：バナナが一番はっきり憶えてる。ほんとに消化がいいものなんですね。ジュネーブに行ってから知りました。
　　＊お父様の潔癖なところというのは何かきっかけがあったんでしょうかね？
　C：何でしょう…。いや、もともとなんじゃないかと思うんです。

＊清潔ということには気を遣ってらっしゃった？
C：子どもだから、そんなに気は遣ってなかったと思うんですけども、でも、たとえば何か落ちたものは拾って食べないとかね。大人になってからですよ、落ちたものを平気で食べるようになったのは。
＊お母様はそういったことは？
C：そうですねぇ…。父親がそんなだったから、まぁそれに従ったんでしょうね。そうだと思いますよ。

　Cさんの事例では、手を洗うこと、うがいをすること、バナナを食べないことなどの家庭内の衛生管理は父親も担っていたことが語られる（けれども母親が担っていなかったとは語られていない）。Cさんの父親は東京帝大を卒業して銀行員となったいわばトップエリートであった。このエピソードで興味深いのは、バナナに関するしつけを「誤解」としてCさんが認識するのは成人になってから、医師の助言を契機としていたことである。それまでCさん一家は父親の衛生管理を身体化してきた（少なくともバナナを食べないということは身体化されてきた）。Cさんの事例では衛生管理者の母親像が後退している。この1事例から早急に結論づけることには慎重になる必要があるが、Cさんのような典型的な新中間層家庭においても、必ずしも父親が家庭内教育、特に衛生管理から完全に撤退していた（もしくは父親が脱権威化されていた）ケースばかりではない可能性を読み取ることができるのである。

　ところで、GさんとCさんの語りに共通するキーワードは「潔癖」であろう。このようないわば極端な清潔志向は、果たしてGさんの母親およびCさんの父親だけの（また補遺で取り上げるTさんの近所に住む夫妻の）「特殊な性分」なのだろうか。この点に関連して、戦前の富裕層の生活を描いた谷崎潤一郎の小説『細雪』には、食事中に何度も箸を熱湯消毒するような「異常に強い潔癖」が家族間の諍いの原因になっている場面が描かれている。

「いったい、食事中に何度も箸を熱湯消毒したり、テーブルクロスの上に落ちた物をさえ食べてはならないとするような躾けかたは幸子や雪子の流儀で、こうなる前から彼女たち自身実行していたことなので、貞之助は、ああいう遣り方はよろしくない、あれでは神経質な繊弱な子供が出来てしまうから、あの習慣は矯正してほしい、そのためにはまず大人たちがああいうことをするのを止め、多少冒険でも蠅の止ったものぐらい食べてみせて、こうしてもめったに病気に罹らないというところを実際に示すのがよい、お前たちは消毒ばかりやかましく云って、規律ということを重んじないのは間違っている、あんなことより規則正しい生活をさせることが第一であると、いつも幸子に注意したものであったが、貞之助の主張はなかなか行われなかった。幸子の方には、夫のように頑健で抵抗力の強い人は、自分たちのような華奢で病気に罹りやすい者の気持ちが分らないのだという考えがあり、貞之助の方には、箸に黴菌(ばいきん)が着いたくらいで病気に感染するようなことは千に一つの場合である、それを恐れてああいう遣り方をしていたのではますます抵抗力が弱くなるという考えがあり、[中略]一方が、あなたは衛生思想のない野蛮人だと云えば、一方が、お前たちのする消毒は少しも合理的に行われていない、箸にお湯やお茶をかけたぐらいで病菌が死にもしまいし、食物がお前たちの前に運ばれるまでに、どういう所でどういう不潔物に触れて来るか知れたものではない、お前たちは欧米流の衛生思想を穿き違えている、いつかの露西亜人たちなどは生牡蠣を平気で食べたではないか、と云ったりした。」(谷崎潤一郎『細雪(全)』[1949] 1983: 202-3)

現在支配的な精神医学の観点からみれば、これらの執着行動はある種のパーソナリティ類型に分類可能かもしれない。しかし、作者である谷崎潤一郎は、幸子の夫である貞之助に、娘や妻たちの消毒への過度な執着ぶりを、「例の衛生教育の餘毒(よどく)」(同前:204)だと表現させている。考えてみれば、「潔癖」とはきわめて近代的な習慣的行為である。黴菌と不健康を結びつけるという思考は衛生知識がなければ不可能なのである。それゆえこのような事例の背後にある衛生教育の影響を無視することはできない。潔癖症とも形容される

習慣が昭和初期に登場していることは、衛生意識の浸透を示すものとして非常に重要なのである。そして、衛生知識は受容者によって変形されて受容され、次第に受容者独自のやり方として身体化されていく。日常的に繰り返される家庭内実践であるからこそ家族を巻き込み、場合によっては家族間の軋轢を生じさせる原因にもなりうるのである。

3　衛生戦略と資源

　新中間層の特徴の1つは転勤族であることだろう。例えば先のCさんは、銀行員の父親の仕事の関係で何度も転居を重ねている。先行研究では、新中間層は都市圏に特有なものであると理解されてきたが、転勤に伴う移動先は必ずしも大都市圏ではなく、中都市・小都市も含まれる。これは看過されてきた事実であるし、衛生実践に影響を及ぼす重要な要素でもある。どこに住むか、それは衛生戦略の資源に影響を与えうる問題として検討しなければならない。

　　① Iさんの事例
　以下に提示するIさんの事例は、これまで取り上げてきた都市圏のものとは異なる。Iさんは山口県の郡部出身（現在の長門市近郊）で、そこは父親のみならず母親の生まれ育った土地でもあった。実はIさん一家は新中間層の厳密な定義からは外れており、むしろ新中間層と旧中間層の境界に位置づけることが適切な事例である。というのは、Iさんの父親は江戸時代から代々家業として続いていた海運業を営んでいたものの、友人の借金の保証人となったことで商売をたたみ、財閥系の大手海運会社に転職した経緯があるからである。自営のころの父親は海上の仕事のため長期間自宅を不在にすることが多かったが、その後陸上勤務となったことで一家は北九州に転居する。
　Iさんの事例から、小学校入学以前の山陰地方郡部での母親の衛生戦略と、入学以降の都市部でのそれを比較検討する（調査者の質問が挿入されていないが、編集を加えず、逐語録のまま引用したものである）。

[Ｉさんの事例]

Ｉ：私は小さい時に山陰のほうに住んでいたんですよね。萩と下関のちょうど中間くらいのところの日本海側に面したところなんですけれども。今も都会ではないですからね、子どもの時から、病気をすることが親は一番怖いわけですよね。だから病気をしないようには気をつけてくれますけれども、病気をしたり怪我をしたりした時のためにいつも漢方薬的なものがうちにつくってあるんですよね。

よく子どもの時に私風邪を引いたりしましてね、紅花をね、花びらを全部干したのが漢方薬として使われるんですよね。わたくしは子どもの時から風邪をよく引いたんですよね。それで母は風邪に関することをとっても気にしてましてね、風邪薬としてはそういう風な紅花を干したものを煎じて飲むとかね、それから、松、青い松、松は干したものではなくって、庭から採ってきた新しい松の葉っぱを、今「行平」って言ったら「行平鍋」って言うのだと思うんですけど、私が子どものころ、母が「行平で煎じてあげる」って言ったのは、土鍋。土でつくってあるやかんみたいな［もの］なんですけどね。そして柄があって口がこう開いてて、煎じた薬が出てこれて。そんな「行平、行平」って言ってましたね。そのなかに庭から採ってきた新鮮な青い松葉を行平で煎じるんです。だけどとっても苦いんですよね。だからそれを氷砂糖と一緒に煎じるんです。そうすると子どもも飲めるからということで、風邪薬としては松葉を氷砂糖と煎じたものを、喉が痛いといえば風邪薬として、それは咳やなんかに効くんですね、それで熱があったりなんかする時には紅花を干したものを煎じて、それを風邪薬として飲んで。だから風邪薬として使ったのは紅花を干したものと、松葉を煎じたもの。今でいうお腹を壊した時は、どくだみですね。どくだみの干したのをやっぱり。私の子どものころは薬っていうのはほとんど煎じ薬で育てられたようですね。どくだみはお腹を壊したとき、あせもや何かができた時にはどくだみを煎じたお湯で湯あびするとあせもに効くとか。あせもの薬としては朝顔の葉っぱ、それからどく

だみ、それから他の皮膚病では…切り傷とか怪我をした時はわたくしのうちにね、ムカデの油っていうのがつくってあったんです。ムカデの油って言うのはね、田舎だからムカデが出てきますでしょ、ごま油なんでしょうかね、ムカデが出たって言うとすぐビンのなかにムカデを入れるんです。生きたまま、死んだのはだめなんです。生きているムカデをその油のなかに入れると、ムカデがそのなかで死んで、ムカデからなんだかどろりとしたような液ができるんですね。それをムカデの油といってきり傷でも何でもそれをつけていたんです。だから薬としては、身の回りにあるものでつくった薬をほとんど使ってましたね。紅花も自分の畑で。自分のうちにあるもので漢方薬的な薬をつくりましたね。長門市ってね、あの近くですから。ムカデの油。

　それからヒルってご存知ですか？　おできができたりすると、ヒルを化膿しているところに吸いつけると、ヒルがそれを吸ってくれるんです。膿でも何でも。おできにはヒル。

　それからどくだみの葉っぱはね、煎じ薬にした時に、お腹をきれいにするということと、夏今、麦茶ってよく使いますでしょ、麦茶の代わりにどくだみの葉っぱを煎じたものを、どくだみ茶。夏はそれをお腹を壊さなくて済むからって。夏は水飲んだりしますでしょ、だから水なんか飲まないで、どくだみ茶を飲みなさいって、いつもそれは自分のうちにあったんで。私が子どものころは冷蔵庫は普及してませんでしたからね、どくだみ茶が入った缶を庭の井戸のなかに吊るすんです。田舎の井戸ですから深いんですよね、井戸のなかは冷たいから、今で言えば、麦茶やスイカを冷蔵庫で冷やすとか言いますけれど、私が子どものころはスイカも網に入れて井戸のなかにすっと降ろしておくとかね。どくだみ茶も冷たい方が飲みやすいからって、ブリキでできたこんな風な面白い、そういうものがあって、そのなかに入れて吊るしてありました。海岸に近かったですからね、お水がしょっぱいんですよね。だから生水は決して飲んじゃいけない。お腹を壊さないようにするためにはどくだみ茶だとか、お水は必ず一度火を通した湯冷まし飲むことっていうようなことですね。子ども

のころに母が気をつけてくれたことはそういうことじゃないですかねぇ。

Iさんのこの語りは山陰郡部時代の経験についてのものであるが、母親の衛生実践が非常に生き生きと語られている。Iさんのいう漢方薬的な薬とは主に煎じ薬で、風邪薬として紅花、新鮮な青い松葉、腹の調子が悪い時や皮膚病(あせも)にはどくだみ、朝顔の葉、下痢にはゲンノショウコ等、各用途に用いる生薬を納屋に干し、それを行平(ゆきひら)と呼ばれた土鍋で煎じて用いた。また、生きたムカデを油のなかに入れたものを「ムカデの油」と呼び、切り傷などの塗り薬として使用したり、おできには田畑にいるヒル(蛭)をあてて吸血させたという。

このような民間療法的治療法は、Gさんの母親が実践していた衛生法とはいわば対極にあるものである。この差異はどこから生じるのだろうか。ここでは、その要因の1つとして、まず衛生戦略に動員される資源から生じる差異としてとらえてみよう。Iさんの母親が民間療法を多用した理由として、地域性という要素が強くはたらいていたと考えられる。この語りの対象となる時期にIさんが過ごした地域は、無医村ではないが地方ゆえ開業医は少なく[14]、母親は「できれば遠い病院に行かなくて済むように」子どもの健康状態に気を遣っていたことが語られた。また漢方・民間療法的な原料となる植物の自家栽培も容易で、加工する空間(納屋)も備えていたことが民間薬の自家製作を容易にしていたと考えられる。

　　＊お母様はそういう知識をどこで？
　　Ｉ：どうしたんでしょうね。昔からそういうふうな言い伝えがあったんでしょうね。母もそこで育ったものですからね。昔だからそんな本も読んだのかどうか…。

14　1935(昭和10)年に刊行された『豊浦郡医師会史』によると、医師会の会員名簿には66名の記載がある。そして一つの村に1〜3名の医師がいた(唯一の町である小月町は4名)(山口県豊浦郡医師会編 1935: 10)。

ゲンノショウコは、二輪草とかありますね。あんなふうなのに似てたような気がするんですけどね。干して。みんな根から刈りますね、それを紐で吊るして納屋で［干した］。わたくしは西洋医学の薬っていうのは、子どものころは飲んだことなかったですね。みんな漢方薬的なものですね。
＊富山の薬売りも来ていた？
　Ｉ：そういえば、富山の薬売りも来てましたね。でも、わたしは富山の薬を飲んだ記憶がないですね。ほとんど母が納屋に吊るしてあるものを使ってたんですね。子どものころに富山の薬売りが来た時、風船をもらって遊んだのを憶えてますけどね。富山の薬を飲んだっていう記憶はないですね。大人は飲んだのかもしれませんけど。母は漢方薬的なもので、病気を治してやろうとしてくれていたみたいですね。喉が痛いといえば、お酒の湿布をしてくれて。ガーゼと脱脂綿でお酒を吸わせるんですね、それを喉に巻くんです。そうすると熱を取ってくれる。大人は生姜のすったのを貼ってもいいけど、子どもは皮膚が弱いからって言ってお酒だったんですね。［中略］［富山の薬があっても］漢方薬が先でしたからね。

　この語りからは、買薬の入手経路として当時もっとも一般的だった行商人による配置薬をＩさん一家も利用しており、既成薬も使用可能な状況だったにもかかわらず、実際もっぱら使用したのは母手づくりの民間療法薬だったことが明らかにされている。母親手製の薬は生活のなかでの必需品となっており、Ｉさん自身も全幅の信頼を置いていた。第一章で概観したとおり、1874（明治7）年に「医制」が交付され体系的衛生行政が創始されて以来、国民の健康管理の基礎として「衛生」が措定され、西洋医学がその理論的支柱となった。習俗的な医療であった民間療法や加持祈祷等は非正統的立場に置かれ、また西洋医学が公式に採用されると同時に、在来医学であった漢方医学も医師免許試験科目から除外された。漢方より西洋医学、養生より衛生という状況にあった昭和初期において、Ｉさんの家庭で用いられたような民間薬は為政者・医療専門職側からみれば、効果が疑問視される非正統的なもの

であったといえる[15]。

　従来、このような民間療法の使用の説明には、メインの医療システムが受けられない人々の、養生のサブシステムを使っての自己防衛であるとの解釈があった(小野1997: 23)。しかしながらIさん一家は経済的に困窮しておらず、配置薬の利用も可能な状況で、母親は自家製の漢方薬・民間療法を使用していたと考えられる。前章でとりあげた長野県の山村で育ったAさん(旧中間層)も開業医へのアクセシビリティーという点においてIさん一家と同様の状況にあったといえるが、Aさん自身は風邪や腹痛や虫刺され等の日常的不調には配置薬を使用していたと語っており、自家製薬の使用・服用については言及されなかった。つまり、Iさんの母親の事例は、専門医療の利用困難な状況下におけるサブシステムとしての自家製薬・民間療法の消極的な利用と位置づけるよりは別の解釈が適当であろう。すなわち、近代西洋医学に基づく医学知識が浸透する以前から健康管理に関する地域の伝承的知識があり、その土地に生まれ育った母親は、伝承知に基づいた民間療法による健康管理方法が身体化されていた可能性が高いのである[16]。そもそもは資源の限定性によって過去に確立されたハビトゥスに基づいた民間療法的実践が繰り返し産出されることにより、民間療法以外の代替戦略が選択可能な状況に変容しても、母親はなお民間療法の資源を動員・活用し続けたという事態が考えられる。というのも、既成の配置薬がありながらそれらを用いずにより時間や労力を要する自家製薬を使用するという行為は、西洋医療へのアクセシビリティーの程度のみには還元できないからである[17]。

15　ただし、第一章6節で論じたとおり、信仰療法が全否定されていたのに対し、民間療法は家庭での初期治療として承認される場合もあった。
16　漢方薬の知識はどうやって得たのかという調査者の質問に対し、Iさんは「母親も家庭でずっと、そこで教えられていたことをそのままやったんじゃないかと思います。家に伝わるというより、その地方の習慣で」と答えている。
17　1938(昭和13)年の東京「滝野川区健康調査傷病調査票」を分析した鈴木晃仁は、民間療法が正統派医療に対抗するオルタナティブとしてではなく、他のタイプの療法と組み合わせて折衷的に使われていたことを指摘している。生活程度や教育程度と民間療法の使用頻度に明確な相関関係は表れておらず、地域によっては所得・生活水準が高い層ほど民間療法が用いられている例もあることを報告している(鈴木2004: 31-2)。

Ｉさんの一家が北九州市部に移ると、周辺環境はより都会になり、開業医へのアクセシビリティーも確保された。引き続き配置薬という選択肢もあり、北九州での小学校時代も初期は自家製薬を利用していたが、母親の体調不良をきっかけとしてかかりつけ医（町医者）を持つようになる。Ｉさんの９歳下の妹は、Ｉさんとは異なり、幼少より医師にかかっていたという。母親の体調不良により自家製薬をつくることのみならず家事自体が困難になってしまったこと（その結果として女中を雇用している）が身体化された衛生実践の継続を困難なものにした。さらに原料を栽培する庭や加工する納屋という山陰時代のハビトゥスを支えた資源も動員できなくなってしまった。開業医の利便性が向上したことなども含めた資源の変動に関する複合的要因が、Ｉさん一家を民間薬から専門家による医療システムの利用へ移行させたといえるだろう。

　けれども注意しなければならないのは、専門医による受療行動が家族成員すべてにとっての第１の選択肢になっていたわけではないということである。Ｉさんは女学校での結核検診において異常所見と診断されたため、母親のかかりつけ医のもとを訪れ精密検査を受けているが（薬は服用したものの、長引くことなく快癒）、日常生活では医師を利用しなかった。このことは鈴木晃仁（2008）の提示する「代替不能性」の概念を糸口に解釈できるのではないか。代替不能性とは、比較的軽微な傷病については治療の代替が効くが、死に至ることもあるような重篤な傷病（産婦人科、脚気、心臓疾患等）は、医師による治療以外の方法では代替できないということを示す概念である（鈴木 2008: 160）。確かにＩさん一家の場合、風邪や腹痛のような比較的症状が軽い日常的な不調においては、家庭内での配置薬や民間療法で代替できると判断されている。けれども本書では、この概念を以下のように補足して用いることにしよう。すなわち、子どもにとっての代替不能性は、「重篤な傷病か否か」よりも学校衛生の医療化の度合いに直接的な影響を受ける、と。そもそも代替不能か否かの境界線の判断は、本人や親による場合と、学校医等の専門家の指示による場合とがあるだろう。しかし、当事者の意向・判断が優先的にはたらき得ないケースがある。Ｉさんは女学校の検診の結果から、結核診断

の精密検査を受けることになったと述べている。さきに触れたとおり、昭和の初めは結核検査の技術が高度化する時期に当たり、ツベルクリン反応で陽性反応が出た場合、エックス線検査に進み、そこで異常所見が発見された場合はさらにマントウ氏反応検査等の専門検査を受けるという流れが確立され始めていた。当時、結核対策は学校衛生のなかでも非常に大きな比重を占めており、医師による診断によって異常(疑い例)が発見された場合は、民間治療・家庭薬治療という選択肢はあり得ず、ほぼ強制的に近代西洋医学の受療行動に結びついていたといえる。つまり、結核は学校での診断が医療化されていたため、当事者(本人や母親)の意志が介入する余地はほとんどなかったといえるのである。

　ある疾患が学校衛生として制度的、組織的に医療化されているか否かは、子どもの医療の代替不能性にかかわる重要な要素なのである。例えば結核のほかに、補遺で取り上げた「京城府」師範学校付属小の事例は、学校歯科(口腔衛生)の医療化を示している。Tさんの回顧によると、小学校内に歯科診療所があり、歯牙検査で異常が発見された場合はその診療所で治療するという流れが組織化されていた。治療しない、あるいは民間療法で独自に治療するという選択肢はほとんどなかったとみてよいだろう。すなわち、学校衛生での各疾患の医療化の度合いが、専門医療にかかるか否かに直接的に関わってくるのである。

　一方、医療の専門家による指示あるいは助言といえども、結核のように学校衛生で医療化されていない場合は、必ずしも専門医の受療には結びつかないという事例を示そう。Dさんは学校の衛生室でお昼前に肝油の投与を受けていた。その肝油は液体であり、学校看護婦が注射器状のもので児童の口のなかに注入していくという形式のものだった(図4-1参照)。その際、学校看護婦は児童の口の中をみることになる。その際のエピソードである。

　［Dさんの事例］
　　その方［学校看護婦もしくは衛生婦］が喉の様子を見るわけですよね。あって

口を開けますからね。で、扁桃腺が一度腫れてたんですよ。そしたらすぐに、目ざとく、「お医者さんに行きなさい」って言われて。で、「切っていらっしゃい」って言われたんですけど、恐ろしくて。切らないで今までおりますけど、何事もないです［笑い］。

　学校看護婦は、Ｄさんの扁桃腺の腫れを発見し、専門医による手術を勧めた。戦前から1950年代までは西欧諸国において開業医（家庭医）による扁桃腺摘出手術が広く行われており（Hart 2003）、日本においても同様に、腫れれば摘出という治療法がまずあった（補遺も参照）。しかしＤさんは学校看護婦の指示に従い、自ら開業医に出向いて治療を受けることはなかった。序章でふれたように、耳鼻咽喉科専門医も専門学校医として学校衛生に関与することを望んだが、結局実現はしなかった。もし、耳鼻咽喉科が専門学校医として制度化されていたならば、Ｄさんの事例の帰結は異なるものだったろう。つまり、たとえ専門家による指示であっても、学校衛生において医療化されていない疾患の場合は、必ずしも専門医療（西洋医学）の受療には結びつかないのである。子どもの身体の医療化にとって、学校衛生における各専門分野の参入の度合いが無視できない要因となることがわかるだろう。

　他方、病人が学校児童・生徒ではない場合は独自の構造になりうる。Ｉさんの母親は体調を崩し医師にかかるようになることが語られるが、体調不良がどのような経緯で専門医の受療に結びついたかは特に明らかにされてはいない。前章で扱ったＰ氏の継母の場合には、結核が疑われていながらも医師にかからず自宅療養を行っていた。子どもと違って大人の場合には、代替不能性の水準は階層（経済格差）や地域性（ハビトゥスから生み出される地域伝承、専門医へのアクセシビリティー）に大きく影響を受けると推測することが可能である。Ｉさんの母親がかかりつけ医を持つようになるのは北九州に転居してからだと語られている。転居の経緯を踏まえると、山陰郡部時代より経済水準が上昇したとは考えづらく、かかりつけ医を持った要因としては都市への移

動によって民間薬の原料の入手が困難になったことや薬草を乾燥させる納屋のような場所がなくなるといった、かつての身体化された衛生実践を支えていた環境資源の変動が考えられる。さらにまた、母親自身の主観的な意識も無視することはできないだろう。学校児童・生徒でなければ、非専門医療で代替可能かの判断は本人や家族に委ねられている。人は自分の体調に変化が起きた時、それが日常よくある変化の範囲内にあるものなのか否かを経験的に判断することが往々にしてある。例えば、普段経験する風邪か、あるいは通常とは異なる風邪なのかを判断する際、われわれは無意識に過去の経験、実践的な身体感覚を参照し、専門医にかかるかどうかの決定を下す。新中間層の場合、たとえＩさんのように自家製薬を頻繁に利用する家庭であっても、通常とは異なる主観を抱いた場合には、すくなくとも近代西洋医学による専門医療を選択する程度には近代医学による医療化が浸透していたとみなすべきであろう。衛生戦略は身体化されたハビトゥスに基づくものであるが、資源の変動や身体経験に依存するゆえに変動的なものでもあるということが明らかになるのである。

＊女高師に入って東京に移ってきてしまうと、（手づくりの）漢方薬が利用できなくなる？

Ｉ：はい、わたくしはね、それが一番心配でしたね。全部自分でしなきゃいけませんでしょ。[女高師には]寮があって、寮の先生がいらっしゃるといったって、判断するのは自分ですものね。だから私はもしお腹痛くなったらどうしたらいいのかな、とかね。そんなふうなこと。そういえばわたくしはね、女高師に来る時に一番心配だったのは、生活習慣のことでしたね。どうしたらいいだろうなんて思いましたね。紅花を持ってきたって自分で煎じるわけいかないでしょ？　ムカデ捕まえるわけいきませんしね。梅干をお腹の具合が悪い時に、今食べたもの悪かったかしらと思う時に必ず梅を食べなさいって言われたんです。梅はもらってきてあったんです。煮たり焼いたりしなくてもそのまま食べればいいわけですから。

お腹の薬に梅を使いましたね。食べ合わせとか、今日食べたものちょっとおかしくなかったかなと思う時に梅を1個食べて。梅湯っていうんですかね。梅をお湯のなかに入れて梅湯を飲めばお腹は良くなる、消毒されるっていうようなそういう風なこともありましたね。
　＊梅干だけだと、やっぱりお薬が必要な時が…売薬といいますか。
Ｉ：そう。<u>それ［売薬］を使うほかなかったですね。</u>1人でこちらに来てからはね。自分のうちにいる時はほとんどが漢方薬的なもので済ませてましたね。梅はいろんなことに使えましたね。頭が痛いときは、梅の皮を貼って。梅の皮は熱をとるんじゃないかと思うんですよね、貼っておけば。だいだい酸性のものは、熱は蒸発によって奪われますからね。歯が痛いときも梅を噛んでなさいとか、梅を貼っておきなさいとか、梅を口のなかに入れておきなさいとか。梅には殺菌力があるというふうに教えられてましたね。

　このＩさんの最後の語りには、環境の変化による活用資源の変容とそれへの適応(adaptation)という事態が明瞭に現われている。幼少のころから母親の民間療法的衛生法によって育てられ、それが身体化したＩさんにとって、東京での寮生活は慣れ親しんだ民間療法的な資源もなければアドバイザーたる母親もいないきわめて不安定な状況であった。唯一継続的に利用できた資源は持参した梅干しだけである。日常に起こりうる不調には梅干しで対処するものの、馴染みのない売薬を利用するという新たな環境に応じたこれまでとは異なる衛生戦略をＩさんは動員していくのである。

　②　Ｆさんの事例
　続いて、Ｆさんの母親の衛生戦略を検討する。Ｆさんの家族は当時の植民地支配下にあった朝鮮「京城府」の日本人社会で過ごし、1939（昭和14）年に東京に戻る。「外地」に居住することになった経緯をＦさん自身は次のように語っている。

F：東京の大地震［1923年の関東大震災］があるまで東京に住んでたんだけど、それで焼け野原になって。［父親は］小学校に勤めてたのね。東京が大変だったんで外地に行って、一旗あげようと思ったんじゃないの？そして向こうの方に向こうの小学校の校長という職があって東京から出向で向こうに行ったの。そのとき姉だけ生まれてて。小さい姉を連れてって、私と妹は向こうで生まれたの。

以下、Fさんの語りを提示する。

［Fさんの事例］

F：［配置薬として］「熊の胆」あったわね。「ケロリン」という風邪薬とか。風邪引いて熱出たら「バイエルン」。ていうのは健康保険がなかったから。<u>お医者さんにいけなくて。お医者さんは地域にそんなにいなくて。お医者さんというのは贅沢してて金持ちで子どもたちは派手に暮らしてたの。はっきりとわかるのよ。もちろん日本人よ。</u>あのころは人力車でお医者さんが来るんだけど、実入りのいいお医者さんは車よ！ お友達のお父さんなんかは車乗ってた。気さくなお医者さんは自転車に乗って来るんだけど、もうちょっとお年を召した貫禄のある人は人力車。車夫がいて。そのうちね、ちゃんと車で運転手を雇って。だからよっぽど儲かってるんだなと。<u>そういうところ行ったら高いじゃない。うちの母なんて子どもが3人もいたから、熱出して風邪引いたりすると、ちゃんと自分でつくった湿布があってね、熱が出てね、肺炎になりそうだったら辛子泥湿布（からしでい）というのを自分でつくってやったね。全部ね、朝晩取り替えてくれるの。母がね、辛子を溶いて泥みたいにしたのをベタっとこうしてここにつけるの。辛子泥湿布というのがあったの。うちの母はね、衛生方面にはかなり看護婦さん並に進んでいたの。</u>ほんとはね、うちが裕福なら医者になりたいくらいの。

＊先ほどお母様が非常に詳しかったとおっしゃっていましたが、何か特別に教育を受けられたりとか？ それともご自身で？

F：自分で勉強してね、やっぱり専門学校とまではいかなくてもそういう

ところに通ったことがあるんじゃないかと思うんですよね。とにかくあのような知識を自分で習得して持ってたみたい。辛子泥湿布でしょ、うがいでしょ。うがいはね、塩水でうがいするの。手を石鹸でよく洗いなさいとかね、外から帰ってきたら手を洗ってうがいをしなさいとかね、すごくきれい好きな人だったから。あんなね、寒いところで冬なんか凍りつくようなところででも、毎日のように洗濯してね。家族5人の洗濯物でね、今考えると大変だったと思うんですけど。ひねればお湯が出るなんてものじゃないですからね。ガスと薪でお湯沸かしてね。お風呂なんか全部最初は薪で、後になって石炭になって、次は石炭ストーブ。そしてオンドルっていうのがあって。オンドルは薪で、冬の間じゅうオンドルして大変だったもの。私たちあんまり丈夫じゃなかったけど、［母親は］教育熱心だったから子どもはひたすら勉強しなさいって感じで。あんまり手伝ったりした憶えも小学校の時はないんですけれどもね。

＊［母親は］健康面でもすごく気を遣われた？

F：そう。栄養面でもね、だから食べ物なんかでも、牡蠣なんかグリコーゲンがあるから食べなさいとか、食べ物もビタミンAだとかずいぶん栄養のこと食事の時に言われてね、残さないで食べるようにね、だから嫌いなものってないのよ。野菜とか魚とか肉とかね。職業上、地元の人から頂くものが多かったのね。あちらは果物が豊富でね。だから給料はそんなに多くはなかったけど現物で頂いたり、鶏とか雉とかね、うなぎとか下さるのよ、皆さんが。蛋白源になるような。だからそういうのでね、冬なんかずいぶん鶏丸々をスープに仕立てたり。韓国料理じゃないのよね、和食でも割とカロリーの高いもの。妹はね、末っ子だったしね、少し偏食があったかなんかで、腎臓が悪くてね、小学校2年から3年になる時に2ヶ月くらい大学病院に入院してね、それすっかり治ったんですけど。子どもで入院したのは妹がその時だけですね。母もちょっと具合が悪くて、婦人科の方で私たちが小学校の低学年のころ、東京まで来て療養するつもりが、京都で具合が悪くなって京都で手術したりしてね、大変だった時もあるの。やっぱり向こうで大きな病気の時はなかなかできない、

東京に来てからやるっていうようなね、そういうのがちょっと大変だったね。

ここでは「京城」の日本人社会における医師の表象がまず語られ、高額な治療費という経済的な理由から、風邪などの子どもたちの日常的不調の場合は医師にかからず母親手製の辛子泥湿布が用いられたことが明らかにされている。ただし、妹が腎臓疾患に罹患した場合には現地の大学病院に入院しており、おそらく家族の判断で専門医療の受療が選択されたものと推測できる。同様に母親の婦人科系手術のような「大きな病気」の治療は、「京城」ではなく、日本で受療するべく一時帰国していることが語られている。このように重篤なケースを除き、Ｆさんの母親は子どもの日常的衛生管理に非常に熱心に取り組む母親であったことが語りでは強調されている。当該事例で興味深いのは、医師にかからずに済ませることが可能な細やかで適切な衛生管理は、父親ではなく母親だけが可能なものとみなされている点である。

Ｆ：母はそういうわけで［日本で］入院したんだけど、こっちへ来て療養したりしてね、その時は朝鮮の婦人ていうか、お手伝いさん来てくれて。それで困ったのは、私が小学校の２年くらいかな、この辺が痒くなって蕁麻疹みたいなのができてね、<u>原因がわからないから父が心配してね、病院に連れて行ったらお医者さんもわかんないの。それで太陽灯かけてくれたり、そのときはそれで済んだんだけど、母が帰ってきてからわかったの。</u>女中さんのシラミが移ったの。シラミが頭じゃなくて体。大変だったの。［結局は］駆除できたんじゃないの。<u>母が帰ってきて［原因が］わかったから。</u>私は全然苦労した覚えないし。痒いってだけで。弱い人のところへシラミがくっついたのかしらね。

母親が日本での入院治療のため不在中に、蕁麻疹のような症状が出たＦさんの様子を心配した父親は、最初から医師の診断を仰ぎに行く。しかし医師

の診断でも原因不明だったものが、母親の帰宅後の診立て（見立て）により原因がシラミであることが判明したというのである。先のＩさんと同じように、Ｆさんは医師よりも母親の衛生管理を評価し、かつ信頼を寄せている様子が読みとれる。「苦労しない」という言葉は「母親に任せておけば苦労しない」と解釈することが可能だろう。さらにＦさんの母親の衛生戦略をみていこう。

　Ｆ：環境がいろいろ衛生的になってない面が社会的にあるから母もずいぶん気を遣ってくれて、何しろ生ものは食べないとかね、そういうずいぶん母は余計に気を遣ったのね。火を通したもの以外は食べないとかね。バナナはね、腐りかけたものを食べて疫痢になったりすることがあるって話があってね、「京城」にいる時はバナナを食べなかった。バナナは高級品と言うより、叩き売りで売ってたわけ。他の果物はたくさん食べたけど、バナナはね、腐りかけたやわらかいものを食べると疫痢になるって思い込んでた節がある。絶対食べなかった。いろいろ管理してた。母がね、弱い子どもを抱えた割に病気になっても治って元気で帰ってきたというのが一番ね、母が嬉しかったこと。

　近所にね、次から次に疫痢になって。小さい子どもが。保菌者がいるの。［そう］じゃないかって。大人に保菌者がいて。見てるとわかるのよね。

　それから私の住んでたうちの近所にあさひ座っていう劇場があってね、そのあさひ座で地方興行するのね、そうするといろんなところ周ってくる芸人だから天然痘が出ることがあるの。それでその近所界隈でそういう病人が出たっていうと必ず種痘。だから学校でもその界隈であさひ座の近所に住んでるために臨時に種痘させられたことがあった。

　＊お父様よりお母様の方がそういったことに管理責任を感じておられた？
　Ｆ：そうそう。母はね、父のことも含めてね、しっかり管理していた。だから私たちは本当に母のおかげでね、母は学校で教育受けた人じゃないけど、非常に自分で関心があって、そういう面をね。家庭婦人になってからもね。

＊「京城」も経験されて、そこは「衛生的に良くなかった」というのは？
F：環境が良くないからっていうけど、私たちは日本人で日本人の社会だから、別に不衛生だとかそういことはないんだけど、いろんな食品が入って来る時どこに病原菌が入ってくるかわからないから。うちでは衛生に気をつけても、子どもがよそのうちに遊びに行った時に、よそのうちであんまり衛生的じゃない食べ物を出してくれたら困るとか、母はそういうことにも気を遣って。だからあそこのうちはよく病人が出るようだ、あそこへ行ったら物が出ても食べちゃいけないとか。何かもらったらね、食べ物が出てくるじゃない、もらったら必ずうちへ持ってきて見せてからにしてくれって。[その場では]食べるなって。一番困ったのは、そのころアイスキャンデーがあって、溶けるじゃない。棒が入ってるのじゃなくて、棒が入ってないのはもうちょっと高いのよ、それを皆に1つずつ下さって、それこそ走って2、3分のところがうちだから、うちに帰って、食べていいかどうか見せて、母が「いい」って言ったら食べた。外行ったらほんとに。お茶くらいは飲んだわよ、食べ物はほとんど食べなかったわね。親と一緒に行く時はいいの。アイスキャンデーもらった時だけ大変だった。急いで持って帰んなきゃいけない。

　Ｆさんの母親は、緊急性を要する場合以外は医師にかからず民間療法的対処をし、日常では予防上の衛生管理を徹底（石鹸での手洗いを励行する、生ものは絶対に食べさせない等）、食事には栄養学的知識も活用するなど、場面に応じて医療資源・文化資源・情報資源を使い分け、細心の注意を払った衛生管理の包囲網を構築している。Ｆさんの母親の徹底した管理実践を規定したものは何だったのだろうか。1つには、地元の教育者（小学校校長）の妻であるという立場性への自己意識であったといえる。他方には、外地イコール不衛生（「野蛮」である）という当時の支配言説を重く受け止めた母親が、家族の置かれた環境に過敏に反応し、自己防衛意識を（場合によっては過剰ともいえる程度まで）高めたゆえの衛生戦略であったと考えられる。それゆえ、Ｆさんの母親の衛生戦略は常に外部イコール〈他者〉を意識しなければならないものであった。

家族がいかに「衛生的」であろうとも、他者との相互行為・交わりのなかでは管理不可能な部分が出てきてしまう。たとえ「ご近所さん」であっても油断はできず、ましてや地方興行を行う芸人団は伝染病の保菌者として、よりいっそうの注意を要する他者として認識されるのである。この点において、Fさんの母親の事例には、Gさんの母親およびCさんの父親の徹底した清潔志向との共通性を見出せる。子どもの衛生環境を管理しようとすればするほど、逆説的にも管理不可能な領域が現れる。新中間層の親たちの子どもの衛生管理は、こうした過剰性を内包するリスクを常に抱え込んだものであったとさえいえるのである。

第3節　資源としてのメディア

　新中間層の親たちは、どこで原初的な衛生知識を得ていたのだろうか（ここで「原初的な」と表現するのは「各個人によってモディファイされる以前の」という意味を込めている）。Gさんの母親のように、身内に医師という専門家がおり、直接に衛生的知識を伝授される場合もあるが、新中間層家庭の母親が衛生知識を入手する経路としてまず考えられるのは公教育である。対象者の母親世代が教育を受けた明治後期から大正期にかけて、高等小学校においては「理科家事」教科が設けられ、生活に必要な家事知識に経済、衛生の知識を加味することが適切とされ（半田 1975: 83）、女学校（高女・実科高女）でも家政教科の時間配当は重視されていた（深谷 1966: 244）。公教育で科学知識を援用した家事科目が教授されていた一方で、転勤族である新中間層には珍しいケースかもしれないが、Ｉさんの母親のように地域に伝わる習俗を衛生知識の拠り所とする場合もあり、地域間・世代間での民間療法の伝承が伝達経路の1つにもなっている。各地域における衛生団体の啓蒙活動（幻燈会など）が果たした役割もあるだろう。

　しかしながら、第1節でも述べたとおり、1930年代において、衛生および病気知識の入手経路としてより一般的と想定されてきたのは、婦人雑誌や家

庭向け医学衛生書、養育書等であった。母親の衛生知識の入手ツールについて尋ねる調査者の問いに対して、対象者から明確な答えは得られなかったが、婦人雑誌の購読については言及された。先行研究が指摘しているとおり、婦人雑誌は衛生的知識や病気予防の実践的知識についての「科学的」情報を伝える影響力ある媒体となっていた。大正後期に相次いで創刊された婦人雑誌は、女子中等教育の充実と新中間層の拡大を要因として大発展を遂げる（前田1993: 219）。なかでも1917（大正6）年創刊の『主婦之友』はもっとも読者数が多く、1931年には約810万部に達していた（私たちの歴史を綴る会1987: 48）。『女学雑誌』は1921（大正10）年より「体育・衛生問答」欄を新設、『婦人公論』は1926年から「妻および母の科学」の連載を6回にわたって掲載した（川村1994: 93）。別冊付録がつくことが魅力のひとつだったと言われる『主婦之友』は、1937年に『娘と妻と母の衛生読本』という付録本を出している。家族の健康、子どもの養育に関する実用的な内容の記事は、都市に進出し、あるいは転勤により各地を転居し核家族化した家族における主婦の手引書となった可能性が高い。対象者が幼児〜小学校時代である昭和初期といえば第一次世界大戦後の経済恐慌のため全国的に不況となり、厳しい家計状況が続いたはずであるが、対象者の家庭は、婦人雑誌の定期購読が可能な下限所得を上回っていたと考えられる。雑誌の定期的な購読は以下の語りに現れている。

> F：『小学○年生』というのはあんまり買わなかった。もう『少女倶楽部』。小さいころには『婦人倶楽部』とか『主婦之友』とか、母のをずいぶん読んだからね。子ども向きの飽きちゃってね、ずいぶん大人向きの読んだ。

> D：例えば小学校に上がる前にも、本屋さんなんか周りにないんですよ。ですけど本を売りに来る人がいましてね、背負って。そういうものを［両親は］買ってくれました。小学校に上がる前から。『小学○年生』とかありますよね、小学館から出ていた雑誌。そういうのをとってくれました。

> G：私はね、父親が買ってくるのが『小学一年生』『小学二年生』とかで、小

学館が出している。『少女倶楽部』とか。

　Dさん、Gさんの語りには、母親の購読雑誌についての直接の言及は見られないが、Fさん同様、子ども向けの雑誌を講読している場合には、主婦向け雑誌も合わせて講読している可能性が高いと考えられる。大正中期から昭和初期にかけての読者調査をとりあげた永嶺重敏によれば、婦人雑誌の最大の顧客でありながら主婦層の読書調査は行われた形跡がない（永嶺1997: 160）。そのため正確に推し量ることはできないが、読者調査における高等女学校生の読者率が高いことからして、女学校教育を受けた者も多く、経済的余裕もあった対象者の母親たちが家庭の主婦となっても雑誌に親しんでいたことは想像に難くない。

　すなわち、女学校での公教育やメディアを通した知識の獲得を通して対象者の母親たちが子どもの身体に対し非常に高い衛生意識を持っていたということであり、衛生管理者としての自己役割を規定していたということになる。近代衛生史研究や近代家族論が指摘したのは、母親への身体‐衛生的管理者としての役割付与により、母親を中心とする家族自体による自己管理を実践させることによって、家族内部から社会を管理統制する方途が開かれたということであった。

第4節　小　括

　しかしながら、たとえ公教育で良妻賢母主義の理念が教育され、婦人雑誌・育児書が新中間層の母親たちのバイブルになっていたとしても、母親たちが自動人形のごとく書かれたことをそのまま忠実に再現するだけの存在ではなかったことは、本章の語りが明らかにしたとおりである。家族の置かれた環境や社会状況を反映した資源をもとに、また過去の経験を意識的または無意識的に参照し、母親たちはその場その場で実施可能な衛生実践を実行してきた。これら新中間層の親たちの衛生実践を、本章においては〈衛生戦略〉と

呼んできた。前章で検討したとおり、衛生戦略には明確な目的を持った意図的なものも含まれるし、意図のない身体化された戦略も含まれる。

　新中間層の衛生戦略は一枚岩ではない。Ｉさん・Ｆさんの事例からは、子どもが病気になった場合、それが風邪や発熱などの比較的軽微な疾患・症状の場合、かつ医療へのアクセシビリティーが地理的または経済的に低い場合は、母親手製の家庭薬（民間療法）で対処されていることが明らかとなった。またその家庭薬自体の知識源も、地域的な伝承によると考えられるもの（Ｉさん）と、医学書等の衛生言説からの知識によると推定できるもの（Ｆさん）との水準にわかれる[18]。一方、結核などの重篤な疾病（が疑われる場合）や原因不明の症状の場合は、専門医療を受療している。この点に関しては、学校衛生における医療化との関係から検討できることを提起した。すなわち、結核や歯科など学校衛生において診断・治療の体系が医療化されている疾病の場合には、専門医療の受療行動に結びつきやすいということである。また肝油や太陽灯などのオプションが提供されている場合には、新中間層の親たちはそれらを積極的に利用していることも明らかになった。

　このように衛生戦略は固定的なものではなく、活用しうる資源あるいは学校衛生での医療化の程度によって決定され、あるオプション、あるいはいくつかのオプションの組み合わせによって複数の選択肢のなかから決定されていたとみなすことができる。学校衛生に関してみれば、肝油や太陽灯が有料サービスであった場合、経済資源がそのサービス受給を決定する重要な要因となろう。しかし肝油や太陽灯の効能を知っていること（文化的資源）も促進要因となりうるだろう。一方、家庭衛生についていえば、配置薬、売薬、民間療法等などによって自己治療する場合と、家庭医（かかりつけ医）に相談する場合、さらに家庭医からの照会によってより専門的な医療を受療する場合

---

[18] Ｆさんの母親の医学−衛生知識の入手経路について、「学校で教育を受けた人じゃないけど、自分で非常に関心があって、そういう面をね［勉強した］。家庭婦人になってからも、本を読んだのは大いに関係ある」とされ、雑誌や書籍で知識を吸収したであろうことが語られている。既述したように、Ｆさんの母親は婦人雑誌の購読者であった。

とがある。学校で医療化されている疾病、自己治療が困難な疾病の場合は専門医療の受療に結びつく可能性が高まるが、そうでない場合は経済的、地理的に開業医を利用可能か否か、さらに本人や家族の身体経験に基づく判断によって利用頻度は異なってくる。

けれども、衛生戦略は必ずしも資源の種類や多寡だけに影響を受けるだけのものではないこともまた認めなければならない。家庭内治療の場合でも、配置薬や売薬ではなく民間療法が多く利用されるのは、経済資源や医療資源が乏しい場合であることが想定されるが（例えば第三章のＰ氏の事例参照）、Ｉさんの事例は必ずしもこの定式には合致していないのである（少なくともＩさんやＦさんの家庭は売薬や配置薬を利用できるだけの経済資源は有していた）。であるから、専門医への受療行動に代替してさまざまな家庭薬（民間療法）を活用する場合でも、それは経済資源や医療資源の制限という現象だけには帰し得ない何らかの要因があると思われる。その背景には、子どもの身体管理に対する母親の労力や時間の動員をポジティブに評価する近代家族規範の新中間層への浸透があるのではないか[19]。

また、母親の衛生戦略を中・長期的戦略か短期的戦略かの視点から検討することもできるだろう。時間軸による分類は、合目的的なものと習慣的なものという分類と対応させて考えることができる（図4-2）。合目的的な中・長期的衛生戦略は、新中間層の再生産戦略ともっとも明瞭に結びついている。すなわち新中間層の教育家族的側面に適合的な衛生戦略であり、その例として語りに現れたのは、高等女学校入学試験対策として牛乳を飲む、肝油を服用するという戦略であった。一方で、合目的的というよりは、過去の経験等に基づいた身体的かつ習慣的な対応の衛生戦略もある。例えば、風邪をひいたときに紅花茶を飲むという対処法などがあげられる。この行動は、何か特定

---

[19] 山田昌弘（1994）が指摘する近代家族における愛情の規範化をここに見てとることも可能であろう。山田は、自分の子どもに手間暇をかけ献身する、すなわち子どもの世話をすることが愛情表現、愛情の証となることが近代家族の特質であるという見解を提出している。この点からも、Ｉさんの母親の衛生戦略を、地域伝承のハビトゥスとして、あるいは資源の問題としてとらえるだけでは不十分であると思われる。

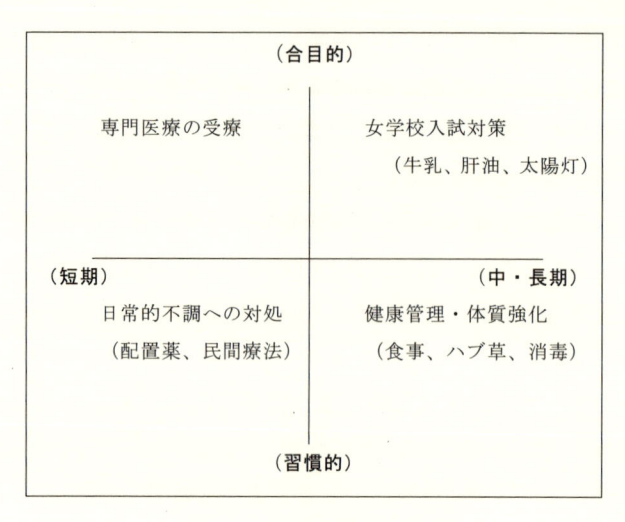

```
                    (合目的)

        専門医療の受療    │  女学校入試対策
                        │  （牛乳、肝油、太陽灯）
                        │
  (短期)─────────────────┼─────────────────(中・長期)
                        │
        日常的不調への対処 │  健康管理・体質強化
        （配置薬、民間療法）│  （食事、ハブ草、消毒）
                        │
                    (習慣的)
```

図4-2　衛生戦略の4つの型

の目的のための切り札として動員された戦略というよりは、「風邪をひいた場合→紅花」というようにその場をしのぐための（短期型）、慣れ親しんだ実践である。Gさんの母親の事例のように、最初はある合理的な目的からスタートした実践が、繰り返されることでいつのまにか自己流に変形され、そのまま習慣化されてしまうこともある。行為者によって変形された実践がそのまま身体化されるのである。この独自の変形によって徹底的、あるいは時に過剰なまでの衛生管理を招いてしまうことは論じてきたとおりである。子どもの衛生管理に熱心な親であるからこそ、新中間層の子どもの健康に対する管理は、過剰性を内包するリスクを常に抱え込んだものであったといえる[20]。

20　さらに、新中間層家族の衛生戦略は世代間をまたいで通時的に継承されていったのかという再帰性の問題が提起できる。先にも述べたとおり、母親自身の衛生戦略の知識源は、必ずしも明確に語られなかったため、母親がその親世代から受け継いだものがどの程度だったのか、また雑誌等で得た情報とのブリコラージュが見られたのかについては明らかではない。また本人たちが、親世代の衛生戦略を継承しているか否かということも積極的には語られなかった（ただし、補遺としてとりあげたTさんは、母親手製のみかんのヒビ薬について、その製法を「よく聞いておけば良かったと悔やまれる」と記述していることから、世代をまたいで受け継いではいないことが判明した）。この点は次章でとりあげるS氏家族のハブ草の事例で再度検討したい。

第四章　新中間層家族における母親の衛生戦略

　本章第1節において、フーコー・パースペクティヴを援用した近代日本の衛生史研究が、衛生の強力な権力装置としての機能、すなわち徹底した管理監視体制と啓蒙的側面を主に論じ、受容者側の分析を捨象してきたことを指摘した。また近代家族論は、子どもをケアするエージェントとして構築された母親が、公教育や新聞・雑誌メディアを通じて「科学的」「合理的」な衛生実践を模範としてきたことを指摘してきた。それに対し本章は、新中間層とくくられる母親の衛生実践が必ずしも規律順守的で一枚岩的（科学的、合理的）なものではないことを提示してきた。母親の実践は衛生戦略として措定できる。それは、活用可能な複数の資源を動員し、自己の経験や記憶を参照しつつ、あるいは身体化されたハビトゥスから無意識的に選び取られていく多元的かつ変動的な戦略であった。

補遺 「京城府」の衛生経験

　ここでは、女高師卒業生Ｆさんの小学校時代の同級生に対して行った質問紙調査に基づいて、「京城府」の師範学校附属小学校における学校衛生について補足する。

　第２次調査の協力者であるＦさんから「小学校時代を大変よく記憶している」という友人Ｔさんの紹介を受けたが、家庭事情により対面調査は行えず、質問紙調査を行うことになった(2006年6月)。この調査方法の違いという点とともに、女高師卒業生ではないため、第四章の分析には加えていない。しかしながら、Ｔさんの回答は非常に具体的かつ興味深いものであり、Ｆさんの小学校および家族の衛生実践を分析する上でも資料的価値が高いと判断し、ここに補遺として掲載することとする[1]。

第1節　植民地朝鮮の医療と衛生

　「京城府」の衛生経験をとりあげるに当たり、植民地下の医療・衛生という特殊性について触れておかなければならないだろう。序章の先行研究を整理した個所でも述べたが、近代衛生史研究のなかには植民地における帝国医療という主題が含まれている。衛生がポリスの主要な国家統治法に位置づけら

---

[1] 所定の質問紙は郵送で返送されたが、Ｔさん自筆の長い手紙が添えられており、そこには小学校当時の日常生活についての回顧談が記されていた。Ｔさんの属性はその手紙からも補った。

れることを考えれば、植民地の医療・衛生制度の確立が重要な統治目標になるのはいわば当然であったといえる。このため、特に近年は歴史学（近代史）の領域で研究成果が蓄積されてきており、見市他編（2001）の刊行や、より最近の2007年には、『歴史学研究』(No.834) が、専修大学で開催された国際ワークショップをもとに、「東アジアにおける医療・衛生の制度化と植民地近代性」という特集を組んでいる。歴史学研究会編集委員会によると、「宗主国が植民地で確立した医学・衛生学などに関する学知の体系」を「植民地医学 (colonial medicine)」と呼び、「これらにもとづき、医療・衛生事業が行政化される体制を帝国医療 (imperial medicine)」と呼ぶとしている（歴史学研究会編集委員会 2007:1）。

ただし、第四章でとりあげたＦさんやＴさんは日本人として植民地「京城」を経験しており、生活は日本人コミュニティのなかにあった。Ｆさんの語りにあるように、日本人医師の診察を受け、また京城師範附属小学校での衛生実践も内地のそれとほぼ類似した制度となっている（肝油の服用など）。そのため、朝鮮の人々にとっての植民地医療の経験と、日本人移住者の朝鮮、特に「京城」での経験は異なることに注意を払う必要がある。在朝日本人と朝鮮の人々との間には著しい衛生条件の差があったことは辛圭煥（2007）が指摘しているところである。一方で、生活圏の一部共有、日常生活において朝鮮の人々との接触が経験されていることから、両者をまったく分離してとらえることもまた適切ではないだろう[2]。

ところで、ＦさんやＴさんの語りにはたびたび〈衛生の進んだ日本〉と〈衛生の進んでいない「京城」〉という対比を前提とした話が登場した[3]。これは当時の文化・生活習慣の違いによってそのような認識が広く共有されていた

---

[2] 例えば女中は朝鮮人であったし、またＴさんは通学路でたびたび目にした朝鮮人家族の衛生実践を手紙に記している。Ｔさんは手紙のなかで、表通りは日本人の生活圏であり、裏通りに入ると、朝鮮人、中国人の混ざる地域があったと記している。

[3] Ｔさんの手紙には、「朝鮮はキタナイキタナイと云っていた部分は、今にして思えば日本の政策の至らなさが大きな源因と云える。反日感情に連なるものであったと思われ、当時は何も知らずにいたとは申せ、肩身が狭い思いも致す…［略］」と書かれている。

ものと思われる。「19世紀半ば以後の近代西洋医学の発達とそれにともなう予防医学や検疫制度の発達は、すすんだ医学や衛生を有する側が『文明』的であり、それを共有しない地域や民族は、『野蛮』であるとの認識を定着させた」(飯島・脇村 2001: 78)。植民地に限らず、日本国内においても、同様の差異化する視線によって差別意識が生じたことは、都市社会史が明らかにしてきたとおりである。しかし植民地の朝鮮の人々へ向けられた在朝日本人のまなざしは、総督府の教育効果も相俟って、徹底的に蔑視の意識を伴っていたものと思われる。

　さて、西尾達雄や松本武祝(たけのり)の研究によれば(西尾 2003; 松本 2007)、韓国併合前の李氏朝鮮(1897〜1910年までは「大韓帝国」)時代、1880年代に開化派が明治政府の衛生行政の知見を取り入れた医事衛生行政の確立を主張し、親日派政権のもとでの内政改革としてスタートした甲午改革以降、医療行政改革が試みられていく。一方、キリスト教の宣教師たちも布教活動の一環として医療と教育に積極的に関与していた。諸外国の圧力や干渉が次第に強化するのに対し、民族的な危機感から、近代化の方策として衛生制度の改革が民間からも提唱され始めるが、1910年の日韓併合後は朝鮮総督府によって医療行政は管理された。そこでは内地の制度との連続性もあり、かつ、漢医学の存続などの例にみるような朝鮮の内情に即した独自の制度化(断絶性)もあったとされている(松本 2007)。

　このように、近代朝鮮の医療・衛生に関する研究は、韓国人研究者によるものも含めるとすでにかなりの研究成果が蓄積されており、今後も充実していくことが予想される。一方で、やはり民衆の生きられた衛生経験という関心は薄い。朝鮮人とともに植民地に居住していた日本人の衛生経験にも、分析の目が向けられていく必要があるだろう。民衆の個的な衛生経験への接近法にはさまざまな方法がありえるが、その1つとしての聞き取り調査は、当事者の高齢化が進んでいる現在、もっとも実施が急がれる状況にあるのではないだろうか。

第2節　Tさんの衛生経験——**質問紙調査から**

　本節では、Tさんの衛生経験を資料として提示する。Tさんは1925（大正14）年1月生まれで、祖母、両親、兄3人と同居していた。父は高等工業高校の教師で[4]、Tさんは「中央試験所・高等工業学校官舎」で生まれた。「京城府」の師範学校附属小学校卒業後、同府の高等女学校から釜山府の高等女学校に転校、卒業する（1942年）。その後、神戸の女学校で終戦までの3年間、寮生活を送った。

　以下、疑問符・感嘆符を含め、質問紙の回答を記述どおり引用する（順番は並び替えてある。なお（　）はTさん自身による補足、［　］は引用者の補足である）。

1．学校で受けた衛生教育、衛生指導、衛生実践
口腔衛生
年に一度（？）、京城歯科医専の、現在で云うインターン生（？）が来校（三人くらいか）。朝礼後に時間を設けて歯磨きの指導をした。（歯ブラシを上下に動かす、臼歯の上面も磨く）

衛生室に歯の治療台があり、歯科医専の若い医師が歯の検査に来て、その後虫歯の治療に来ていた。それを嫌ってあまり泣く児童は後日通知が行き、指定の日時にて再び親付添いの上、なだめ、おだてて治療をしているのを見た。

中耳炎の予防
学校のプール（小学校、昭和五年に設置）や水泳のとき、耳に水が入ると「中耳炎」になるからと、脱脂綿を耳に詰めたり、セルロイド（小さな紐が付いている）を用いたり。男児は指先につばをたっぷり付けて耳のなかに。

4　朝鮮伝統の建築・工芸関係（美術史・建築史）にもかかわっていたと記されている。

寄生虫駆除

学校でも年に一回か検便を云い渡された。マッチ箱なんぞに割箸かなんぞで入れた？多分之を名前を書いた紙袋に入れてたか？　を提出。集めるのは教生の先生の係であったか？

衛生室

怪我をすると衛生室の＊＊先生（中年女性、和服に袴姿）はやさしい表情ながらも大型ピンセットに綿球で、手早く「ヨードチンキ」を付ける。それはすごくしみる!!

2. 家庭で受けた衛生経験

脚気

夏季だったと思う。脚気予防と称して麦ごはんを用いられた。
「はったい」「麦こがし」「香煎」も夏のおやつの一つであったか。ビタミンB補給。

配置薬・売薬の利用

何だか直ぐベーベー泣いたり、すねたりすると、祖母が「此の子は、虫がわいているのではないか。セメンを飲ませた方が宜しいよ」と。セメンとは、越中富山の薬箱に入っている「虫下し」の散薬。袋に小さくヘンチョコリンな虫の絵が描かれていた。

朝鮮人のお手伝いさんの子が具合が悪いと聞いて、母が彼女の家に行って、取敢えず越中富山の薬箱から何か出して与えたら、大層良く効いたというのが評判になり、彼女の近所の人迄時々訪れていた。

- 虫下し＝セメン（越中富山の薬箱から）
- おなかを壊したとき＝クレオソート。ヒマシ油（常備はしてあったが飲んだ

ことはない)。「げんのしょうこのお茶」祖母は夏季に拵えて用心の為用いていた。

- うがい＝硼酸水（洗眼にも）
- 咳＝吸入器。祖母の部屋に行くと、よく懐中しるこや葛湯をすすめられた。
- 冬季お風呂には、みかん皮たっぷり入った布袋が浮かんでいた。
- 汗疹予防＝桃の葉。ひなた湯で行水。ヘチマコロン（売薬）、ヘチマ水（庭のヘチマの蔓を根本に近い所を切り直ぐ空の一升瓶に、その茎を入れて。祖母がそんなことをしていた。詳しいところ迄は見ていない）。天花粉はよく用いました。
- 虫さされ＝アンモニア。弁慶草の葉を揉んで包帯。朝鮮人のお手伝いさんは、自らの口で吸って呉れたっけ。
- 外傷＝ヨーチン（ヨードチンキ）。メンソレータム（祖母の手提袋には常に入っていた）
- ひび＝メンソレータム。ベルツ水。母が作るみかんのひび薬。（みかんの皮、白い部分はそぎ取って或る程度細く切る。広口瓶に入れて、グリセリンと酒［不明。「石」か］酸？を入れて一週間くらい後に使い始める。良く聞いておけば良かったと惜しまれる。）
- 火傷＝冷やす。（女中さんは、ベッタリお味噌を乗せて、白菜等の葉をあてがって布で包帯をしていた。チンク油（白いもの）。
- 凍傷予防＝靴の爪先に唐辛子を二、三ヶガーゼにくるんで入れる。私の家族はシモヤケには何故かならなかった。

マスク

冬はガーゼのマスク。ビロードの黒・赤のマスクも売られていた。後年は空気穴型［図示］、後年の型の素材は人工皮革の品であった。京城の冬の気温は緯度からみても新潟辺りであるから相当寒かったから。又一方には、オンドル、ストーブを盛に使うので（石炭、錬炭）長時間用いていると、マスクをはずしたとき張作霖ヒゲになって笑えた。内地から転勤してきた人達、ややも

すると肝をやられるとか子供の頃聞いた。母たちは「白足袋がすぐ汚れる」と云っていた。

夏の飲み物と食べ物
冷蔵庫のない時代故、生水（水道水でも）をあまり飲まないようにと、毎朝目がさめた時には麦茶を煮た香が漂って来ていた。台所の隅に井戸があり、アルミニューム製に麦茶を入れて長い紐で下してあったり。水瓜やマクワ瓜等は網に入れて冷やしてあった。故に安々とは冷たい物は口にできなかった。大きな氷を入れて用いる木製冷蔵庫が家庭に入ったのは小学生の中頃だった。

クレゾール消毒
近所の大層神経質ご夫妻の家では、クレゾール液の洗面器常備。親子三人揃ってひ弱。

外食
朝鮮人の売っている食物は食べなかったが、たまには父の先導で家族揃って朝鮮料理店（朝鮮人経営のデパートの食堂が主）に食事に行ったことはある。洋食と同様に嬉しいものであった。日本人向けに調理されてか、やたらに辛くは無かったように思う。

3. 本人および家族（あるいは周囲）の受療経験
往診
住まいが京城大学付属病院に近かったので、現代で云うインターン生によってよく夕刻以後往診して貰っていたので、近所には個人の医院は無かったけれど、心丈夫でした。

種痘

生後一年になるまでに「ウエボーソー」(痘瘡)を、二の腕に四ヶ。十二歳の時に再びした。小型ガラスの板の上にポチッと白い粘液があり、それを銀色の[絵で図示]状の先につけ、肌にチョンチョンとつけてから、このトガッタ先端で、×印に傷を付けたのであったか？ 一週間くらいかとても痒かった。子供の頃は皆その跡が腕にあったが、今袖をめくり上げてみたが、やっとかすかにしか見られない。ひっかかないように包帯を巻いてくれて、痒ければその上からたたくようにと云われた。

ジフテリア

私は小六の時、三泊四日の修学旅行に行ったが、帰ってきて間も無くヂフテリアになり京城大学病院(帝大)の伝染病隔離病棟に二週間？ 入院した。退院後も二回くらい血清注射を受けた。それは皮下注射だがとても痛かった。入院中は母が付き添っていたが、見舞いに来てくれたのは父が二回のみ、病棟を出る時は、看護婦さんが消毒の噴射をするのだと聞いた。

その他の伝染病

夏季は「赤痢」「腸チフス」を警戒される事が強かった。「コレラ」の語もよく耳にしたものであったが、我々の身辺にはその発生事実を現実には耳にも目にもしなかった。猩紅熱、水ぼうそうはやたら珍しいとは思わなかった(私は経験ないが)。

扁桃腺

扁桃腺・アデノイドの手術を受ける人が少なくなかった。手術後、「アタマガヨクナッタ」とか耳にしたが、私はこわくて勇気が出なかったので遂にしていない。

按摩

時々、祖母のところへ和服姿の「あんまさん」(盲人ではなかった) が来て、按摩をしながら何かとよく喋っていた。口こみで訪れたのらしかったが、祖母と同県人であったので、話も合ったのでしょう。夏はカンカン帽、冬は中折帽 (シルクハット？) にインバネスのおしゃれおぢさんも居た (按摩の)。按摩さんは皆和服だった。履物は極寒時は防寒靴を用いての姿でもあった。

第五章　身体化される／されない衛生実践

　近代日本における医学と衛生を介した国民の身体管理の歴史を論じる際、フーコー・パースペクティヴに基づく近代日本の衛生史研究は、衛生に関する知や言説の産出がとりもなおさず身体を刻印づけ、絶えず衛生的な自己管理を行う主体を構築したととらえてきた。しかしながら、主体を構成しうる競合言説は非常に多様であったことを考えれば[1]、言説の産出がとりもなおさず身体を刻印づけ、絶えず衛生的な自己管理を行う主体を構築したと、素朴にとらえることができるだろうか。人々は意識的あるいは無意識的に無数の衛生言説のなかから一部の言説を、選び取っていた、あるいは選び取らざるを得なかったはずである。そしてさらに、言説が身体を刻印し主体化するとは、人がある言説とそれに内包される知識を内面化し、実践し、習慣化する過程までをも含むことを意味するのではないか。本章はこのような観点から、衛生実践の身体化について論じる。

---

[1] フーコーは、フランス社会において18世紀以降、健康と病が集団と住民の問題として、国家のみならず多様な機関から問題にされたことを指摘する (Foucault 1979=2000)。本章でも後述するとおり、衛生・健康をめぐる問題に対しては国家の均質的な介入のみならず、医師、企業などさまざまなエージェントが関り、それぞれの立場からの言説を生産していた。

第1節　身体化への着目

1　通俗化と身体化の間

ここで、言説を通じた身体化とはいかなるものなのか、先行研究を踏まえて検討したい。言説の産出と一般の人々の認知、影響について段階的レベルでとらえる必要性について、近代のセクシュアリティ言説を分析した赤川学は、アンソニー・ギデンズの親密性の議論を展開させ、医学的言説の制度的再帰性として次の3つの段階をあげる。第1に、ある観念や概念が少数の専門家集団のなかで議論され、ジャーゴンとして成立する過程（言説化）、第2にそうしたジャーゴンが雑誌や文学などの媒体を通して一般の人々にも広く知られるようになっていく過程（通俗化）、第3に通俗化された言説が正統な「国民の言葉」として各種辞典に記載されるようになる過程（国語化）である（赤川 1999: 56）。以上より明らかになるのは、ある特定の言説が社会に流布するようになることと、その言説の内容が人々に内面化されることは必ずしもイコールではなく、言説は人々に、ひいては社会に対して段階的レベルで作用するということである。この段階性を考慮し、身体化をとらえると以下のようになるだろう。ある病やその予防に関する知が医師等の専門家によって研究され言説化する過程を経て、ジャーナリズムや医師団体・啓蒙団体等の活動を通して通俗化される。さらに通俗化された知識が人々に選択または外部から強制され、その知識が内面化され、日常的に習慣化され、その習慣が多くの人々によって共有される過程を経て、「正統」なものとして認知されるようになる。

しかしながら、一般に通俗化の過程は、産出された言説の量や流通性によってその過程や状態を確認することができるが、一方で身体化（ハビトゥス化）の途上をとらえることには困難が伴う。そしてこれはハビトゥス概念そのものの抱える困難性でもある。「物質的存在条件と家庭教育によって叩き込まれた性向システム（すなわちハビトゥス）」（Bourdieu 2002=2007: 201）という一文か

らも、ハビトゥスが階級適合的なものとして家庭あるいは学校において叩き込まれ、身体化されることはわかる。しかし、ハビトゥスという概念自身が指すものがどう形成されるのか、その特殊な形成の理由は与えられておらず、階級的に特化された実現の話だけがあると、バーンスタインがブルデューを批判する時 (Bernstein 1996=2000: 348)[2]、この批判は通俗化と身体化の空隙がハビトゥス概念を持ち出すのみでは説明し尽くせない点をも突いていると思われる。

この空隙にどうやってアプローチするか。本章は対象者の語りを通じて、身体化される／されない衛生実践に着目し、ハビトゥスの生成段階における個別条件を検討することで上記の課題への接近を試みる。

2 分析の対象と手続き

本章でとりあげるのは、第3次調査の男性対象者の語りである。男性対象者の語り、すなわち男子児童生徒の衛生実践を調査対象としたのはジェンダー視点の導入という観点からである。従来、衛生をめぐってはおもに女性の身体が分析のアリーナとなってきた。典型的には、大正から昭和初期において多くの読者を得ていた婦人雑誌の読者欄や身の上相談欄における女性自身の語りから、衛生知識や医学知識を内面化した女性の身体表象を分析した研究等である (川村 1994; 成田 1990・1993b)。それに比して、男子児童生徒の個々の日常的衛生実践やその主観的認識に対する研究関心は相対的に低く、男女差の比較的視点も乏しい。そこで本章では、意識的に男子特有の衛生経験 (具体的には性病予防教育) を1つの主題に設定して検討する[3]。

---

2 同様の批判はセルトーによってもなされている (Certeau 1980=1987: 140-1)。
3 聞き取り調査の分析結果を先取りして述べれば、小学校における男子児童 (第3次調査) と、先に調査した女子児童の衛生経験の語り (第1・2次調査) には大きなジェンダー差は見出せなかった。しかし、中学校以降の経験はジェンダートラックの相違とともに女子のそれとは異なったものになっていく。中学校における遠泳等の身体鍛練、現役配属将校による軍事教練、性病教育の経験などがそれであり、また兵役経験は当然ながら男子固有のものである。本章は男子に対する公的な性病教育を検討したが、衛生言説がただニュートラルな医学知を内包したものではなく、戦前の社会にとって適合的なジェンダー規範を内包したものでもあったことが明らかになった。

第3次調査における男性対象者10名の衛生経験の語りは、調査者による質問の統制や介入は最小限に抑え、被調査者にできるだけ自由な発言をしてもらったため、さまざまなトピックが含まれていた。そこで逐語録の分析にあたり、まず2つの軸を設定した。第1の軸は、〈語られた経験〉と〈語られない経験〉、第2の軸として、語られた経験のなかの〈身体化された実践〉と〈身体化されない実践〉である。第1の軸の〈語られない経験〉には、対象者が実際に1度も経験していない場合（未経験）と、実際に経験したが本人の記憶に残っていない場合（忘却）、また経験はしているものの敢えて語らなかった場合（沈黙）が含まれる[4]。また忘却や沈黙には、何らかの抑圧がはたらいている場合も考えられる。次に、〈語られる経験〉には、対象者本人や家族によってその後の習慣として継続される実践（身体化される実践）と習慣化されないその場限りの実践（身体化されない実践）が含まれる（ただし〈身体化されない実践〉には、本章でとりあげるとおり、語りの対象時期から相当の時間的経過を経て、何らかの契機により〈身体化された実践〉も含む）。

　このような軸により10名の語りを検討した結果、本章では特に2名（M氏とS氏）の事例を検討する。彼らの語りを取り上げるのは、第1に新中間層に属すると推定される点で本研究に適合的であったことによる。さらに新中間層に該当する対象者のうち、昭和前期において国家や専門医集団の先導により積極的に啓蒙教育が行われた衛生実践（口腔衛生、性病予防）に関する語りであったこと（M氏の事例）、また一方で、家庭向けの医事衛生啓蒙言説として増版を重ね、人口に膾炙した家庭医学衛生書に関する語り（S氏の事例）であったことによる。また両者の属性をみると（第三章・表3-2参照）、M氏は会社勤めの父と専業主婦の母、転勤族という典型的新中間層家庭の子弟であり、S氏の父親は会社員、母親は専業主婦（病気療養）であるものの祖父母世代と同居（祖父はS氏の幼少期に死亡）、転勤なしの地元定住型と、両者の世代はほぼ

---

[4]　「沈黙」は調査者と対象者（被調査者）との関係性や調査時の状況に左右される場合がある。例えば、調査者と被調査者が年齢の離れた異性であることや、また配偶者同席での調査の場合、セクシュアリティにかかわる質問には答えにくいといった場合など。

重なるが、生活形態や環境には差異がある。さらに両者の語りは学校・家庭と異なる場面での実践であり、権威づけられた知（近代西洋医学）と必ずしも正統性が保障されていない知（民間療法）に基づく実践であるという対照性がある。

以下、〈身体化されない実践〉として歯磨き訓練を、〈身体化された実践〉として性病感染の回避とハブ草の飲用をとりあげる。

第2節　語りにみる身体化と非身体化

1　歯磨訓練の非‐身体化

M氏は1930（昭和5）年、大手紡績会社社員の父と専業主婦の母のもと、九州にて2人兄弟の長男として生まれた。父親の仕事上転勤が多く、小学校ではおよそ1年半ごとのペースで各地に転居している。M氏の記憶に鮮明に残る小学校での衛生教育として、小学校4年生から5年生ごろ通学していた神戸市の小学校での歯磨訓練の経験が語られた。

［M氏の事例］
M：神戸に行って強烈にやっぱり思い出となるのは、歯というものを徹底的に磨くということをやられたんですね。かなり強烈だった気がしますね。それはなぜかと言うと、きれいな歯の学童大会というのがあったと思うんです。要するに歯を見せてね、歯並びがきれいなことを表彰するというコンクールがあったと思うんです。確かそのモデル校に私の行っていた小学校はなってましてね。そこでそういう意識が学校側にはあったんでしょうね。ともかく強烈に磨かされたという印象がありますね。
＊習慣づける？
M：習慣づけるんですね、文句なしに、やたら。当時世の中の皆さん歯を磨けって言ってたかどうかっていうこと、よくわからないですけどね、

その学校ではとことんやられた気がしますね。それでたまたまよい歯のコンクールのなかに私がその学校の代表の何名かのなかに入りましてね。それで神戸市の大会に行って、それも何人かのなかに入賞したという記憶があります。ですから余計磨かされたんじゃないかなぁ。

　この体験が本人の記憶どおり小学校4年生ごろのものだとすると、1939 (昭和14) 年から40年当時の出来事となる。第二章でも検討したとおり、昭和初期は学校衛生を通じて口腔衛生の普及が目指されていた時期である。1903 (明治36) 年に歯科医の全国組織として大日本歯科医会が結成されて以来、幾度かの組織変革を経て、1926 (大正15) 年には日本歯科医師会が結成されるが、平行して都市部における開業歯科医団体も結成されていく。これら歯科医師団体は積極的な地位向上活動を行い、1928 (昭和3) 年に「全国ムシ歯予防デー」を設定し、6月4日 (1939年以降は厚生省提唱の「健康週間」に合わせて5月4日に変更) を口腔衛生啓蒙の日として、一般国民に対しても活発に広報キャンペーンを繰り広げた。

　一方、神戸ではいち早く1903 (明治36) 年に兵庫県歯科医師会が結成されていたが、その4年後には神戸市歯科医師会も設立された。ムシ歯予防デーには、「優良歯の表彰並びに賞品授与」が児童参加型イベントとして行われており、M氏の記憶する「歯のコンクール」とはこれを指すものと思われる。1938 (昭和13) 年には神戸市学童歯科医会主催、クラブ歯磨本舗の後援で、第4回神戸全市学童生徒「良き歯の会」が開催され、市内小学校・女学校の中から選ばれた男女2人が「最優秀の歯」として表彰を受けた (「神戸又新日報」1938年6月5日)。「良き歯の会」は組織化された一大イベントであり、昼の部の表彰のあと漫画と教育映画が上映され、夜の部には講演の他、映画、漫才、舞踊が無料で供された (「神戸又新日報」同年6月4日)。歯科医学を学校衛生の1つに位置づけ、戦時下においては体位向上に資するものとしてその存在意義と認知度の向上を目指していた歯科医師集団と歯磨き粉を販売する私企業にとって、ムシ歯予防デーは最大の宣伝機会となっていた。しかし、1939 (昭

和14)年度になると「健康週間」が設定され、ムシ歯予防デーはさまざまなイベントのなかのひとつとなり、兵庫県歯科医師会は例年通り歯科予防の講演と映画の夕べを開催するものの、優秀歯のコンテストはなくなっている(「神戸新聞」1939年5月3日)。1940(昭和15)年度も同様である。

　他方、口腔衛生運動に積極的に参加する小学校であったことも、M氏の「強烈に磨かされたという印象」を構成する要素となっている。M氏が通った小学校は、1928年から1934年の期間に在職した元教師の回顧によれば、「上流社会の子供が多く、大抵の家庭に女中さんを一人置いて」おり、「子ども達は穏やかで行儀がよい、成績も良い」学校であった(西須磨小学校百周年記念事業実行委員会編1992: 181)。当時の小学校では珍しく1931(昭和6)年に鉄筋コンクリート校舎が完成、神戸市の市域拡大と人口増により生徒数は1935(昭和10)年には3500名を超えていたマンモス校でもある。1936年の卒業生動向では、男子児童は中学校・高等小学校入学者が多く、就職・家事手伝いは2名しかいない。一方、女子児童は高等女学校進学者が圧倒的多数を占めており、男女とも中等教育に進学する児童の割合が高かったことがわかる。家庭の職業では、「庶業」(サラリーマン)が6割、「商業」(自営業など)が2割を占めており(同前: 61)、M氏の家庭のように、典型的には会社勤めの父親と専業主婦の母親という新中間層家庭の子どもが多く通う都市型・リベラルな小学校であったと推定できる。そのような校風にあって、学校あげての歯磨運動を推進し、当時まだ一般的とは言えなかった歯を磨くという行為[5]を日常的に習慣化しようとしていたことが次の語りに現れている。

　　M：自分の歯というものは、いま磨いていないと大きくなった時に困るよ、というのを母親が意識したのか、自分自身が磨かんといかんと思ったんじゃないと思うんです。小学校4年生くらいですから。自分の方から歯を

5　小林商店(ライオン歯磨)の幹部は、昭和初期、歯磨売上倍増の方途を探るなかで、理想的には毎食後の歯磨がよいが、せめて寝る前に歯を磨くようになれば売上が倍増するのだとして、「寝る前の歯磨」を商品宣伝の標語に掲げたとされる。すなわち、昭和初期には毎食後の歯磨習慣はまだ成立していなかったといえる(ライオン株式会社社史編纂委員会1992: 30)。

磨かなあかんから歯を磨くんだという意識ではなくて、学校側から強制的にがんがんきたって感じなんですよ。そういう印象で確かにね、歯が良くないと駄目ですよっていうのが学校にもいっぱい貼ってあったっていう記憶がありますね。なんか知らんけど、行ったら、歯磨きましょうとか、磨かないとこないなるよとか、いうようなことがね、相当強烈な印象として学生に与えてましたね。

M：ともかくあの学校は相当そういうことで、歯の大会に出すようなあれでしたから。[歯に関する]展覧会に連れて行かれたというのはない。ともかく学校行ったらね、歯は大事に。うわ〜と学校中に間違いなくありますね。あっちゃこっちゃに口のあれがあってね。去年はこうやった、学校としてはこうやった、とか。誰それがこんなんなったとか。

「虫歯のない歯」は一朝一夕につくられるものではなく、学校と家庭の両方の場における日常的な管理と持続的な実践＝習慣化（磨くこと、食べ物に気をつけること）が必要である。持続的実践のためには、なぜ健康な歯が大切なのか、虫歯になるとはどのようなメカニズムなのか、虫歯はどのような全身症状を引き起こすのかなどの情報や知識を、教師、児童、親それぞれに与えなければならない[6]。神戸市は歯科開業医数も多く、上記に見たとおり教育熱心な家庭の子どもが通う小学校区域であったから、家庭を通じた知識の涵養という点では容易であったと推測できる。

M：いつしか戦争に巻きこまれていったもので、歯を磨くというのは習性

---

6 「完全なる咀嚼は健全なる歯牙から」（「神戸新聞」1936年6月4日）「咀嚼が第一」（「神戸又新日報」1936年6月4日）咀嚼は人間の保健活動上大切で、滋養物を摂っても咀嚼不十分な場合は栄養価が減り、たとえ栄養価が少ない食物の場合でも咀嚼が十分な場合は栄養価を増加させることができると説く。「健全なる歯牙」には、カルシウム、ヴィタミンを含む食物の摂取とともに、餅や菓子などの粘着性の摂取後には必ず口腔内を清掃する必要が述べられる。「恐ろしい齲歯　神経系統の疾患とも深い関係」（「神戸又新日報」1936年5月30日）では、神経衰弱、記憶力減退、関節炎、結核、蓄膿症、肋膜炎、胃腸病などあらゆる疾患と虫歯との関係が強調されている。

として残らなかったですね。確か学校変わった［転校した］くらいから磨かなかったんじゃないかなぁ。そんなにうるさく言われなくなったら自然にやめていたと。そら、朝起きた時にいっぺんくらいは磨いたかもしれませんけども、意識的に磨かなあかんねやと思い込んで朝から晩まで磨いてたようなことはなかったですね。確か＊＊小学校と言うのは、4年生の1学期から5年生の2学期までおったということですが、徹底的にやられた印象がありますね。かなり強烈な印象があります。
　＊神戸から移ってしまうと、お母様もそんなにうるさく言われなくなったということですか？
　M：と思いますねぇ。あんまり歯を磨いた習慣なんてなかったと。あんまり磨いたなという印象はないですね。
　＊やはり神戸市に選出されるまでになると、周りの反応というか、ご家族が喜ばれたりとか？
　M：そうですね、喜んでたと思いますねぇ。その話を私が大きくなってからも、神戸にいた時歯のあれ何したんやかんやって言ってましたからね。

　M氏の場合は小学校での熱心な推進運動、表彰というインセンティブが本人あるいは家族にとってのおもな要因としてはたらき、一時的に歯磨実践を経験したが、転校という契機や、戦争の本格化とともに結局歯磨は身体化されることはなかった[7]。上記でみたように、昭和初期から戦間期の神戸市において、学校教育の現場のみならず歯科医師会の発する衛生言説やジャーナリズム言説など、M氏の周囲には齲歯の危険性と歯磨の重要性をうたう言説が溢れていたといえる。さらに表彰生を輩出したいという欲望が少なからずはたらいたことが、歯磨を徹底的に習慣化させようとする学校側の姿勢となったと推測しうる。歯磨実践にとっての外在的な条件が揃った神戸を離れ

7　M氏に対し、歯磨が生活習慣となったのはいつごろかについて質問した。習慣化したのは1970年代始めごろで、それまでも他の人は皆磨いていたと思うものの、周りがあまりうるさく言うのでかえって真面目に磨かなかったと思う、歯科医におどされて以後きちんと磨き、いつしか習慣になった、との回答を受けた。つまり現在の歯磨習慣は、小学校時代の歯磨訓練によって身体化されたものではないとみなすことができる。

た一家の次の赴任先は、それまで暮らしてきた都心とは「環境は全く違った」「ど田舎の」三浦半島の漁師町であった。そこでの学校生活は新中間層の子弟が通う都市型のそれとは異なったものであり、歯磨教育もコンテストも行われていない。そして家庭においても歯磨の習慣は継続されなかったのである。

2　性病予防教育の身体化

続いて、同じくM氏の〈身体化された実践〉について考察する。M氏は神戸からさらに神奈川への転校を経た後、和歌山県の名門旧制中学に入学する。そこでの性病予防啓蒙教育にまつわる記憶である。

[M氏の事例]
M：僕たちが中学校にならないと入れなかったけれども、そのころから衛生展覧会というのはすべて性病の予防でしたよ。ともかく何か言うたら特に梅毒のね、患者の絵があったり。ともかく。
＊子どもにもそういったことを？
M：確かね、実際に[性病に]なった人のあんなんはね、中学校までは。私は中学校[は]和歌山なんですけれども、中学校ではなかに入ったという印象があるんです。実際に見に連れられたというのがね。ところが小学校でもね、衛生博覧会って言ったのかな…、何か言うたらね、歯よりも性病の予防の博覧会に、連れて行かれた。前になんかこう、変な、皮膚の乱れた[ただれた]ような写真が貼ってあって。
＊恐ろしさを強調するような？
M：<u>ともかくほんとに恐いという印象</u>ですね。小学校の高学年くらいから与えられていましたね。それでもう中学校に入ると、これはもう完璧になかに引っ張り込まれて。見せられて。それはもう、<u>今でも恐いなぁという印象が残るほど染み込まされましたね</u>。
＊目で見て怖さを表現する？
M：うん。こんなことになったらもうどないもならんという。どうにもな

第五章　身体化される／されない衛生実践　259

<u>らない、自分の一生駄目になるんだという印象を、強烈に与えていましたね。</u>

＊それは特に男子児童に？　中学校で？

M：だけど小学校の時は［展覧会の］なかへは入ってないですよ。幟(のぼり)があって入り口があって、恐い絵が描いてあるところをぐるぐると回って。歯のそんなところ連れて行かれたという記憶はないんですよ。わざわざ歯のところに連れて行かれてね、磨かないとこないなるんやぞというような印象はないんです。そっち［性病］の方の印象は小学校高学年でもあったんですけどね。実際は行ってて忘れたのかもしれませんけども。どっちかというと、［歯の啓蒙は］学校の通路とかの印象が強いですね。

＊梅毒ですとか、性病に関する啓蒙と同じように同じレベルでされていたものって他にはないですか？　同じくらい恐ろしいイメージで。

M：恐いものだというのが言われていたのは結核なんです。結核なんですけれども、<u>結核は恐いぞと言われていたんですけれども、だからこうせいというんではなかったと思いますね。</u>結核は恐いぞ、だからなった人は隔離せないかんよとは聞いたけど。なった人は隔離してましたわね。当時。だから結核になったら恐いぞということ。結核にならんようにこないせいという話は特になかったですね。

　M氏の記憶のなかで「一番強烈」だったのは小学校高学年から中学校にかけての性病予防の啓蒙教育であったことが語られる。現在でも、展示場となっていた場所や、周囲の光景をありありと思い出すことができるほどであるという。引用した以外の部分の語りに現れたのは、不幸にも性病に罹ってしまうと、「鼻がもげる」「目が潰れる」「あざができる」という顕著な身体的形態変化に対する恐怖と、「結婚したら妻にうつって子どもにうつる」という伝染（遺伝）イメージの恐怖であり、視覚的な恐怖感を与える装置（写真や絵や人体模型など）を通じて性病の知識を克明に植えつける役割を果たしていたのが衛生展覧会（もしくは博覧会）であった。当時、性病予防に関する活動は日本性病予防協会と各地の支部が中心になって行っていた。性病予防の方法とし

て予防協会が重視したのは、やはり知識の普及のための「宣伝」であったことが史資料から明らかになる。ここでは、宣伝による性病予防の第1の手段は恐怖を与えることから始まると明確に位置づけられている。

> 「宣伝といふことは、之を幾様にも分類することが出来ませうが、例へば今私の取つて問題とした性病予防協会の宣伝といふやうな場合には、性病に関する確実な知識を一般の人々に伝へるといふことになるのであります。恐らくこの宣伝の第一の結果は『恐怖を印象』するといふことに有りませう。然しそれは唯第一の段階で、最後の目的では有りません。最後の目的では無いが、然しまたこの『恐怖』が大に必要なのであります」(太田正雄「性病予防の知識」『体性』1934: 586)

さらに上記の論述は以下のように続く。恐怖を与えることが第1段階で必要であるが、啓蒙対象となる人々を心配させるだけでは目的にかなわない。しかし心配は自分の体に注意を向ける第一の段階になる。心配はとっかかりの手段で、最終目的は、疑いのある場合に、望ましい処置をとる合理的行為を教えるところにあるという。

> M：<u>やっぱり僕たちの年代で一番強烈だったのは、性病のあれは強烈でしたねぇ。</u>ものすごく強烈でした。それから今日現代まで「商売女」の人とセックスする恐怖感というのは強烈でしたね。昭和31年でしょ、売春防止法が。私たちが大学出たのは昭和29年ですからね。その2年後に売春防止法ができたんですから、私たちが26, 7歳ごろまでにできたんですね。それまではその気になれば、法律に触れなかった。だけれどね、ほとんど同級生は皆[経験が]ないんじゃないかなぁ。そういう趣味で生きてるやつもいましたけど。<u>何でやっていうたら、結婚するときに奥さんがかわいそうや、とかじゃなくてね、あの教育だったと思いますね。あんなんなったらえらいことやと。とてもじゃないけど、っていう教育が効いてたから。</u>[教育の効果が]僕はいまでも生きてると思う。[調査の]お話を

聞いた時にすぐ思い出したのはあの看板と展覧会でしたねぇ。

　M氏の語りからは、性病予防教育が恐怖をことさら強調するものであったとともに、性病の感染ルートが1つに限定されていたことがわかる。この時期の性病言説は娼婦（娼妓、私娼、街娼等）との性的接触を伝染源とするものが支配的であった。最初に引用した語りの部分で、性病同様「恐ろしい病」とカテゴライズされていた結核との比較が出てくるが、その差異が行為次元の規範性の有無に帰せられているのも、娼婦との性的接触感染説から理解できる。結核とは異なり、ある行為さえ慎めば性病には罹患しないというわけである。そのための宣伝には性欲が刺激されることがないよう絶対的な恐怖を与えなければいけない、しかし人的資源の増強が求められる戦時体制下で闇雲に青少年に性行為に対する恐怖心を惹起させてはならず、避けるべき行為はただ1つ、「恥ずべき行為」というわけである。そしてこの恐怖感と感染源の特定化がM氏の成人後の性行動を規定することになったことが語られる。公娼制度が合法であった1956（昭和31）年以前にも、M氏にとって危険と認識される性行為は忌避され、行為を行いつつ性病予防を指南するような競合言説には影響されなかった。つまり、性病予防教育は身体化されたのである。

　M氏の中学入学の数年前にあたるが、1939（昭和14）年度刊行の和歌山県の衛生調査によれば、伝染病予防知識の普及活動として講演会や座談会、映画会が開催されていた。1938年から39年の3月までに、主催者は不明ながら性病予防映画および講習会は計13回開催されており、参与人員は4200名とされている（和歌山県衛生課1939: 127）。栄養講習会と衛生座談会が各1回と5回なのに比べると、性病予防に関するものはかなり多かったことがわかる。和歌山では明治後期に娼妓制度が確立し、1939年現在で3ヶ所の遊郭や貸座敷業者が営業していたが、自衛的保健組合を組織させ、検診も毎月あるいは2ヶ月ごとに行っており（同前: 50）、衛生課が示した統計によれば全国平均に比べて罹患者数が多いわけではなかった。しかし報告書で性病の項目にかなりの頁数が割かれていることからも、他県に比べ性病予防に関する関心が高

かった可能性はある。けれどもより注目すべき要因は、M氏の中学校の特殊性である。

 M：まぁまぁ要するにエリート校でした。やっぱりね、天皇陛下のために死ぬ立派な男をつくるという義務が学校にはありましたね。それは間違いなくあった。私たちのとこにはね、健康管理というのがね、ああせいこうせいというのではないけども、かなりありましたよ。医務室もあれば医者も常駐して。街の医者じゃなくて軍隊の医者がいましたからね。健康の誇示でしたら中学校の1年生は5キロ、2年生は10キロ、必ず泳がされた。海で。泳げるように鍛えられた。それから42.195キロを鉄砲もってリュックサックで走らされたとかね。4人ひと組になって1人でも落伍者が出たらあかん。4人のうち1人がしんどいからっていうたらあかんねん。ともかく4人で。1人がへばったらそいつの鉄砲も背負って。そういうことをするのは体力がないとできないでしょ。だから強烈な健康管理はあったと思いますね。とにかくシャベル［サーベル］さげた陸軍の将校が駐在しててね。冬になったら乾布摩擦、走らされる、そういう意味での期待はありましたよ。

 M：やっぱり健康な兵隊が欲しかったですから。兵隊になる時には性病の検査は一番すごかったですからね。徴兵検査ね。梅毒は駄目ですけど、淋病とかは治りますから。［徴兵］検査でひっかかって治してから入った［入隊した］やつは『天皇陛下にもらった体をなんちゅうことしたんや』言うて死ぬ目に合うわけですよ。私は中学校の3年生ですから徴兵検査はないんですけど、先輩たちに聞くと、ぼこぼこにやられると。だからじゃないけど、僕は恐いというのは染み渡ってたですね。

M氏の通った旧制中学は学歴エリート校であったが、およそ1940（昭和15）年以降の戦時体制の逼迫とともに天皇忠誠の国家エリート養成を自負し（そもそも大正・昭和両天皇が皇太子時代に来校するなど天皇家との関係も深かったようであ

る)、配属将校や軍医の常駐という状況下、軍部の思想が教育現場にも浸透していた。そのような学校において性病患者を出すことは当然許されないことであることから、性病予防教育が徹底して行われていたと推測できる。終戦近い2年生になるころには戦況がますます悪化、学徒動員が行われたが、性病予防教育はそのように戦争が激化する以前に受けたのかという調査者の質問に対して、「いやいや、[激化]したころでも。学徒動員行ってるのに今日集まれって言って連れて行かれたようなもの」と語り、「やっぱり健康な兵隊が欲しかった」国家的な傾向だったのではないかと自己分析している。

以上、M氏の記憶に残る小・中学校での歯磨と性病予防教育について、その知に基づく実践が身体化されたか否かという基軸で検討してきたが、さらなる考察の前にS氏の事例を紹介する。

3 「赤本」の教えの身体化

① 赤本の特徴

ここでは家庭向け医学衛生書における衛生言説の身体化をS氏の事例から検討しよう[8]。

S氏は1932(昭和7)年、静岡県のある町にて[9]、特高警察官、農林省の茶の検査官を経て製茶会社に勤める父、専業主婦の母のもと[10]、5人兄弟の次男として生まれた。S氏が2歳のころ、母親がリウマチ(リウマチス)を発病したため、家事的なことは祖母(1876年生まれ)が担っていた。S氏一家には親戚のような付き合いをしていたかかりつけの開業医がおり、母親だけではなく、子供たちも風邪に罹った時には頻繁に診察を受けていたという。さらに腹痛や頭痛の場合には配置薬を利用した。しかしながら一家が日常的に衛

---

8 S氏の事例は他の対象者と異なり自宅での調査に実姉(1歳上)が同席し、1対2の調査になった。
9 1928(昭和3)年当時の人口は1万人弱、農業、商業主体の町であった(静岡県志太郡青島町1930)。
10 リウマチ発症前の元気なころは、自宅が弓道道場であったため、弓道の弓の弦を作成する内職をしていたという。

生・健康知識の拠り所としていたのは、通称『赤本』と呼ばれる家庭向け医事衛生書であった。『家庭に於ける実際的看護の秘訣　実地方面の養生手当てと民間療法　女の衛生と子供の育て方』と名づけられた本書の初版は1925（大正14）年、著者は海軍看護特務大尉　築田多吉で、病気・看護に関する情報媒体として大きな反響を呼んだとされている[11]。築田は海軍にて軍人の家族係を長年勤めた人物であるが、医師ではない[12]。当初赤本は海軍関係者だけに配る目的で書かれたが、評判を呼び数年のうちに増刷を重ねた。

　赤本はどのような特徴を持ち、なぜ支持されたのか。赤本は医師の診断を受ける段階以前に必要な応急処置や、病人の家庭看護（病気の知識と手当方法）について網羅的体系的に、かつ平易（「小学校卒業くらいを標準」）に指南することを意図して編まれた（築田1925: 1-3,6）。1925（大正14）年版（第15版増補改訂）の第一章には「主婦の御方に御相談」と題された項があり、「家庭の病気は主婦の責任」「看護の知識が家庭に与ふる利益」「外国に於ける家庭看護の状況」「素養はなくても看護の知識は出来る話」という内容で構成されている。一部を引用しよう。

　　「活動方面の仕事は御主人の方がなさいます、が、其奮闘生活の足場に支障(さわり)の起るのは御家族方の病気であります。此病気と云ふ事には何と云ふても奥様に其責任を持つて戴かねばなりません、責任を持つには一と通りの心得が必要です。
　　人は平素壮健でも、何時どんな病気に罹るか解りません、病気の時は病院があり、医師も看護婦も居りますが、一寸した事では医師を煩はさずとも

11　ただし後半の「女の衛生と子供の育て方」の部分は「中川軍医少将講述」とされている。その内容は「処女の教育」「妊娠と育児」「妊娠に関係ある病気の手当て・養生法」「家庭常備薬品」等で構成されている。

12　築田多吉は1872（明治5）年福井県に生まれた。上京して車引きの仕事をしていたが、海軍軍人の紹介で海軍に入隊、看護科に配属される。衛生兵として看護学を学び、衛生中尉に昇任した後、軍艦に乗務中で不在の軍人の家族の病気や変事を、家主である軍人に代わって世話する権利と責任を有する家族係に任命される。赤本を出版したのは53歳のときで、以来、2000年10月に刊行されたものは1617版となる（山崎2001）。なお第119版（1928年刊行）の価格は2円20銭である。

済む事があり医師の来る迄の手当が必要の事もあり、田舎などでは医師も急の間には合ません、現今は医薬でも売薬でも却々高いので思ふに任せぬ事情の方もあらうと思ひます、<u>斯る場合に奥様が家庭薬でも備へて置いて、或程度迄の手当をする知識や経験が、お有りなさつたなら、どの位心強い事でありませう。</u>」(築田 1925: 4)

ここには、第四章で検討したように衛生管理者としての母親・主婦像が反映されている。赤本は衛生管理者役割を遂行するための心得を家庭の主婦に提供しようという目的で編まれた。しかしながらこの本が他の家庭向け医学書と異にする特徴の1つは、民間療法の積極的紹介にある[13]。同様に医師の選択法や医師を代えるタイミングなども指南されており、単に近代西洋医学および専門家に特権性を付与しない姿勢がとられている[14]。前章でとりあげた母親たちの衛生戦略にも見られるように、家庭医学衛生書の対象となる新中間層の母親たちは必ずしも「正統」医療のみを活用していたわけではない。彼女らの衛生戦略は、専門医療・配置薬・家庭薬・民間療法という医療の多元性を反映したハイブリッド性を備えたものであった。赤本はこのようなハイブリッド性に対して正統性を付与する医事衛生書であったといえる。また無暗に民間療法を紹介するのではなく、実験を行い「奏効確実」のものだけ採用するとされており、実験結果の更新が改訂版を重ねた理由でもある。平易な語り口、内容の網羅性、正統性の権威づけ(海軍大尉という肩書、海軍関係者や医学博士の推薦と校閲、皇族台覧)が多くの読者を得た要因であると推測できる。

② ハブ草の日常的飲用

S氏の同居の祖母がこの赤本を所有し、築田が勧める民間薬の1つである

---

[13] 民間療法は「素人療治の事で、主に在来の動物や鉱物又は山野に自生の草根木皮を薬に用いること」と定義されている (築田 1925: 27)。しかし漢方薬的な薬にとどまらず、「鯉の生血」や「どじょう療法」など地方に伝わる俗信的療法も効果ありとして取り上げている。

[14] ただし、築田は科学信奉者でなかったわけではない。「草根木皮の不思議な霊効」は「何れも将来には科学的に証明する時機に到達するものと信」じているのである (築田 1925: 30)。

「ハブ草（決明子）の種子」を煎じたものを家族全員で飲んでいたことが語られた。ハブ草は初期の赤本から紹介されていた民間療法であるが、日常的に「御茶代りにガブガブ飲みますと何時とはなしに健康に」（築田 1926: 161）なるとされるいわば健康補助薬のような位置づけの民間療法で、人体に害はなく、胃腸病、寄生虫病を始め「殆ど万病に有効」とされた。増版本以降は「不思議の霊効」がある民間薬として独立項目を立てて紹介された。1938年版にますます多く羅列された薬効は、例えば以下のようなものであった。

「慢性胃腸病、消化不良、常習便秘、胃拡張、胃下垂、アトニー、時々再発する盲腸炎、口内炎、黄疸病等に之を茶の代用に服用し、且毎日二回迄七〇頁の腹部マッサージを自分で三十分間位実行すると、殆ど百発百中的に奏功する事は確実であります」（築田 1938: 23）［下線引用者］

「此ハブ草は利尿の効顕著にして小便が非常に多く出るから血液が浄化され新陳代謝を促進して腎臓病、腎盂炎、心臓病、糖尿病、脚気の如き血液に関係を持つ病気や水気のある肋膜炎、腹膜炎等には卓効を奏します。」（同上）

「脳病、神経痛、リウマチス、婦人病、膀胱カタル痳病等には他の民間薬を配合してハブ草種子の量を多く服用すると卓効を奏する事が判明しました、ハブ草の量を多くすると、尿量が非常に多くなり全身の血液が浄化され白血球が増加する為め其食菌作用の職能が高まる為めであらふと思います」
（築田 1938: 24）

ハブ草の効果として1938年版には計9項目列挙されているのであるが、小学校卒業程度の学力でも平易に読めるという発刊当初の方針とは異なり、専門の病名や専門用語が羅列されている。けれどもハブ草がいかに万病に効果があるのかという点だけは伝わるようになっているといってよいだろう。そして築田は次のように高らかに宣言するのである。

「ハブ草が今日日本全国に広まつたのは此赤本の為めであります、大正十四年に本書発行の当時、荒川代議士[15]と相談して日本の茶を広めて全国をハブ草化したら今の病人は半減する、何億円と云ふ医療費が浮いて来るとて大に高調を初めた時には未だハブ草と云ふものを知る人はなかつた、夫れがどうです　一厘の広告料を払はないでも実際に効力のあるものは此赤本丈けで全国に知れ渡つたではないか、実際の実力で進む此赤本の使命は尊いです。」(築田 1938: 26)

　ここではハブ草が意図的かつ計画的に（しかも「医療費削減」というような政治的意図をも持っているかのように）赤本に紹介されたことが臆面なく記されている。実際にハブ草は受容されたのか、築田の記述のみでは疑問が残るが、少なくともＳ氏の家族は愛飲していたことが語られるのである。

　　Ｓ：ハブ草、ハブ草っていったけどね。がぶがぶ飲んだっけよ。便秘にもいい、色々。頭痛薬にもいい。[赤本を開きながら]ここに少しハブ草の研究ってね。こういうの読むとね、ハブ草は万病に効くって書いてあるのね。長い間飲んだ。
　　　＊ご自宅で栽培？
　　姉：薬屋で買ってきて。今も売ってる。
　　Ｓ：普通目次は「あいうえお」だけど、「いろは」でしょ。ね。
　　　＊これもともと、買ってきたのはおばあちゃんなんですか？　一番最初に。
　　姉：おばあちゃんねぇ、明治9年生まれだからね。いつからできてたのか…
　　　＊おばあちゃんは文字が読めたということですか？
　　姉：おばあちゃんは読めたのよ。
　　Ｓ：字も書けた。
　　姉：毎日ね、家計簿書いてた。あれとっとくといいっけねぇ［保存しておけばよかったね］。

15　増補20版(1926年)によれば、「荒川」とは広島県選出の代議士で、自宅でハブ草を栽培して「年中御茶代わり」に飲み「健康自慢の材料」とし、「世間へも宣伝」していた人物とされている(築田 1926: 160)。

＊それは何かどこかで教育を受けたってことですか？

姉：おばあちゃんの一番上の兄さんっていう人は、お茶の師匠、宗匠ね。何流ってったっけな。「松尾流」の名古屋でね。明治天皇が、古い話、名古屋にお出でた時に、お茶をお出しした、差し上げたっていう人。年は[妹である祖母と]ずいぶん離れてる。そういううちだから、ある程度ね、教育は。小学6年まであったかどうか、そこんところは分からないけれどもね。[祖母が]結婚したおじいさんていう人が書のできる人だから、それで勉強したかもしれない。台湾のおばさんもね、おばあちゃんの3つ上の姉さん、その人もね、こんな厚い講談の本がうちにあったの。引き上げてきてからずっと読んでたよね。

＊やっぱりこういうのは読める人じゃないと？　読める人が読んだものを、農家の人たちに口伝えで？　そして広まっていった？[16]

姉：そうそうそうそう。漢方薬がね。こういうのは各家にはなかったと思う。ちゃんとした知識のある人たちにはあったかもしれないけど、農家の人はなかったね。これ略された字じゃないでしょ、難しい字で書いてあるでしょ？

S：そう、昔の字でね。言い回しもね。

＊旧字体で…

S：ここにハブ草の研究ってあるんだけどね。こういうの読むとね、ハブ草は万病に効くって書いてあるからね。長い間。今はやめちゃったもんだけどね。

姉：私はこないだまで飲んでたよ。

＊それは子どもの時の習慣がずっと大人になるまで？

S・姉：そうそう。

姉：＊＊[姉の娘の名前]が夏に静岡の町に遊びに行った時、帰りにね、道歩きながら、「ハブ草飲みたい、ハブ草飲みたい」って。「お茶飲みたい」って言わないの。常にハブ草飲んでたから。

16　このやり取りの前の姉による「近所の農家のおばあさんたちが聞きに来るの。急いでね。農家のおばあさんじゃね、読めない。読めないもんだからね。読んでやったりね。こう書いてあるよってね、説明したり。聞きに来た」という発言を受けての調査者の質問である。

ハブ草を煎じるのは母代わりである祖母だった。赤本に紹介される数ある民間療法のなかでなぜハブ草なのかという調査者の質問には、「ハブ草は万病に効くっていうか、手軽に飲める。ゲンノショウコは苦いもんね」[17]「ハブ草っていうのはね、親父がお茶の関係をやってたもんだで、手に入りやすかったんじゃないかな」と答えている。入手の容易さ、飲みやすさのみならず、先の引用にもあったとおり、ハブ草の利尿作用が血液を浄化するためリウマチにも効果があると書かれており(築田 1928: 565)、祖母が母の病気をきっかけとしてハブ草を常用し始めた可能性もある。

聞き取りに同席したS氏の年子の実姉もS氏自身も、戦後に自分用の赤本を購入していた。そして最近までハブ草を飲んでいたと語っている。姉の家ではハブ草はお茶代わりであったため、姉の娘にもハブ草が習慣づけられていることが語られる。兄弟は現在でも赤本に絶対の信頼を置いており、成人してからも自らの意思でハブ草を飲み続けてきた。S氏兄弟にとっての幼少期のハブ草の効果は、目に見えるものというより、「ハブ草のおかげで大病にはかからなかったんじゃないかなと思っている。せいぜい引いても風邪ぐらいなもんでね」と漠然としたものにすぎない。しかしごく最近までハブ草を飲むという実践は身体化され、家庭内部で世代を超えて受け継がれてきたのである。

M氏の事例と対照してS氏の事例で注目すべき点は、学校と家庭という〈場〉の違いによって選択される言説が異なっていることである。ハブ草言説は医療専門職や教育機関によって強制的に与えられたものではなく、意識的に選び取られており、そして選び取られた言説は民間療法であった。その理由としては、近代西洋医学知より民間療法のほうが明治初期生まれの祖母にとって親和性を持つものであったためと推測できる。母代わりだった祖母

---

[17] 薬草「ゲンノショウコ」も胃腸病の妙薬として赤本で紹介されている。

は、家庭内の家事および衛生をつかさどる管理者であり、赤本や民間療法の知識を活用して孫たちに対し積極的に衛生実践を行う存在であったことが語られる。例えばS氏兄弟の長兄が「肋膜」で自宅療養していた時、祖母はにんにくを摺ったものを炒ってさらに卵でとじたものを毎日長兄に飲ませていたこと。姉が小学3年生ごろ腎臓を患った時、スイカを煮詰めたものを甕に入れて保存して「スイカ糖」と呼び、毎日ひと匙ずつ飲まされたこと。おでき体質の妹のおできに吸い出し膏を塗り、膿を絞り出していたこと。

また興味深いことに、祖母は家族だけでなく、近所の主婦に対しても、民間療法的治療を行っていたという話が語られた。それは、祖母が自宅に通ってくる「目星」を患う主婦に対し、「昔の貨幣」（おそらく天保銭）と「白く細長い素麺のような芯」を使い、主婦の背中に「治療」を行っていたというエピソードである。もちろん医院を営んでいたわけではない。孫たちはなぜ祖母がそのような行為を行っていたか理由はわからないと語っているが、その場面は鮮明に記憶している。この祖母の「治療」が何であったのか、それを推測しうる記述が、元海軍軍医総監で脚気論争でも知られる医学博士、高木兼寛（講述）の『簡易実用　家庭衛生及治病』(1915)に登場する。該当部分を引用しよう。

「これも一種の迷信
是は或る地方により行はるゝ事であるが、目の翳（かす）む時、眼星を焼くと称し多くは背部の皮脂線（あなせん）に孔銭を当てがひ孔中より燃火（もえひ）を以て之を焼灼（しょうしゃく）するので畢竟一種の誘導法で直接眼に向つて危害を及ぼす程の事でもないから強て排斥する訳でもないが医学の進歩した今日かゝる事に満足して大切な病気を等閑（なほざり）にするのは文明国の民として恥づべき事ではあるまいか、若し斯る事に暇取る間疾病治療の時期を失する様な事あらば、取返しが付かないではないか」(高木1915: 230)

つまり、祖母が行っていたのは目がかすむ症状に対しての民間療法であったのである。祖母は家庭内のみならず、近所の住民に対しても民間療法を行うほどの民間療法的知識に通じた、あるいは信頼厚い人物とみなされていた

ことが推測できるのである[18]。

　もちろん、祖母の民間療法のみがＳ氏の家族の衛生実践であったわけではない。Ｓ氏の家族には日常的に親戚のような付き合いをしていたかかりつけ医がいたことは前述したとおりであるが(実際の血縁ではないが、何らかの縁があったようである)、祖母の管理下でハブ草のような家庭薬や民間療法、置き薬、かかりつけ医とを随時組み合わせて活用していたことがわかる。すなわち受療行動においてはいくつかの選択肢のなかから選びとられる戦略があり、赤本におさめられた膨大な言説のなかからハブ草を日常的健康薬として選択することは、身体化／ハビトゥス化の第1のステップをなすといえるだろう。

4　ハビトゥスの生成条件

　本節では、異なる2者の経験を身体化という軸で考察してきた。歯磨の事例からは、衛生言説がただ社会空間に充満するだけでは、知識が内面化され、知識に基づいた実践を身体化した主体化といえるものが成立したとはいえないことが明らかになった。では衛生経験が身体化される要因とは何であろうか。
　Ｍ氏の事例では、「商売女性との接触」を強調した啓蒙教育によって生じた性病(梅毒)への恐怖感(身体の形態変化と伝染の恐怖)が身体化の契機をつくっていたとみなすことが自然である。そして、Ｍ氏自身の自己認識および他者からＭ氏に向けられた認識や期待も、Ｍ氏の身体化に大きな影響を与えていたと考えられる。Ｍ氏の通った旧制中学は屈指のエリート校であり、国家にとって有為な人材を育成するという自負心を本人のみならず周囲からも期待されており、性病にかかることは真っ向からその期待と認識に反することであった。中学時代の日記には「天皇陛下のために死にたい」と書いていたほど軍国青年として「洗脳されていた」というＭ氏にとって、「商売女性」に近づかないことは名門中学の生徒として絶対的なことであったと推測できるの

---

[18] 祖母はしっかりした女性として語られ、戦時中は婦人団体(婦人会)の会長を務めていたことにも言及された。

である[19]。そして戦後は一転して戦前の軍国主義体制を批判する思想を深めていき、戦前の自己認識とは違う自己を形成するのであるが、それでもM氏は合法的な買春を行うことはなかった。M氏の新たな立場性（戦後に新制大学に入学、学生運動にかかわる）が、競合言説を選び取らせなかったと推測できる。一方で、「今でも恐いなぁという印象が残るほど染み込まされた」という語りが明かすように、身体化は視覚的な記憶（恐怖）によって維持されている。これは「過去の経験の現前」(Bourdieu 1980=1988: 86) で、「過去の経験は、各々の組織体に知覚・思考・行為の図式という形で沈殿し、どんな明確な規則よりも、顕在的などんな規範よりも間違いなく、実践相互の符号と時間の推移の中での実践の恒久性を保とうとする傾向をもっている」(同前)。法的規制からでもなく、倫理的躊躇によるものでもなく、M氏の行為は、恐怖を煽る言説と視覚的効果という強烈な過去の経験が身体に沈殿することで、商業的性行為を忌避する実践が生み出された。同時にこのハビトゥスは、新中間層家庭の長男であり、戦時体制下においては国家の将来を担うものと期待された旧制中学生徒であることから生まれるM氏自身の自己認識、および家族を含め周囲に期待される自己役割の規定によって形成された（あるいは叩き込まれた）とみなすことができるだろう。一方で戦後においては、戦前に形成された自己規定は否定せざるを得なくなるのであるが（旧体制への抵抗と民主化の実現に取り組む新しい自己の発見）、それでもハビトゥスは持続し、商業的性行為を忌避する実践を生み出し続けた。その理由はおそらく、商業的性行為の忌避が、民主的な家族道徳や性病予防の言説を支持する戦後中間層の階層構造にも適合的であったからだと推定される。

　他方で、戦前に歯磨行為が身体化されなかったのは、第1に転校前と転校

19　この点は旧制中学卒業生間の共通性として見出すことができるかもしれない。S氏の長兄（1927年生まれ）は非常に学力優秀で旧制中学から東京高等師範学校に進学した人物であった（陸軍経理学校への入学を希望していたが、学科試験は合格したものの、身体検査で不合格となったという）。弟や妹たちは、戦争の開始を告げるラジオを聴いて兄が手を叩いて喜んでいたことや、敗戦後に帰宅した際に、壁に手をついて号泣していた姿を記憶している。戦時中の旧制中学は現役将校を配属する制度等を通して軍事教育の徹底化を図っていたのである。

後の学校環境および医療環境の変化であるといえるだろう。学校環境の変化とは、新中間層の子弟が多く通った歯磨教育に熱心な神戸市の小学校と違って、転校後の小学校には恐怖および視覚的効果を含む言説やコンクールという舞台が欠如していたことを指す(そもそも性病ほどの恐怖は感じていなかった)。一方、医療環境の変化とは医師数の割合による医療 - 衛生言説の多寡と考えることができる。神戸市は歯科開業医が多く、歯科医団体も熱心に活動していたことから、歯科医らによる小学校への衛生領域への介入も盛んに行われていたことは前述したとおりである。歯のコンクールの実施に関与していたのも歯科医団体であった。一方で、転校先の三浦半島では、歯科医師数が圧倒的に少なかったことが推定できる。第二章で考察したように、学校衛生に対する歯科医のはたらきかけは歯科言説を過剰に産出し、それがコンクールというインセンティブと相俟って歯磨実践を日常化していたと考えられるのである。戦前に歯磨行為が身体化されなかった第2の理由は、家庭における習慣づけもなされなかったためと推測できる。高等女学校を卒業したM氏の母親は、婦人雑誌を購読し、「(雑誌に書かれた)知識を生かして僕たちの健康管理をしたことは事実だと思う」とM氏は述べているが、こと歯磨についてはうるさく言われた記憶がないという。そして第3の理由には、「歯や歯並びのきれいな自分、表彰される自分」という自己認識が新たな環境のなかで持続されなかったという点、むしろ転校後は、「学業優秀な自分」といったまったく別の自己・他者認識が勝っていったという要因があったと考えられる[20]。

次にS氏のハブ草の事例はどうだろうか。家庭内での衛生実践は、M氏の場合のように明確な自己認識が前面に出てきてはいない。むしろ特に効能を意識することなく、また兄弟間のジェンダー差の影響を受けるでもなく、母代わりの祖母の与えるものを消費するうちに、次第に無意識的に習慣化されるようになっていったと考えられる。そして明白な効果が実感されなくても、何とはなしに健康に効いているような主観的な意識が、成人し、家庭を持っ

---

20 M氏は最後の小学校生活を横須賀で過ごしたが、地元の名門中学にも合格した。小学校では「5年に一度の快挙」「開校以来の秀才」と称されたという。

た後もハブ草を飲み続ける動機であり続けた。「お茶代わり」であったことからも明確な目的意識に基づく実践であったとはいえず、いったん身体化されてしまえば、その行為は無意識的に習慣化されてしまうことを示している。ここに家庭で生成されるハビトゥスの特質を見出すことができるといえる。

　抵抗の概念を用いて次のようにも言える。既述したように、ハブ草は赤本に含まれる言説とはいえ、支配言説(近代西洋医学)との関係から見れば、必ずしもその効能や根拠に医学的正統性が完全には付与されていない実践である。赤本にはこのような西洋医学との境界線上、あるいは俗信的な民間療法が数多く登場する。情報を収集し、健康管理を積極的に行う主婦像は近代国家のなかで形成されてきたものではあるものの、近代西洋医学およびそれに基づく衛生学ではなく、民間療法こそ効果がありアクセシブルなものとして積極的に人々に選択され、身体化されていくことは、必ずしも支配者(行政・西洋医)側の本来的意図に沿うものではない。なぜなら専門医の受療行動に結びつかないからである。目星の治療に対する高木兼寛の懸念に明瞭に表れているように、民間療法に頼って専門医による治療の機会を逃してしまうことが問題視されているのである。これは第一章でとりあげた富士川游の見解と同じであろう。反体制とまでは言えないが、支配者側の望む管理の主体化とはどこか矛盾してしまうこのような実践を、組織的・反体制的抵抗とは別の、家族というミクロな小集団内における、正統医学への「無意識」あるいは「生活の型」的な、意図せざる抵抗としてとらえることが可能なのではないだろうか。もちろんＳ氏の祖母のケースに限らず数々の事例で見出せたように、衛生戦略の多元性が新中間層家族の特徴でもある。衛生戦略の多元性から引き出すことができるのは、必ずしも専門家言説を自動巻き人形のように機械的に再生産するばかりではない行為者の姿なのであり、また実際の実践や状況が再生産すべきモデル的な客観構造にはおさまりきらない現実なのである。

第3節　小　括

　以上、本章は、昭和前期における衛生経験の語りと、その経験に関する文書資料を分析することにより、言説化・通俗化からさらに進んだ段階として区別しうる身体化の様相をとらえようと試みてきた。主観的リアリティを表象する語りと、語り手を取り巻く社会的諸条件(資源の配分)の両方を考察することで初めて、われわれは言説化とは別の、身体化のプロセスを考察の対象に据えることができるのではないだろうか。また、「階級適合的な性向システムであるハビトゥス」という概念のみでは、なぜ原初形態としてのハビトゥスが生成されるのかを問えないことから、個別事例の検討により、どのような条件においてハビトゥスが生成されるのかに分析の目を向けて来た。

　もちろん本章は限られた事例のみに焦点化した試論的考察である。それにもかかわらず、本章の意義はどこにあるのかといえば、繰り返しになるが、言説の産出がとりもなおさず身体を刻印づけ、絶えず衛生的な自己管理を行う主体を構築したと素朴にとらえることができないという点を強調する点にあった。ハビトゥス概念を援用した、いわば断片ともいえる個別事例の検討は、この意味で重要な示唆を持つものであると考える。

終章　近代日本の衛生経験

第1節　本研究の知見と意義

　本書は、フーコー・パースペクティヴに基づいてなされてきた近代日本の衛生史研究を批判的に継承する立場からスタートした。この系譜に立つ近代日本の衛生史研究が提示した知見は、以下のように概説できる。すなわち、近代国家は、国家の構成員たる国民の身体を政治目標として発見し、衛生的管理の対象として彼らをよりよく生かすことによって日本は資本主義化、近代化を成し遂げてきた。同時に、衛生規範や衛生道徳は個人の身体を規律化し、学校や軍隊や工場における集団生活に順応しうる近代的個人をつくりあげてきた。正常性と異常性の審判者としての医学と医師は、母親を標的に衛生規範を介して家庭内部に入り込み、家族成員（特に子どもの身体）を医療化することによって家庭を有為な国民の再生産の拠点として構築した。個人的・個別的な健康への欲望を、社会全体の健康形成の目標へと昇華させたのである。

　しかしながら、フーコー理論の完成度の高さや、その言説分析のスペクタル性に魅了され、従来の日本の近代衛生史研究は、衛生と日本社会の関係を図式的にとらえすぎてきた。序章でも述べたとおり、フーコーが行ってきたのは18世紀以降の西欧社会の実態の歴史解題ではなく、歴史を分析するための命題の提示であった。命題あるいはモデルの適用可能性については、個別具体的な社会に対照させて再検討される必要があったにもかかわらず、近代衛生史研究ではフーコーの命題をあてはめただけの実証分析が再生産され

る傾向があった。さらに、フーコー自身が権力への抵抗に言及しておきながら、それについて多くを語らなかったために、フーコー・パースペクティヴを援用した近代日本の衛生史研究も、個人を権力の網の目から脱出不可能な受動的な存在として描いてきた。同時に、医師や教育者等の「科学」を標榜する専門家は、権力に資する存在として個人に対置され、その内部関係が明るみに出されることなく置き去りにされてきた。

　本書の目的は、この固定化された受容者像および医療専門職像に切り込むことにあった。行為者を、衛生規範に従う受動的な存在としてとらえるのみでは不十分である。また、医師は単に生権力に与する存在であるだけではなく、医療専門職内部の競合的関係性、さらに国家政策という枠組みによっても常に規定されている。そのため、第1に、衛生知・衛生規範の受容者を分析の中心として対象化することで、受動的な被支配者像を再検討することを目的とした。そして第2に、専門分化した医療専門職間の競合環境において、学校衛生を「賭け金」として支配権の獲得を目指す医師団体の動的側面を明らかにした。衛生規範の拡大による子どもの身体の医療化現象と、専門職相互の関係性のなかで生まれる専門職支配とを関連づけて考察するためである。

＊＊＊

　分析の中心となる〈場〉は、〈国家〉〈学校〉〈家庭〉であり、分析対象の時期は明治初期から昭和初期までである。まず、明治新政府による学校衛生を含む公衆衛生関連制度の創設過程や、行政主導者の衛生思想の内包を明らかにした。さらに国家衛生システムにおいて医師がいかなる役割を付与されたのか、近代西洋医学や衛生学の導入によって、国民の伝統的健康管理術であった民間療法がどのように位置づけられたかを検討した。その上で、子どもの健康管理の中心的な場である学校および家庭に分析の焦点を移した。衛生的配慮の中心として浮上した新中間層の子どもの身体をめぐる学校と家庭、そして両者にかかわる医療専門職のありようを、大正後期から昭和初期を中心とした実証分析によって明らかにしてきたのである。

＊＊＊

けれども本書の中心課題である衛生知・衛生規範の受容者による個別の「生きられた衛生経験」に光を当てることは、構造重視の研究に対する主体性の復権を主張するに過ぎず、依然「個人か社会か」という古典的な二項対立の陥穽にはまった問題設定なのだろうか。そのような懐疑に応えるため、本書はフーコーおよびブルデューの抵抗、戦略、ハビトゥスの概念を一部修正しつつ援用した。そうすることで、以下の諸点が有効になると考えたからである。

第1に、ハビトゥスから生み出された衛生戦略が階層構造を再生産するという視点を提供する。すなわち、ある界に位置する受容者は折々の（自分あるいは家族のための）戦略的衛生実践を通して、意識的もしくは無意識的に自己の階層を再生産し、衛生的な空間を提供する客観的構造の形成・維持に関与するとみなすことができる。受容者の衛生戦略に焦点化することは、マクロな文脈から完全に切り離してミクロな個人の行為や実践をとらえることを意味するのではなく（マクロ-ミクロの対置は、全体的かつ個別的にはたらくポリスとしての衛生のありかたにも反する）、むしろ衛生規範や衛生思想の広範な社会化や、階層内におけるそれらの再生産という現象／帰結の文脈においてとらえることを可能にする。グラハム・クロウが的確に指摘しているように、戦略分析（strategic analysis）と制度分析（institutional analysis）とは両立不可能ではない。戦略に着目することは、個人のミクロな実践の観察に埋もれてしまうのではなく、人々の戦略が構造的な制約のもとで発展する状況を明らかにすることを可能にするのである（Crow 1989: 20）。この意味において、国家衛生システムおよび学校口腔衛生制度の分析と受容者の戦略分析とを組み合わせた本研究は、近代衛生史研究の可能性を広げるものである。

第2に、衛生戦略における抵抗概念の主題化である。社会構造／統治的管理に合致しないような種々の実践を考察の脇に追いやることはできない。フーコーの局在的権力とそこに生じる抵抗関係を想起すれば、家庭（夫婦あるいは親-子間）あるいは学校（教師-生徒間、学校看護婦-生徒間等）のミクロな場での多様な衛生戦略のなかに、遍在する抵抗の芽を見出すことができるだろう。また、自己流に変形された衛生実践が必ずしも正統的な衛生規範に適合

的な戦略とはならず、衛生規範を生み出す構造にとってハビトゥス的な抵抗となりうる可能性を理解する必要がある。

　第3に、行為者の衛生戦略は一枚岩ではないことを、資源との関係性から検討することができる。なぜなら資源は流動的なものであるため、資源が戦略を制限するのと同様に、戦略は資源を生じさせるからである (Morgan 1989: 27)。その折々によって活用できる限られた資源を動員して行われる衛生戦略を想定すれば、医事衛生を通した統治的管理にとって、また統治的管理を構造化させた社会構造にとって、個人の衛生戦略が無意識的で潜在的な抵抗となるリスクを内包したものであることが理解できよう。生権力は支配者という特定の個人に所有されたり、国家が占有するものではなく、学校や家庭におけるミクロな関係性を含め、社会に遍在的に散らばったものとしてボトムアップ的に立ち上がる。ならば、流動的な資源を活用して行使される衛生戦略に派生する抵抗も、社会に遍在的に現れうるものであろう。

　以上のような理由から、本書は〈国家〉〈学校〉〈家庭〉という3つの〈場〉を横断しつつ、制度分析と実践／戦略分析を行ってきた。そうすることによってこそ、近代日本における衛生の展開と受容の様相に、より接近できると考えたからである。この点が方法論における本書の第1の特徴とするならば、実践／戦略分析の資料として口述資料を用いたことが第2の特徴であるといえるだろう。習慣化された自己流の衛生管理が生み出す衛生規範の枠からのずれや、回虫の数を競うなどの子どもたちによる本来の意図の読み換え・意図的なずらしは、口述資料を採用することによってこそ光を当てることができる日常の一場面である。さらに当事者の語りは行為の認識や意味づけの一端を明らかにしてくれるとともに、衛生知識として知ることと、その知識を実践し習慣化することは同義ではないことを示唆してくれる。加えて、明治から大正生まれの母親たちの衛生実践を検討することが可能となるのも、対象者本人のみならず、家族の衛生実践が記憶として語られる口述資料ならではの有効性といえるのである。

＊＊＊

以上、本書の問題関心のありかと採用した方法についてまとめてきた。ここで衛生規範・知識の受容者である新中間層の衛生戦略と、衛生規範・知識の啓蒙者としての医師の学校衛生を介した専門職化との連関を、あらためて考察したい。

　まず、学校口腔衛生の制度化と、小学校時代の一時を神戸市で過ごしたM氏の事例を突き合わせてみよう。1906（明治39）年の歯科医師法に基づいて、歯科医師会にも「医師会規則」が適用されることとなり、全国各地で歯科医師の同業者団体が結成されることになったが、そのなかでも神戸市は先陣を切っていたとされている。第五章で詳述したとおり、すでに1903（明治36）年に兵庫県では歯科医団体が結成されており、1907年には神戸市歯科医師会も設立された。この点からもうかがえるように、神戸市には歯科開業医が非常に多く、そのため非常に熱心に学校口腔衛生啓蒙運動を行っていたことが記録されている（兵庫県歯科医師会1959）。M氏の語りに登場する神戸市の学童・生徒を対象とした「よき歯の会」（最優秀の歯を持つ児童・生徒を選び表彰する会）も、神戸市歯科医師会と私企業（「クラブ歯磨本舗」）がスポンサーとなっていた。同時に、M氏の在籍した市立小学校も、口腔衛生の啓蒙教育に非常に熱心な学校であったが、おそらくこの背景にも歯科医師団体が関与していたのであろう。そのような環境のなか、M氏の毎日の歯磨実践が習慣化される。学校衛生への歯科専門医の大いなる介入が、M氏の口腔を医療化したのである。

　しかし、新中間層の1つの特徴ともいえる転勤によって、都市部ではない横須賀郊外へ転校したことをきっかけに、M氏の歯磨習慣は途絶えてしまう。もちろん戦時状況の本格化という時代的背景も無視できないが、第四章でも論じたとおり、学校衛生という場に介入する医療専門職の関与・介入の度合いと、児童・生徒の衛生規範の身体化との相関関係をここに見出すことができる。すなわち、学校という場において、ある疾病についての診断や治療法がより強固に組織化されているほど、衛生規範の身体化は促進されると定式化することができる。女高師卒業生の場合も、診断・治療の指針が確立された結核については、専門医療の受診に直結することが明らかにされた（たと

え有効な治療法が提示されなくても、診断においては専門医の判断が動員される)。もし、学校歯科医と同じように耳鼻科医が専門学校医として制度化されていたならば、あるいは特別に嘱託されていた学校であったならば、扁桃腺除去に関する医療化はより進んでいた可能性がある。つまり、学校衛生への各専門分野の介入と、児童・生徒の身体の衛生化・医療化とのあいだには密接な関係があるということになる。

とはいえ、学校衛生システムのなかに、ある専門医療分野が組み込まれるだけで、完璧な医療化・衛生化が達成されるわけではないことにも同時に注意を払う必要がある。神戸市の事例が示しているのは、歯科医師数の質と量の確保、学校側の協力度合いや私企業の後援、そして歯科医団体の規模（あるいは政治力）といった複合的な要素の関与である。農村地域の貧困化が進むなかで、都市中間層が多く暮らす神戸には開業医が流入しやすい条件があった。あるいは、医療化・衛生化を促す要素が複合的に作用しても、子どもたちの些細ないたずら等を含めた微細な抵抗や目的のずらしは、そこかしこに遍在しうるだろう。

また歯科医が専門学校医として認められることになった要因を、歯科医のロビー活動の効果のみに帰すことはできない。学校口腔衛生の制度化を求めるクレイムは、既存の学校医では適切な歯牙検査が不可能である点を突くことで、学校歯科医の重要性を強調していた。しかし、そのようなレトリックが政府に受容されたのは、学校衛生の枠組み自体のより大きな変動が背景にあったからこそであることは本書で論じた通りである。明治以降、近代西洋医学に基づく医師制度が政府主導で制度化されてきた流れのなかで、近代日本の医療専門職は専門知識の盾を以ってしても、政府という存在から自由になって専門職化の階梯を昇ることはできなかったのである。

一方、家庭における衛生規範の身体化と医療専門職の専門職化との関係はどのようにとらえることができるだろうか。第四章で検討した女高師卒業生の母親の衛生戦略から考えてみると、学校の場合とは異なる側面が見出される。まず、親戚付き合いなどの親密な関係性（社会関係資源）がない限り、開

業医は頻繁には利用されないということである。日常的な不調の場合は(開業医が農村部よりは多い)都市部であっても、配置薬や母親手製の民間療法が多く利用されていた。

他方、前述したとおり、専門医療の受療にあたっては、学校衛生における診断・治療の制度化＝医療化の度合いが、母親の意向や判断よりも強く影響していたことが示唆された。結核診断等で異常が発見された場合には、本人や家族の意向に関係なく専門医療の受療に結びつく傾向があるということである。これに対して、大人が病気になった場合には、子どものように検診によって専門判断される場合と異なり、家庭での対処か、専門医療の受診かについて親自身の判断が必要となる。その判断には本人の身体感覚が動員されると考えられるが、その感覚を形成するのは過去の身体経験であるとともに、婦人雑誌や医事衛生書から得た衛生知識であった可能性が高い。このような点から判断すれば、医療専門職がもっとも確実に自身を投機できるのは、第1に大人ではなく、子どもである。そして第2に、医師と大人(潜在的患者)をつなぐ媒体となる医事衛生書を購読する新中間層である。そうであるからこそ、学校衛生は医師団体にとって避けては通れない領域であったし、またさまざまなメディアを通して衛生規範を啓蒙し、「衛生知識に目覚めた親たち」を生産する必要があったのだ。

しかしそこにはパラドクスが潜んでいる。新中間層の母親たちは、学校での有料保健サービスを積極的に利用しただけではない。女学校で受けた家事教育や、婦人雑誌や育児書などの文化的資源を通して衛生知識を獲得し、さらに地域伝承などを混合させて、それぞれの衛生戦略を編み出していた。新中間層の母親たちの熱心な衛生実践は、医師という回路だけではなく、さまざまな回路を通してなされていた[1]。専門医療・配置薬・家庭薬・民間療法を

---

1 学校衛生の場合とは異なり、家庭においては、医療専門職による医療化と比例して衛生規範の身体化が促進されると定式化することはできないということになる。第五章でとりあげたS氏家族の事例からもこの点は説明できる。S氏家族には親戚付き合いのように世話になっていた開業医がいたが、健康づくりのための日常的な「ハブ草」の一家揃っての飲用は、医師の指示ではなく、医事衛生書である「赤本」のなかから独自に選ばれたものであった。

組み合わせた多元性こそが、新中間層の母親たちの衛生戦略の特徴であったといえるだろう。このような手間暇をかけた健康管理が、子どもへの「献身」「愛情」を示すパフォーマンスとして機能していた可能性も高い。しかしながらその熱心さゆえに、家庭の衛生環境を管理しようとすればするほど、新中間層の親たちの衛生戦略は常に過剰さを孕む可能性を抱えたものであった。家庭という私的な領域での実践であるからこそ、母親によって（そして時には父親によっても）規範が自己流に解釈され変形されるリスクが高まるのである。Gさんの事例にみられた消毒の徹底は、極端な場合には反‐健康を招くリスクを抱えたものであるだけではなく、家庭の平穏をも揺るがす影響力を持っていた。しかし、このような徹底した衛生管理が特異なケースではなかったことは、第四章で論じてきたとおりである。

＊＊＊

　衛生知識に目覚めた親たちによる衛生規範の独自のアレンジ、「修正可能性」(modifiability)とでもいうべきこの特徴は、新中間層の再生産構造にとってどのような可能性を持ちうるものなのか。ブルデューによれば、ハビトゥスから生じる行為者の実践は、本人には意識されずに客観的構造に適合するよう自動調整されたものである。これを字義どおりに受け取ると、実践は構造を再生産するハビトゥスから完全に自由には産出されず、結局母親たちはハビトゥスを生み出す構造に支配された受動的な存在に過ぎなくなる。

　しかしながら、大正から昭和初期にかけての新中間層の衛生実践の生成様式は、いまだ堅固たる構造を確立していたとはいえないだろう。この時代の新中間層は、親世代（調査対象者からみれば祖父母世代）が営んでいた自営業や第一次産業からの転換組がかなりの割合を占めていたはずである。対象者の母親たちは、自分たちが育った環境から新中間層という新たな環境に手探りで順応しなければならなかった。例えばGさんの母親は保険会社社員の妻であり、2人の子を持つ専業主婦であり、東京都心部に住む典型的な新中間層であるが、母親自身は会津若松の大家族に生まれている。

G：[母は]父と結婚して初めてサラリーマンの奥さんになって。田舎から来たからガスもつけられなくて。田舎は薪だから。父親が[代わりに]やるぐらいだから。買い物の仕方もわからなくて。大家族で育ったから、2人所帯に大根10本くらい買ってきちゃうの。

　Gさんのこの語りにみられるように、対象者の母親たちにとって、新中間層の衛生実践は自分たちが育った定位家族のハビトゥスとは異質のものであった。身体に沈潜したハビトゥスとは異なる新たなハビトゥスは、当然ながら突然生成されるものではなく、日々の日常的実践のなかで時間をかけて築かれていくものである。新しい構造に実践がうまく適応できる場合もあれば、ずれてしまう場合もある。大正から昭和初期の新中間層の母親たちの衛生戦略が多元的であった要因は、まさにここにある。新中間層家族は、客観構造の再生産に適合的な衛生実践を単調に繰り返していたわけではない。むしろ事態は逆である。衛生管理者である母親による戦略の修正可能性の幅は、新中間層のハビトゥスの形成過程に影響を与え、ハビトゥスを生み出す構造そのものを成型させていく可能性を秘めたものであったといえるのである。

＊＊＊

　本書の提示したこれらの知見は、支配構造の強靭な権力性という側面を過小評価しているとの反論があるかもしれない。行為者の実践にはミクロな抵抗や戦略があったとしても、行為者は衛生規範によって規律化されるとともに、リスペクタビリティ（Mosse 1988=1996）への欲望によって常に衛生的な自己省察を行う主体として構築されているではないか、という反論である。

　確かに近代から現代へと大きな流れでとらえた時、われわれは衛生的空間──清潔で流行病がなく、整然とした空間──を希求し、健康な身体への欲望を増幅させてきた。新中間層のものであったこれらの規範や価値観が階層横断的に拡張されたのは、生権力の浸透の証左といえそうだ。

　しかし本書で強調した点は、既述したとおり、生権力の拡大という現象がそもそも固定化された不動性を持つ構造を拠点として展開・浸透していった

わけではないということだ。フーコー自身が是認しているとおり、権力関係はあらゆるミクロな場面に埋め込まれている。さまざまな権力関係が交錯し、いたるところで抵抗を生じ、変形を生む可能性を孕んでいる。同時に、ハビトゥスの境界を生きる新中間層の母親たちの多元的な衛生戦略や、医療専門職間の専門職化をめぐるダイナミズムが、衛生的空間を再生産するモデル構造を成型し、また変容させていく。この点こそが、近代衛生史研究に対して本研究がもたらした新しい知見である。

第2節　現代社会との連続性と断絶性

　では、本書が論じてきたように、衛生実践を生み出す客観構造が可変的であるのなら、現代社会においてはどのような変容がみられるのだろうか。

　この点を考察するにあたり、まず最初に本書で主題化した歯磨き（歯磨）を導きの糸としよう。現代を生きるたいていの人間にとって、歯磨きは日常的な個人衛生実践、まさにハビトゥスから生み出される実践となっている。本書で明らかにしたとおり、歯磨きが毎日のごく自然なルーティンとなったのは、それほど昔にさかのぼったことではない。明治期に至って歯科学として制度化され、歯ブラシや歯磨き粉が商品化されてから、啓蒙運動を経て、歯を磨くことは日常的衛生実践の一部となった。本書が主題とした時代とは異なり、現代の日本社会においては、多くの国民にとって歯磨きはごく一般的な日常の衛生実践となっている。

　子どもにとっての歯磨きという衛生規律の形成が、歯科学の専門職化と切り離せない関係にあることは第二章で明らかにしてきた。すなわち、衛生知識の伝達者としての医療者を専門分化した医学界内部に位置づけてとらえ直すことで、衛生を介した地位向上、新たな支配領域の獲得という側面を論じてきたのである。ここで意識化すべき点は、衛生が日常性と結び付いているからこそ、衛生と医学知との融合が効力を発揮するということだ。そして現代社会においても同様の状況が観察できる。

しかしながら、本書が焦点化した学校衛生という〈場〉から、現代社会において歯科学が支配権を求めて介入する〈場〉は変容しつつあるように見える。例えば、高齢者に対して口腔ケアの必要性を主張する動きが高まっている。近年、高齢者施設において歯磨き指導や歯科検診が開始され始めた。その根拠は虫歯や歯周病（歯槽膿漏）の予防・治療だけでなく、肺炎やインフルエンザ等の感染症予防にも置かれている。高齢者の口腔衛生は歯科学にとって新たに獲得を目指すことが見込まれる領域である。歯磨きという日常的な衛生実践と接続可能なものであるからこそ、日常的衛生という名の下に、管理対象として引き寄せることが可能なのである。

そしてこの衛生、特に個人衛生の日常性という特徴にこそ、近代衛生の宿す政治性、権力性が顕現する〈場〉とみなされてきた。現代社会では「衛生」という語は清潔さという限定的意味で通用されるようになり、「健康」の語がそれに置き換わったかのようにみえるが、いまやその健康は時代的主題となっているといっても過言ではない。健康の至高性が謳われる一方で、少子高齢化と疾病構造の変化によるリスク言説は、個人の欲望としての健康をますます肥大化させ、国民を「自立」にせきたてているという批判も喚起している。感染症対策としての公衆衛生に代替する、健康対策を主とした「新しい公衆衛生 the new public health」という概念も生まれた。現在もっとも新しい公衆衛生としては、2008年4月に開始された「メタボリック・シンドローム（メタボ）」の特定検診・特定保健指導があげられるであろう。

しかし、メタボをめぐる数々の関連ビジネスが生まれる一方で、健診自体の受診率が伸び悩んでいることや、健診結果が実際の生活習慣の改善には結びつかない実態等が報告されてもいる[2]。診断基準の見直しさえも検討されている。国民のみならず、医療者、そして政府という複数の行為者をめぐるダイナミズムが新たなハビトゥスを生成していく。現時点においては、なにひとつとして決定的なものはない。それぞれのアクターの実践の場や相互作

---

2 一例として、「メタボ健診 伸びぬ受診率」日本経済新聞、2009年4月5日（朝刊）。

用の不断の過程が、新しい事象の帰結を方向づけてゆくのである。

＊＊＊

　ドゥルーズ (G. Deleuze) は、18世紀に誕生し20世紀初頭に迎えた規律社会がもはやわれわれには無縁になりつつあり、〈管理社会〉に移行していると述べている (Deleuze 1990=1992)。生涯教育が学校にとって代わり、平常点が試験にとって代わり、病院がデイケアや在宅看護にとって代わる。そして「この傾向があらわしているのは俗に言われるような個性尊重への歩みではけっしてなく、分割不可能な、あるいは数値的な身体に、管理の対象となる『可分性』の素材に特徴的な数字を置き換えているにすぎない」として、「新たな支配体制が漸進的かつ散在的なかたちで成立しつつある」と警鐘を鳴らす (同前：365-6)。もはや衛生のターゲットとしての子どもの身体の特権性は喪失し、全世代にわたる果てしない管理社会の体制が現れているのだろうか。

　「養生」という語が近代において「衛生」に置換されたことからも明らかなように、当初衛生は健康形成・病気予防にかかわる包括的な概念として措定されたのに対して、現代社会においては単に〈清潔であること〉とほぼ同義として用いられている。これは日本において衛生がいまや「当たり前」になり、統治技術としての有用性を喪失したということなのだろうか。規律社会から管理社会への変容とともに、〈生〉を配慮の対象とする衛生は機能しなくなっているのか。それとも「新しい公衆衛生」の議論にあるように、衛生という語が「健康」に置き換わり、ますます身体への影響力を強め、増幅しているだけなのか。

　ドゥルーズを始めとする管理社会批判はパワフルかつ情熱的にわれわれを魅了する。けれどもそれらの議論を早急に受け入れてしまう前に、本書がささやかながら試みてきたように、日常的衛生のミクロな場面にとどまり、その内部を記述することによって、今なお変容する社会と衛生管理のありかたに光を当てる方途が残されているのである。

参考文献

Abbott, A., 1988, *The System of Professions: An Essay on the Division of Expert Labor,* Chicago: The University of Chicago Press.
阿部安成, 1996,「伝染病予防の言説——近代転換期の国民国家・日本と衛生」『歴史学研究』686: 15-31.
阿部安成, 2001,「衛生という秩序」見市雅俊他編『疾病・開発・帝国医療——アジアにおける病気と医療の歴史学』東京大学出版会, 107-129.
阿部安成, 2002,「養生から身体へ」『感性の近代』岩波書店.
Adams, T. L., 2000 "Inter-professional conflict and professionalization: dentistry and dental hygiene in Ontario," *Social Science & Medicine,* 58: 2243-2252.
Adams, T. L., 2004, *A dentist and a gentleman: Gender and the rise of dentistry in Ontario,* Toronto: The University of Toronto Press.
赤川学, 1999,『セクシュアリティの歴史社会学』勁草書房.
天田城介, 2002,「自己と自由——責任・制度・正義」『応用社会学研究』44: 69-113.
安保則夫, 1989,『ミナト神戸 コレラ・ペスト・スラム——社会的差別形成史の研究』学芸出版社.
安保則夫, 1997,「都市衛生システムの構築と社会的差別」『歴史学研究』703: 110-117.
青木攻, 1973,『歯科の歩み——これだけはぜひ知っておきたい』ABC企画.
蘭由岐子, 2004,「『病いの経験』を聞き取る——ハンセン病者のライフヒストリー」皓星社.
Ariés, P., [1960] 1973, *L'Enfant et la vie familiale sous l'Ancien Régime,* Paris: Éditions du Seuil.(= 1980, 杉山光信・杉山恵美子訳『〈子供〉の誕生——アンシァン・レジーム期の子供と家族生活』みすず書房.)
有山輝雄, 1998,「『健康優良児』——メディアがつくった理想の少年・少女」津金澤聰廣他編『戦時期日本のメディア・イベント』世界思想社, 3-18.
Armstrong, D., 1983, *Political Anatomy of the Body: Medical knowledge in Britain in the Twentieth century,* Cambridge: Cambridge University Press.
Armstrong, D., 1984, "The Patient's View," *Social Science & Medicine,* 18 (9): 737-744.

Armstrong, D., 1985, "Review Essay: The subject and the social in medicine: an appreciation of Michel Foucault," *Sociology of Health and Illness*, 7 (1): 108-117.
朝日新聞社・全日本健康推進学校表彰会, 1998,『健康優良・推進学校の軌跡——小学校の心づくりと体づくり』朝日新聞社文化企画局.
朝日新聞百年史編修委員会, 1995,『朝日新聞社史 大正・昭和戦前編』朝日新聞社.
Bernstein, B., 1996, *Pedagogy, symbolic control and identity: theory, research, critique*, London & Bristol: Taylor & Francis. (= 2000, 久冨善之他訳『〈教育〉の社会学理論——象徴統制,「教育」の言説, アイデンティティ』法政大学出版局.)
Bertaux, D., 1997, *Les récits de vie: perspective ethnosociologique*, Paris: Edition Nathan. (= 2003, 小林多寿子訳『ライフストーリー——エスノ社会学的パースペクティブ』ミネルヴァ書房.)
Bourdaghs, M., 1997, 上田敦子・榊原理智訳「ナショナリズムの病, 衛生学という帝国」『現代思想』25 (8): 24-51.
Bourdieu, P., 1979, *La distinction : critique sociale du jugement*, Paris: Editions de Minuit. (= 1990, 石井洋二郎訳『ディスタンクシオン 1——社会的判断力批判』藤原書店.)
Bourdieu, P., 1980, *Le sens pratique*, Paris: Editions de Minuit. (= 1988-1990, 今村仁司他訳『実践感覚1・2』みすず書房.)
Bourdieu, P., 1987, *Choses dites*, Paris: Editions de Minuit. (= 1991, 石崎晴己訳『構造と実践——ブルデュー自身によるブルデュー』藤原書店.)
Bourdieu, P. & Wacquant, L. J. D., 1992, *An Invitation to Reflexive Sociology*, Chicago: The University of Chicago Press. (= 2007, 水島和則訳『リフレクシヴ・ソシオロジーへの招待——ブルデュー、社会学を語る』藤原書店.)
Bourdieu, P., 2002, *Le bal des célibataires : crise de la société paysanne en Béarn*, Paris: Editions de Seuil. (= 2007, 丸山茂他訳『結婚戦略——家族と階級の再生産』藤原書店.)
Corbin, A., 1982, Le miasme et la jonquille: l'odorat et l'imaginaire social 18e-19e siècles, Paris: Aubier Montaigne. (= 1990, 山田登世子他訳『においの歴史——嗅覚と社会的想像力』藤原書店.)
Cotton, P., 1993, "Foucault and psychoanalysis," *Arena*, 1: 63-105.
Crow, G., 1989, "The use of the concept of 'strategy' in recent sociological literature," *Sociology*, 23 (1): 1-24.
伊達一男, 1981,『医師としての森鷗外』續文堂出版.
De Certeau, M., 1980, *Art de faire*, Paris: Union Générale. (= 1987, 山田登世子訳『日常的実践のポイエティーク』国文社.)
Delamare, N., 1705-1719, 1738, *Traité de la police*, Paris.

Deleuze, G., 1990, *Pourparlers*, Paris: Editions de Minuit. (= [1992] 2007, 宮林寛訳『記号と事件——1972－1990年の対話』河出書房新社.)

Donzelot, J., 1977, *La police des familles*, Paris: Éditions de Minuit.(= 1991, 宇波彰訳『家族に介入する社会——近代家族と国家の管理装置』新曜社.)

Dreyfus, H. L. and Rabinow, P., [1982] 1983, *Michel Foucault: Beyond Structuralism and Hermeneutics*, Chicago: The University of Chicago Press.(= 1996, 山形頼洋他訳『ミシェル・フーコー——構造主義と解釈学を超えて』筑摩書房.)

江頭説子, 2007, 「社会学とオーラル・ヒストリー——ライフ・ヒストリーとオーラル・ヒストリーの関係を中心に」『大原社会問題研究所雑誌』585: 11-32.

江守敬壽, 1889, 『衛生要談』(瀧澤利行編, 1992, 『近代日本養生論・衛生論集成 7巻』大空社.)

榎並重行・三橋俊明, 1989, 『細民窟と博覧会』JICC 出版局.

遠藤至六郎, 1920, 「歯牙病竃 (中心) 感染問題ニ就テ」『歯科学報』25(6): 15-33.

柄本三代子, 1999, 「統制される／されない身体——医療に取り込まれた母性批判イデオロギー」『社会学評論』50 (3): 330-345.

柄本三代子, 2002, 『健康の語られ方』青弓社.

Foucault, M., 1963, *Naissance de la clinique: Une archèologie du regard mèdical*, Paris: Presses Universitaires de France. (= 1969, 神谷美恵子訳『臨床医学の誕生——医学的まなざしの考古学』みすず書房.)

Foucault, M., 1975, *Surveiller et punir: Naissance de la prison*, Paris: Gallimard. (= 1977, 田村俶訳『監獄の誕生——監視と処罰』新潮社.)

Foucault, M., 1975, "Pouvoir et corps", Quel corps? , n°2: 2-5. (= 2000, 中澤信一訳「権力と身体」小林康夫他編『ミシェル・フーコー思考集成10 権力／処罰』筑摩書房, 373-381.)

Foucault, M., 1976, *Histoire de la sexualité 1: La volonté de savoir*, Paris: Gallimard. (= 1986, 渡辺守章訳『性の歴史1 知への意志』新潮社.)

Foucault, M., 1977a, "El nacimiento de la medicina social," *Revista centroamericana de Ciencias de la Salud*, no.6, 89-108. (= 2000, 小倉孝誠訳「社会医学の誕生」小林康夫他編『ミシェル・フーコー思考集成6 セクシュアリテ／真理』筑摩書房, 277-300.)

Foucault, M., 1977b, "Les rapports de pouvoir passent à l'intérieur des corps," *La Quinzaine littéraire*, 1er-15 janvier, 4-6. (= 2000, 山田登世子訳, 「身体をつらぬく権力」小林康夫他編『ミシェル・フーコー思考集成6 セクシュアリテ／真理』筑摩書房, 301-313.)

Foucault, M., 1977c, 蓮實重彥訳「権力と知」『海』12: 240-256. (Reprinted in: 2000, 小林康夫他編『ミシェル・フーコー思考集成6 セクシュアリテ／真理』筑摩書房,

557-577.)

Foucault, M., 1978a, "La 'governamentalità'," *Aut-Aut*, nos 167-168, 12-29. (= 2000, 石田英敬訳「統治性」小林康夫他編『ミシェル・フーコー思考集成7 知／身体』筑摩書房, 246-272.)

Foucault, M., 1978b, "Precisazioni sul potere. Riposta ad alcuni critici," *Aut-Aut*, nos 167-168: 3-11. (= 2000, 菅野賢治訳「権力に関する明言——一部の批判に答えて」小林康夫他編『ミシェル・フーコー思考集成7 知／身体』筑摩書房, 231-245.)

Foucault, M., 1979, "La politique de la santé au 18e siècle," *Les machines à guérir. Aux origines de l'hôpital moderne*, Paris; Bruxelles, 7-18. (= 2000, 中島ひかる訳「十八世紀における健康政策」小林康夫他編『ミシェル・フーコー思考集成6 セクシュアリテ／真理』筑摩書房, 13-29.)

Foucault, M., 1981, "Omnes et Singulatim: Towards a criticism of 'political Reason'," Sterling M. McMurrin (ed.), *The Tanner Lectures on Human Values*, t. II, Salt Lake City, University of Utah Press. (= 2001, 北山晴一訳「全体的なものと個的なもの——政治的理性批判に向けて」小林康夫他編『ミシェル・フーコー思考集成8 政治／友愛』筑摩書房, 329-368.)

Foucault, M., 1982, "The subject and power," Dreyfus, H. and Rabinow, P., *Michel Foucault: Beyond structuralism and Hermeneutics*, Chicago: University of Chicago Press. (= 1996, 山形頼洋他訳「主体と権力」『ミシェル・フーコー——構造主義と解釈学を超えて』筑摩書房, 287-307.)

Frank, J. P., 1784-1788, *System einer vollständigen medicinischen Polizey*, Mannheim: C.F. Schman.

Friedson, E., 1970, *Professional Dominance: The Social Structure of Medical Care*. New York: Atherton Press. (= 1992, 進藤雄三他訳『医療と専門家支配』恒星社厚生閣.)

富士川游, 1921, 『西洋民間薬』吐鳳堂 (富士川英郎編, 1981, 『富士川游著作集5』思文閣出版.)

富士川游, 1930, 「医術に関する迷信」『科学画報』12(1) (富士川英郎編, 1980, 『富士川游著作集3』思文閣出版.)

富士川游, 1932, 『迷信の研究』養生書院 (富士川英郎編, 1980, 『富士川游著作集3』思文閣出版.)

富士川游, 1935, 「相良知安先生」『中外医事新報』no.1218 (富士川英郎編, 1981, 『富士川游著作集8』思文閣出版.)

深川晨堂, 1934, 『漢洋医学闘争史』旧藩と医学社.

深谷昌志, 1966, 『良妻賢母主義の教育』黎明書房.

古川誠, 1993, 「恋愛と性欲の第3帝国——通俗的性欲学の時代」『現代思想』21 (7):

110-127.

Giddens, A., 1979, *Central Problems in Social Theory: action, structure, and contradiction in social analysis,* Berkeley: University of California Press.（= 1989, 友枝敏雄他訳『社会理論の最前線』ハーベスト社.）

Good, B. J., 1994, *Medicine, Rationality, and Experience: An Anthropological Perspective,* Cambridge: Cambridge University Press.（= 2001, 江口重幸他訳『医療・合理性・経験——バイロン・グッドの医療人類学講義』誠信書房.）

後藤新平，1889,『国家衛生原理』(瀧澤利行編，1992,『近代日本養生論・衛生論集成 第9巻』大空社.)

後藤新平，1890,『衛生制度論』(瀧澤利行編，1992,『近代日本養生論・衛生論集成 第8巻』大空社.)

後藤新平，1896,「衛生と資本」『大日本私立衛生会雑誌』157: 605-612.

Goubert, J-P., 1986, *La Conquête de L'eau,* Paris: R. Laffont.（= 1991, 吉田弘夫他訳『水の征服』パピルス.）

半田たつ子，1975,「大正期の家庭科教育」日本女子大学女子教育研究所『大正の女子教育』国土社，74-106.

Hart, J. T., 2003, "Going to the doctor," Cooter R. and Pickstone, J. (ed.) *Companion to Medicine in the Twentieth Century,* London: Routledge, 543-557.

長谷川慶蔵，1930,「六歳臼歯の齲蝕と年齢との関係」『学校衛生』10: 307-310.

長谷川泰，1893,「漢方医継続に就て」『大日本私立衛生会雑誌』117: 90-163.

橋本鉱市，2003,「医師の『量』と『質』をめぐる政治過程——近代日本における医師の専門職化」望田幸男・田村栄子編『身体と医療の教育社会史』昭和堂，111-135.

日野秀逸, 1988,「後藤新平の衛生行政論の一貫性について」『日本医史学雑誌』34 (3): 357-385.

ひろたまさき，1990,「日本近代社会の差別構造」ひろたまさき校注『日本近代思想大系22 差別の諸相』岩波書店，436-516.

広田照幸，1990,「戦時期庶民の心情と論理——昭和戦時体制の担い手の分析」筒井清忠編,『「近代日本」の歴史社会学——心性と構造』木鐸社，169-199.

広田照幸，1999,『日本人のしつけは衰退したか——「教育する家族」のゆくえ』講談社.

Holstein, J. A. & Gubrium, J. F. 1995, *The active interview,* Thousand Oaks: Sage Publications.（= 2004, 山田富秋他訳『アクティヴ・インタビュー——相互行為としての社会調査』せりか書房.）

Hoy, S., 1995, *Chasing dirt: the American pursuit of cleanliness,* New York: Oxford University Press.（= 1999, 椎名美智訳『清潔文化の誕生』紀伊國屋書店.）

兵庫県歯科医師会, 1959,『兵庫県歯科医師会史』兵庫県歯科医師会.
市野川容孝, 2000,『身体／生命』岩波書店.
飯島渉・脇村孝平, 2001,「近代アジアにおける帝国主義と医療・公衆衛生」見市雅俊他編『疾病・開発・帝国医療——アジアにおける病域と医療の歴史学』東京大学出版会, 75-95.
石田純郎編, 1988,『蘭学の背景』思文閣出版.
石岡学, 2004,「『理想の子ども』としての健康優良児——新聞報道における健康優良児のイメージ」『教育社会学研究』75: 65-84.
伊藤隆, 2007,「歴史研究とオーラル・ヒストリー」『大原社会問題研究所雑誌』585: 1-10.
伊藤徳磨, 1923,「児童の口腔保健 (其一)」『歯科学報』28 (7): 33-41.
岩崎稔, 1993,「統治のテクノロジーとしてのポリツァイ——ヘーゲル市民社会論再考」『現代思想』21 (8): 414-423.
岩瀬彰, 2006,「『月給百円』のサラリーマン——戦前日本の『平和』な生活」講談社.
Jenner, M. & Taithe, B., 2003, "The Historiographical Body" Cooter, R. and Pickstone, J. (ed.) *Companion to Medicine in the Twentieth Century*, London: Routledge, 187-200.
樺山紘一, 1976,「養生論の文化」林屋辰三郎編,『化政文化の研究』岩波書店, 435-469.
鍵山栄, 1973,『相良知安』日本古医学資料センター.
海後宗臣・仲新編, 1961,『日本教科書大系近代編 第3巻』講談社.
柿本昭人, 1991,『健康と病のエピステーメー——十九世紀コレラ流行と近代社会システム』ミネルヴァ書房.
神谷昭典, 1979,『日本近代医学のあけぼの——維新政権と医学教育』医療図書出版社.
神谷昭典, 1981,「医学士・森林太郎のこと」『中京女子大学紀要』15: 75-82.
神谷昭典, 1984,『日本近代医学の定立——私立医学校済生学舎の興廃』医療図書出版社.
金子雅彦, 1999,「昭和10年代の医療政策——自由開業医制と日本医療団構想」『防衛医科大学校進学課程研究紀要』22, 35-45.
鹿野政直, 2001,『健康観にみる近代』朝日新聞社.
笠原英彦, 1999,『日本の医療行政——その歴史と課題』慶応義塾大学出版会.
加藤英一, 2007,「日本の近代化と『衛生』の構築——後藤新平『国家衛生原理』を通じて」『北里大学一般教育紀要』12: 44-59.
川越修, 1993,「ヨーロッパの都市／日本の都市——都市化と都市問題」成田龍一編『都市と民衆』吉川弘文館, 88-107.
川越修, 1998,「国民化する身体——ドイツにおける社会衛生学の誕生」『思想』

884: 4-27.
川上武, 1965,『現代日本医療史――開業医制の変遷』勁草書房.
川村邦光, 1993,「女の病, 男の病――ジェンダーとセクシュアリティをめぐる"フーコーの変奏"」『現代思想』21 (7): 88-109.
川村邦光, 1994,『オトメの身体――女の近代とセクシュアリティ』紀伊國屋書店.
吉瀨才市郎, 1905,「歯牙ノ保護法」『歯科学報』10 (11): 7-16.
木村涼子, 1992,「婦人雑誌の情報空間と女性大衆読者層の成立――近代日本における主婦役割の形成との関連で」『思想』812: 231-252.
北豊吉, 1919,「学校と口腔衛生」『歯科学報』24 (9): 39-45.
北澤一利, 2000,『「健康」の日本史』平凡社.
北澤一利, 2003,「健康の誕生」野村一夫他『健康ブームを読み解く』青弓社, 57-99.
Kleinman, A., 1988, *The Illness Narratives: Suffering, Healing, and the Human Condition*, New York: Basic Books. (= 1996, 江口重幸他訳『病いの語り――慢性の病いをめぐる臨床人類学』誠信書房.)
小林丈広, 2001,『近代日本と公衆衛生――都市社会史の試み』雄山閣出版.
神戸新聞(「完全なる咀嚼は完全なる歯牙から」1936年6月4日,「よい歯は宝」1938年6月5日)
神戸又新日報(「恐ろしい齲歯」1936年5月30日,「咀嚼が第一」1936年6月4日,「両君を表彰 ムシ歯予防デー」1938年6月5日)
近藤真庸, 2003,『養護教諭成立史の研究――養護教諭とは何かを求めて』大修館書店.
厚生省医務局編, 1955,『医制八十年史』印刷局朝陽会.
厚生省医務局編, 1976a,『医制百年史』ぎょうせい.
厚生省医務局編, 1976b,『医制百年史 資料編』ぎょうせい.
小山静子, 1999,『家庭の生成と女性の国民化』勁草書房.
小山静子, 2003,「『家庭教育』の登場――公教育にける『母』の発見」谷川稔他『規範としての文化』ミネルヴァ書房, 241-267.
倉敷伸子, 2007,「女性史研究とオーラル・ヒストリー」『大原社会問題研究所雑誌』588: 15-27.
黒田勇, 1999,『ラジオ体操の誕生』青弓社.
La Berge, A. F., 1992, *Mission and Method: The early-nineteenth-century French public health movement,* Cambridge: Cambridge University Press.
La Perrière, 1555, *Le mirror politique*, Paris.
Larkin, G.V., 1980 "Professionalism, dentistry and public health," *Social Science & Medicine,* 14 (3): 223-229.
ライオン株式会社社史編纂委員会, 1992,『いつも暮らしの中に LION ――ライオ

ン 100 年史』ライオン.
Lock, M., 1980, *East Asian Medicine in Urban Japan: Varieties of Medical Experience*, Berkeley: University of California Press. (= 1990, 中川米造訳『都市文化と東洋医学』思文閣出版.)
Lupton, D., [1994] 2003, *Medicine as Culture: illness, disease and the body in Western societies* (Second Edition), London: Sage Publications.
Lupton, D., 1995, *The Imperative of Health: public health and the regulated body*, London: Sage Publications.
Lupton, D., 1997, "Foucault and the medicalisation critique," Petersen, A. and Bunton, R., *Foucault, Health and Medicine*, London: Routledge, 94-110.
前田愛, [1973] 1993,『近代読者の成立』岩波書店.
松林鎗三, 1931,「学校に於て虚弱児童に肝油を支給したる成績」『学校衛生』11: 425-445.
松田素二, 1999,『抵抗する都市――ナイロビ 移民の世界から』岩波書店.
松口栄太, 1923,「サントニン、アンテニン、海人草に依る学童回虫駆除成績に就て」『学校衛生』3.
松本武祝, 2007,「植民地朝鮮における衛生・医療制度の改編と朝鮮人社会の反応」『歴史学研究』834: 5-15.
緑川宗作, 1927, 乳歯の生理的機能と学校衛生」『学校衛生』7: 109-116.
見市雅俊, 1990,「公衆衛生の発展と身体の規律化――ヨーロッパ近代」二宮宏之他,『規範と統合』岩波書店, 273-300.
見市雅俊他編, 2001,『疾病・開発・帝国医療――アジアにおける病気と医療の歴史学』東京大学出版会.
御厨貴, 1984,『首都計画の政治――形成期明治国家の実像』山川出版社.
御厨貴, 2002,『オーラル・ヒストリー―― 現代史のための口述記録』中央公論新社.
美馬達哉, 2007,『〈病〉のスペクタクル――生権力の政治学』人文書院.
三島通良, 1889,「はゝのつとめ」(瀧澤利行編, 1993,『近代日本養生論・衛生論集成 第13巻』大空社.)
三島通良, 1896,「学校衛生」『大日本私立衛生会雑誌』126, 1893: 1013-1041.
三島通良, 1896,『学校衛生学 (第三版)』波隴堂.
宮原虎, 1921,「何故に児童の歯牙衛生は必要なるか」『児童研究』24 (12): 321-324.
宮島喬, 1994,『文化的再生産の社会学――ブルデュー理論からの展開』藤原書店.
宮島喬, 1995,「文化と実践の社会学へ」宮島編,『文化の社会学――実践と再生産のメカニズム』有信堂高文社, 3-13.
宮島喬, 1999,『文化と不平等――社会学的アプローチ』有斐閣.
文部省, 1971,『日本の教育統計――明治-昭和』文部省.

文部省, 1972, 『学制百年史』帝国地方行政学会.
文部省, 1992, 『学制百二十年史』ぎょうせい.
文部省学校衛生課, 「学校に於ける衛生教育の機会（上）」『学校衛生』3: 32-36.
Morgan, D. H. J., 1989, "Strategies and sociologists: a comment on Crow," *Sociology*, 23 (1): 25-29.
森林太郎, 1889, 「衛生新誌の真面目」『衛生新誌』no.1（1974, 『鷗外全集 第29巻』岩波書店.）
森林太郎, 1907, 『衛生学大意』博文館（1953, 『鷗外全集著作篇 第29巻』岩波書店.）
森林太郎, 1914, 『衛生新篇（上）』（第5版）（1974, 『鷗外全集 第31巻』岩波書店.）
Mort, F., [1987] 2000, *Dangerous Sexualities: Medico-moral Politics in England since 1830*, London: Routledge.
Mosse, G. L., 1988, *Nationalism and sexuality :Middle-class morality and sexual norms in modern Europe*, Madison: University of Wisconsin Press.（= 1996, 佐藤卓己・佐藤八寿子訳『ナショナリズムとセクシュアリティ——市民道徳とナチズム』柏書房.）
牟田和恵, 1996, 『戦略としての家族——近代日本の国民国家形成と女性』新曜社.
牟田和恵, 1997, 「『家庭』イデオロギーと女性——近代日本における国民の生成をめぐって」阪上孝編『統治技法の近代』同文館, 261-288.
永嶺重敏, 1997, 『雑誌と読者の近代』日本エディタースクール出版部.
長与専斎, 1883, 「発会祝辞」『大日本私立衛生会雑誌』1: 8-13.
長与専斎, 1883a, 「衛生誤解ノ弁」『大日本私立衛生会雑誌』2: 27-33.
長与専斎, 1883b, 「文明ト衛生トノ関係」『大日本私立衛生会雑誌』5: 32-38.
長与専斎, 1902, 『松香私志』(私家出版)（小川鼎三・酒井シヅ校注, 1980, 『松本順自伝・長与専斎自伝』平凡社.）
中村喜代子, 2001, 「『健康優良児』表彰写真と近代日本の子どもの身体」『美術教育学』22: 167-177.
中野英一他, 1990, 『公衆衛生学』理工学社.
中野卓編, 1977, 『口述の生活史——或る女の愛と呪いの日本近代』御茶の水書房.
中野正大, 2003, 「シカゴ学派とは」中野正大・宝月誠編『シカゴ学派の社会学』世界思想社, 4-42.
成田龍一, 1990, 「衛生環境の変化のなかの女性と女性観」女性史総合研究会『日本女性生活史 4 近代』東京大学出版会, 89-124.
成田龍一, 1993a, 「近代都市と民衆」成田龍一編『都市と民衆』吉川弘文館, 1-56.
成田龍一, 1993b, 「衛生意識の定着と『美のくさり』——1920年代女性の身体をめぐる一局面」『日本史研究』366: 64-89.
成田龍一, 1994, 「帝都東京」朝尾直弘他編『岩波講座日本通史 16 近代』岩波書店,

177-214.

成田龍一, 1994,「性の跳梁」脇田晴子・S.B. ハンレー編『ジェンダーの日本史 上』東京大学出版会, 523-564.

成田龍一, 1995,「身体と公衆衛生――日本の文明化と国民化」歴史学研究会『講座世界史4 資本主義は人をどう変えてきたか』東京大学出版会, 375-401.

成沢光, 1997,『現代日本の社会秩序――歴史的起源を求めて』岩波書店.

夏目漱石, [1905] 1962,『吾輩は猫である』角川書店.

根岸博, 1932,「性病予防宣伝と『ポスター』の二三」『体性』19 (4): 40-45.

Nettleton, S., 1988, "Protecting a vulnerable margin: towards an analysis of how the mouth came to be separated from the body," *Sociology of Health & Illness*, 10 (2): 156-169.

Nettleton, S., 1992, *Power, Pain and Dentistry*, Buckingham: Open University Press.

Nettleton, S., 2006, *The Sociology of Health and Illness* (second edition), Cambridge: Polity Press.

日本学校保健会, 1973,『学校保健百年史』第一法規出版.

日本科学史学会, 1965,『日本科学技術史大系 第24巻 医学〈1〉』第一法規出版.

日本リサーチ総合研究所, 1988,『生活水準の歴史的分析』総合研究開発機構.

日本歯科医師会, 1933,『三十年の回顧』日本歯科医師会.

日本歯科医師会調査室, 1993,『日本歯科医師会史 第1巻』日本歯科医師会.

日本統計協会, 1987,『日本長期統計総覧 第1巻』日本統計協会.

西村大志, 1997,「日本の近代と児童の身体――座る姿勢をめぐって」『ソシオロジ』42 (2): 43-64.

西尾達雄, 2003,「植民地支配と身体教育――朝鮮の場合」望田幸男・田村栄子編『身体と医療の教育社会史』昭和堂, 81-108.

西須磨小学校百周年記念事業実行委員会編, 1992,『西須磨の年輪――創立百二十年史 西須磨小学校百周年記念誌』西須磨小学校百周年記念事業実行委員会.

野村愛介, 1931,「学童児童の口腔衛生に就て」『学校衛生』11: 150-176.

大日方純夫, 1992,『日本近代国家の成立と警察』校倉書房.

落合恵美子, 1995,「近代家族論の曲がり角(1)」『日本研究(国際日本文化研究センター紀要)』12: 89-100.

落合恵美子, 2004,「100歳女性のライフヒストリー――九州海村の恋と生活」『京都社会学年報』12: 17-55.

落合恵美子, 1989,『近代家族とフェミニズム』勁草書房.

緒方正清, 1907,『婦人之家庭衛生』丸善. (瀧澤利行編, 1993,『近代日本養生論・衛生論集成 第17巻』大空社.)

小川鼎三, 1964,『医学の歴史』中央公論社.

大橋又太郎編, 1896,『育児と衛生』博文社.

岡田道一, 1929,『家庭の衛生と常備薬』内外出版印刷.
岡田道一, 1929,「学校医ノ見タル口腔衛生」『日本学校衛生』17 (5): 351-352.
大門正克, 2000,『民衆の教育経験——農村と都市の子ども』青木書店.
岡村清纓, 1922,「乳歯並ニ六歳臼歯ノ保護」『学校衛生』2: 181-186.
奥村鶴吉, 1921,「余の経験と希望（其三）」『歯科学報』26 (10): 43-46.
大西永次郎, 1929,「学校衛生の新分野」『学校衛生』9: 80-89.
大西永次郎, 1930,「学校医の職務に関する考察」『学校衛生』10: 67-84.
大西永次郎, 1942,「学校歯科医令公布十周年に際して」『学校衛生』22 (4): 12-19.
大西比呂志, 2005,「書評『都市下層の社会史』」『部落開放研究』163: 87-91.
小野冽子, 1969,「戦前における『教育的学校衛生』の成立過程について」『学校保健研究』11 (12): 558-564.
小野芳朗, 1997,『〈清潔〉の近代——「衛生唱歌」から「抗菌グッズ」へ』講談社.
小野寺伸夫, 1998,「後藤新平の健康観」『保健の科学』40 (12): 932-937.
オーラル・アーカイブ班主催, 2003,「シンポジウム 消えゆく声を聞く／見えないものを見る」『史資料ハブ 地域文化研究』2（東京外国語大学大学院地域文化研究科21世紀COEプログラム「史資料ハブ研究拠点」）
太田正雄, 1934,「性病予防の知識」『体性』21 (10): 586-592.
太田省一, 1989,「『衛生』の近代的位相——衛生・家族・臨床」『ソシオロゴス』13: 1-17.
太田省一, 1990,「『衛生』の近代的展開——生物学的身体の歴史的意味について」『ソシオロゴス』14: 164-177.
尾﨑耕司, 1996,「後藤新平の衛生国家思想について」『ヒストリア』153: 199-219.
Petersen, A. & Lupton, D., [1996] 2000, *The new public health: Health and self in the age of risk*, London: Sage Publications.
Plummer, K., 1983, *Documents of Life: an introduction to the problems and literature of a humanistic method,* London: George Allen & Unwin Ltd.（= 1991, 原田勝弘他監訳『生活記録の社会学——方法としての生活史研究案内』光生館.）
Poter, R., 1991, "History of the Body" in Burke, P. (ed.), *New Perspective on Historical Writing,* Cambridge: Polity Press.（= 1996, 谷川稔他訳「身体の歴史」『ニュー・ヒストリーの現在——歴史叙述の新しい展望』人文書院, 245-271.）
Poter, R., 1992, "The patient in England, c.1660-c.1800," Wear, A. (ed.), *Medicine in Society: Historical Essays.* Cambridge: Cambridge University Press, 91-118.
Prins, G., 1991, "Oral History," Burke, P. (ed.), *New Perspective on Historical Writing,* Cambridge: Polity Press（= 1996, 谷川稔他訳「オーラル・ヒストリー」『ニュー・ヒストリーの現在——歴史叙述の新しい展望』人文書院, 131-164.）
歴史学研究会編集委員会, 2007,「特集 東アジアにおける医療・衛生の制度化と植

民地近代性」『歴史学研究』834: 1-4.
Risse, G. B., 1992, "Medicine in the age of Enlightenment," Wear, A. (ed.), *Medicine in Society: Historical Essays.* Cambridge: Cambridge University Press, 149-196.
Rosen, G., 1958, *A History of Public Health,* New York: MD Publications.（= 1974, 小栗史朗訳『公衆衛生の歴史』第一出版.）
阪上孝, 1983, 「王権と家族の秩序――近代化と家族」『思想』710: 1-27.
阪上孝, 1997, 「知識と秩序のインターフェイス」阪上孝編『統治技法の近代』同文舘出版, 3-19.
酒井順子, 2003, 「私の『Oral history』体験と日本における『オーラル・ヒストリー』の発展の可能性」東京外国語大学大学院地域文化研究科21世紀COEプログラム「史資料ハブ地域文化研究拠点」総括班『史資料ハブ 地域文化研究』2: 22-30.
酒井シヅ, 1998, 「医学史上の後藤新平」『保健の科学』40 (12): 938-942.
榊原悠紀田郎, 1990, 『学校歯科保健史話』医歯薬出版.
桜井厚, 2002, 『インタビューの社会学――ライフストーリーの聞き方』せりか書房.
桜井厚・小林多寿子編, 2005, 『ライフストーリー・インタビュー――質的研究入門』せりか書房.
佐々木啓子, 2002, 『戦前期女子高等教育の量的拡大過程――政府・生徒・学校のダイナミクス』東京大学出版会.
沢山美果子, 1986, 「近代日本の家族と子育ての思想（その1）――新中間層における教育家族の誕生と〈童心〉主義子ども観」『順正短期大学研究紀要』15: 81-92.
沢山美果子, 1990a, 「教育家族の成立」第1巻編集委員会編『〈教育〉――誕生と終焉』藤原書店, 108-131.
沢山美果子, 1990b,「子育てにおける男と女」女性史総合研究会編『日本女性生活史4』東京大学出版会, 125-162.
沢山美果子, 1995, 「主婦と家庭文化」『順正短期大学研究紀要』24: 147-159.
沢山美果子, 1998, 『出産と身体の近世』勁草書房.
沢山美果子, 2003, 「近代的母親像の形成についての一考察」佐々木潤之介他編『日本家族史論集10 教育と扶養』吉川弘文館, 112-137.
沢山美果子, 2007, 「近代家族と子育て・再考」『歴史評論』684: 29-45.
Scott, J., 1985, *Weapons of the weak: everyday forms of peasant resistance*, New Haven: Yale University Press.
Sears, A., 1992, "To teach them how to live: the politics of public health from tuberculosis to AIDS," *Journal of Historical Sociology,* 5 (1): 61-83.
柴野昌山, 2001, 「文化伝達と社会化――パーソンズからバーンステインへ」柴野昌山編『文化伝達の社会学』世界思想社.

Shilling, C., 1991, "Educating the body: physical capital and the production of social inequalities," *Sociology*, 25 (4): 653-672.
辛圭煥（小川原宏幸訳），2007,「20世紀前半，京城と北京における衛生・医療制度の形成と衛生統計──『植民地近代性』論批判」『歴史学研究』834: 16-26.
新村拓，2006,『健康の社会史──養生，衛生から健康増進へ』法政大学出版局.
白鳥町史編集委員会編，1985,『白鳥町史』白鳥町.
白水浩信，2004,『ポリスとしての教育──教育的統治のアルケオロジー』東京大学出版会.
湘南隠士投，1900,「歯科医と普通医」『歯科学報』5 (7): 26-28.
静岡県志太郡青島町編，1930,『青島町誌』青島町.
宗田一，1989,『図説・日本医療文化史』思文閣出版.
Starr, P., 1982, *The social transformation of American medicine: The rise of a sovereign profession and the making of a vast industry*, New York: Basic books.
菅谷章，1978,『日本医療制度史（増補改訂）』原書房.
鈴木晃仁，2004,「戦前期東京における病気と身体経験──『滝野川区健康調査』（昭和十三年）を手がかりに」栗山茂久・北澤一利編『近代日本の身体感覚』青弓社，21-51.
鈴木晃仁，2008,「治療の社会史的考察──滝野川健康調査（一九三八年）を中心に」川越修・鈴木晃仁編『分別される生命── 20世紀社会の医療戦略』法政大学出版局，129-162.
髙木兼寛（述），1915,『簡易実用 家庭衛生及治病』大学館.
高橋準，1992,「新中間層の再生産戦略── 1910年代・20年代日本におけるその『自己との関係』」『社会学評論』43 (4): 376-389.
高橋裕子，1999a「帝国学校衛生会『学校衛生』にみる大西永次郎の主張の分析(1) 略歴，業績および社会的評価について」『日本教育保健研究会年報』6: 3-18.
高橋裕子，1999b「帝国学校衛生会『学校衛生』にみる大西永次郎の主張の分析(2) 主に文部省学校衛生官時代について」『日本教育保健研究会年報』6: 19-26.
武石村誌刊行会，1989,『武石村誌 第4篇 現代』武石村.
竹内洋，1999,『日本の近代12 学歴貴族の栄光と挫折』中央公論新社.
瀧澤利行，1993,『近代日本健康思想の成立』大空社.
瀧澤利行，1998,『健康文化論』大修館書店.
田辺浩，1995,「行為理論の革新──構造化，行為，反省性」宮島喬編『文化の社会学──実践と再生産のメカニズム』有信堂高文社，14-39.
田中聡，1994,『衛生展覧会の欲望』青弓社.
田中聡，1996,『健康法と癒しの社会史』青弓社.
谷富夫，1996,『ライフ・ヒストリーを学ぶ人のために』世界思想社.

谷釜了正, 1999,「衛生学が近代的身体の形成に果たした役割――日本の場合」『日本体育大学父母会平成10年度奨励研究費研究成果報告書』, 1-26.
谷崎潤一郎, [1949] 1983『細雪 (全)』中央公論新社.
帝国地方行政学会, 1972,『学制百年史』帝国地方行政学会.
天童睦子編, 2004,『育児戦略の社会学――育児雑誌の変容と再生産』世界思想社.
寺崎弘昭, 1996,「〈子ども〉と〈教育〉というアポリア――眺望台としての十七世紀近代市民社会理論」『現代思想』24 (7): 188-208.
Thomas W.I. & Znaniecki, F., 1958, *The Polish Peasant in Europe and America,* New York: Dover Publications. (= 1983, 桜井厚抄訳『生活史の社会学――ヨーロッパとアメリカにおけるポーランド農民』御茶の水書房.)
Thompson, P., [1978] 2000, *The Voice of the Past: Oral History* (Third Edition), Oxford and New York: Oxford University Press. (= 2002, 酒井順子訳『記憶から歴史へ――オーラル・ヒストリーの世界』青木書店.)
匿名記事, 1919,「小学児童口腔衛生施設ニ関スル建議案」24 (4): 81-86.
匿名記事, 1919,「衆議院建議案委員会議録」『歯科学報』24 (6): 71-78.
匿名記事, 1919,「口腔衛生資料――私の歯」『歯科学報』24 (8): 33-34.
匿名記事, 1921,「齲歯の予防に関する講話資料」『歯科学報』26 (1): 47-52.
匿名記事, 1921,「口腔衛生講話資料」『歯科学報』26 (4): 33-37.
匿名記事, 1929,「学校歯科医問題座談会」『歯科学報』34 10): 77-88.
匿名記事, 1931,「学校歯科医令の公布」『学校衛生』11: 392.
東京大学医学部創立百年記念会・東京大学医学部百年史編集委員会, 1967,『東京大学医学百年史』東京大学出版会.
東京慈恵会医科大学創立八十五年記念事業委員会, 1965,『高木兼寛伝』東京慈恵会医科大学創立八十五年記念事業委員会.
富永茂樹, 1997,「バスティーユからビセートルへ――ひとはどのようにして〈市民〉となるか」阪上孝編『統治技法の近代』同文舘, 51-84.
冨山一郎, 1996,「熱帯科学と植民地主義――『島民』をめぐる差異の分析学」酒井直樹他編『ナショナリティの脱構築』柏書房, 57-80.
豊中市立教育研究所, 1989,『大戦末期のある学級日誌――昭和十九年度・桜塚国民学校六年竹組』豊中市立教育研究所.
築田多吉, 1925,『家庭に於ける実際的看護の秘訣――実地方面の養生手当と民間療法, 女の衛生と子供の育て方 (第15版増補改訂)』南江堂書店.
築田多吉, 1926,『家庭に於ける実際的看護の秘訣――実地方面の養生手当と民間療法, 女の衛生と子供の育て方 (増訂20版)』南江堂書店.
築田多吉, 1928,『家庭に於ける実際的看護の秘訣――実地方面の養生手当と民間療法, 女の衛生と子供の育て方 (増補第119版)』南江堂書店.

築田多吉, 1938,『家庭に於ける実際的看護の秘訣——実地方面の養生手当と民間療法、女の衛生と子供の育て方 (増補改訂版)』南江堂書店.
鶴見祐輔, [1937] 1965,『後藤新平 第一巻』勁草書房.
上野千鶴子, 1998,『ナショナリズムとジェンダー』青土社.
梅原秀元, 1999,「19世紀後半ドイツにおける学校衛生」『大原社会問題研究所雑誌』488: 11-29.
牛島千尋, 2001,「戦間期の東京における新中間層と『女中』——もう一つの郊外化」『社会学評論』52 (2): 266-282.
Vigarello, G., 1985, *Le propre et le sale: L'hygiène du corps depuis le Moyen Âge*, Paris: Seuil. (= 1994, 見市雅俊監訳『清潔になる〈私〉——身体管理の文化誌』同文舘出版.)
和歌山県衛生課, 1939,『和歌山県衛生状態概要』和歌山県衛生課.
脇村孝平, 1997,「植民地統治と公衆衛生——インドと台湾」『思想』878: 34-54.
渡邊貢次・鈴木千春, 2003a,「大正から昭和初期における学校歯科保健教育活動小史1 社会の動向」『口腔衛生学会雑誌』53 (2): 83-90.
渡邊貢次・鈴木千春, 2003b,「大正から昭和初期における学校歯科保健教育活動小史2 学校歯科医, 学校看護婦の職務内容と歯科衛生教授, 歯科衛生訓練」『口腔衛生学会雑誌』53 (3): 171-180.
私たちの歴史を綴る会, 1987,『婦人雑誌からみた一九三〇年代』同時代社.
山田浩之,「日本教育史 統計データベース」(http://www.cc.matsuyama-u.ac.jp/~yamada/database)
山田昌弘, 1994,『近代家族のゆくえ——家族と愛情のパラドックス』新曜社.
山田富秋, 2003,「相互行為過程としての社会調査」『社会学評論』53 (4): 579-593.
山口県豊浦郡医師会, 1935,『豊浦郡医師会史』山口県豊浦郡医師会.
山本起世子, 1999,「戦時体制期における身体管理と家族——保健婦の役割を中心に」『園田学園女子大学論文集』34 (I): 35-48.
山本起世子, 2000,「家族における身体管理に関する歴史社会学的考察——江戸期から明治期を対象として」『園田学園女子大学論文集』35 (I): 47-60.
山本拓司, 1999,「国民化と学校身体検査」『大原社会問題研究所雑誌』488: 30-43.
山岡晋, 1903,「腺病質小児ニ就テ」『歯科学報』8 (11): 22-23.
山下大厚, 2001a,「身体測定のポリティクス——子どもの身体へのまなざしと健康優良児表彰」『年報社会学論集』14: 1-14.
山下大厚, 2001b,「育児・家庭・医療化——ビオ・ポリティックとしての赤ん坊展覧会」『法政大学大学院紀要』46: 13-21.
山崎光夫, 2001,『「赤本」の世界——民間療法のバイブル』文藝春秋.
柳田國男, [1931] 1993,『明治大正史 世相編』講談社.

横山浩司, 1986,『子育ての社会史』勁草書房.
好井裕明・桜井厚編, 2000,『フィールドワークの経験』せりか書房.
吉見俊哉, 1994,「運動会の思想——明治日本と祝祭文化」『思想』845: 137-162.
吉村昭, 1971,『日本医家伝』講談社.
湯沢雍彦編, 1975,『高年齢を生きる 7 お茶の水出の50年——高学歴女性の生活史と老後生活』国勢社.

あとがき

 「近代日本の衛生」を研究テーマに決めてから、早や10年が過ぎようとしている。研究をスタートさせてからほどなくして、私はフーコーの言説分析にすっかり魅了された。物語としての細部と批判的な大観との両方を兼ね備えた彼の壮大な仕事に対し、自分の研究をどう位置づけるのか。修士論文を完成させたころは、いまだ確固たる足場を築くことができていなかった。まさに本書で再検討を要すべき対象となるような、「批判的読解」を欠いた研究になっていたのではないかと思う。その後は、近代衛生史研究に対し自分なりにどう接近していくことができるのか、暗中模索の日々であった。そして今、不十分ながらも私なりの結論に達し、こうしてひとつの区切りをつけることができたことを非常にうれしく思っている。

 本書は、2008年春にお茶の水女子大学大学院人間文化創成科学研究科に提出した博士論文に、若干の加筆修正を加えたものである。
 本書のいくつかの章はこれまで発表した論文を含んでいるが、一部大幅に書き改めたり、カットした上で再編成されている。各章の初出は以下の通りである。

 「身体－衛生史研究の展開と課題——日本の場合」Sociology today 編集委員会『Sociology today』第16号, pp.17-25（2006年）[序章]

 「大正から昭和初期における学校口腔衛生の確立——歯科学の専門職化の観点から」関東社会学会機関誌編集委員会『年報社会学論集』第21号

pp.83-94（2008年）［第二章］

「昭和前期における日常生活のなかの『衛生』体験——女子高等師範学校卒業生の語りから」お茶の水女子大学21世紀COEプログラム「誕生から死までの人間発達科学」『平成15年度公募研究成果論文集』pp.83-97［第三章］

「一九三〇年代母親の衛生実践の一局面——新中間層家族における」ソシオロジ編集委員会（社会学研究会）『ソシオロジ』第51巻3号, pp.125-141（2007年）［第四章］

「身体化される衛生経験——昭和前期の健康管理をめぐる男性の語りから」お茶の水女子大学21世紀COEプログラム「ジェンダー研究のフロンティア」『F-GENSジャーナル』第9号 pp.31-38（2007年）［第五章］

　まず、面識のない私からの調査依頼を引き受けて下さり、インタビューにご協力いただいたすべての方々に心よりお礼を申し上げたい。1冊のノートと録音テープを携え、第1号の調査対象者としてお話を聞かせてくださったAさん。温かくご自宅に迎え入れてくださったAさんの生き生きとした語りに引き込まれるうちに、研究の方向性は間違っていないと静かに確信したのは、2003年秋のことであった。また、2006年に行った調査でお話を聞かせていただいたP氏。すでに辺りは茜色の夕焼け空に覆われていた調査終了後、ご夫妻で玄関ドアの外まで出て、私を見送ってくださった姿が今も脳裏に焼きついている。大病を患っていることを告白しながらも、お元気そうなお姿であったが、調査の2ヶ月後に急逝された。何十年とさかのぼった過去の経験を、きわめて鮮明にお話しくださったP氏。その語りに聞き入る機会が永久に失われたかと思うと、残念でならない。ここに謹んでご冥福をお祈り申し上げる。

あとがき　307

　本書を執筆するまでに、数多くの方々のご指導を賜った。
　主査を引き受けてくださったお茶の水女子大学の平岡公一先生を始め、小風秀雅先生、坂本佳鶴惠先生、杉野勇先生、棚橋訓先生には、論文の審査過程において大変お世話になった。先生方の的確なご助言と励ましがあったからこそ、本書をこうして世に送り出すことができた。心より感謝を申し上げたい。
　また、学部時代から博士課程2年時まで指導教官を引き受けてくださり、その後も温かく見守ってくださった天野正子先生（お茶の水女子大学名誉教授）にもお礼を申し上げたい。自分の進むべき方向が見えず、行き詰ってしまったときに先生にかけていただいた「とにかく続けること」というご助言は、今も私の心の支えとなり続けている。
　慶応義塾大学の鈴木晃仁先生には、研究会やゼミの場で多くの知的な刺激とご指導を頂いた。先生が私の研究に関心を持ってくださらなければ、本書のもとになった博士論文の完成には至らなかったというのが、いつわらざる気持ちである。また、波平恵美子先生（お茶の水女子大学名誉教授）には、修士論文作成時からご指導頂いた。先生の厳しくも的確なご教示なくしては、研究者としてのスタートは切れなかったであろう。すべての方々のお名前をあげることはできないが、各研究会や学会、ゼミで励ましやご指導をいただいた方々、支えてくださったすべての方々にも、この場を借りて感謝の意を表したい。

　なお、本書のもとになった調査研究は、お茶の水女子大学21世紀COEプログラム「誕生から死までの人間発達科学」と同「ジェンダー研究のフロンティア」から公募研究助成を受けた。また本書の刊行に際して、独立行政法人日本学術振興会平成21年度科学研究費補助金（研究成果公開促進費）のご支援を受けた。ここに記して感謝申し上げたい。そして、本書を手がけていただいた東信堂の下田勝司さんに、心よりお礼を申し上げる。

最後に、時には足踏み状態になった私の研究生活を温かく見守ってくれた家族に、紙面を借りて感謝の意を伝えたい。

2009年10月

宝月　理恵

事項索引

〔ア行〕

赤本　　　263, 264, 266, 267, 269-271, 274
アクセシビリティー　　　193, 222, 223, 225, 236
「新しい公衆衛生」　　　286, 287
生きられた（衛生）経験　　　34, 37, 41-43, 112, 123, 126, 144-146, 161, 171, 174, 184, 186, 187, 194, 242, 243, 251, 275, 278
医師法　　　77, 78
医術開業試験　　　59, 62, 63, 65, 66, 69, 78, 81
「医術に関する迷信」　　　112, 116
医制　　　55, 56, 59
医療化（論）　　　3, 11, 17, 23, 25, 27, 37, 38, 125, 144, 186, 223-226, 236, 237, 276, 277, 280-282
医療社会学　　　25, 125
医療専門職　　　ii, 14, 22, 23, 25, 33, 34, 37, 39, 42, 43, 125, 144, 277, 280-282, 285
医療の多元性　　　186, 187, 199
『医療ポリツァイ』　　　10, 58
齲歯（うし）　　　133, 134, 136, 137, 257
衛生
　　——概念　　　ii, 27, 103, 112, 120
　　——学　　　3, 27, 91-95, 97, 112, 120, 274
　　『——学大意』　　　95, 97
　　——規範　　　ii, iii, 5, 6, 27, 33, 34, 37, 44, 125, 145, 146, 159, 172, 176, 186, 194, 276-281, 283, 284
　　——教育　　　140, 142, 184, 185, 202, 216, 253
　　——行政主導者　　　ii, 43, 45, 70

　　——経験→生きられた（衛生）経験
　　——警察／——事務　　　99, 101
　　「——誤解ノ弁」　　　90
　　——差別論　　　5, 6, 26, 27, 33
　　——実践　　　iii, 44, 145, 151, 158, 171, 186, 187, 195, 197, 199, 201-203, 210, 211, 213, 217, 220, 223, 226, 235, 239, 241, 270, 271, 279, 282, 284, 285
　　（近代）——史研究　　　3-6, 21, 23, 26, 32, 33, 43, 125, 145, 159, 161, 239, 240, 249, 276-278, 285
　　（国家）——システム　　　5, 39, 42, 43, 45, 120, 122, 277, 278
　　——事務　　　85
　　『——新篇』　　　92, 95, 97
　　——制度　　　ii, 42, 120, 121, 242
　　『——制度論』　　　84, 86, 98
　　——戦略　　　44, 90, 122, 171, 217, 220, 226, 227, 232, 235-239, 265, 274, 278-285
　　——知（識）　　　ii, iii, 33, 42, 44, 109, 123, 125, 145, 146, 172, 186, 217, 233, 277-279, 282, 283, 285
　　——展覧会・博覧会　　　74, 175, 184, 258, 259
　　——という足がかり　　　34
　　「——と資本」　　　87
　　（学校）口腔——　　　22, 26, 38, 40, 41, 125, 126, 128-130, 135-140, 143, 144, 161, 185, 252, 254, 255, 278, 280
　　公衆——（制度）　　　3, 4, 20, 21, 39, 42, 43, 54, 58, 68, 87, 89, 90, 97, 110
　　公衆——（改革）運動　　　4, 21, 22, 25, 26, 33

家庭―― iii, 39, 236
個人―― 20, 32, 89, 90
主観的――経験 44, 146, 171, 172, 177, 183, 186, 193
「文明ト――トノ関係」 90
オーラル・ヒストリー iii, 161, 162, 165, 166

〔カ行〕

回虫（寄生虫の）駆除 175, 209
回虫（寄生虫の）団体駆除 173, 174
可視化（―対象化） 5, 175, 178
『家族のポリス』 11, 149
学校医（制度）・校医 iii, 37, 38, 128, 130, 131, 138, 142, 143, 184, 206, 207, 281
学校衛生 iii, 20, 23, 34, 38-41, 43, 45, 103, 104, 108, 109, 111, 120, 122, 125, 126, 128, 130, 131, 136, 139, 140, 143, 144, 202, 209, 210, 223-236, 254, 277, 280-282
――制度 201
『学校衛生学』 106
学校看護婦（衛生婦） 224, 225
学校歯科医 38, 40, 43, 127, 128, 130, 131, 134, 136, 138, 140, 142-144, 184, 281
学校歯科医令 131, 138, 139, 142, 143
『家庭に於ける実際的看護の秘訣』 264
『家庭の衛生と常備薬』 117, 118
『簡易実用 家庭衛生及治病』 117, 270
漢方医（学） 63, 65, 67, 68, 72, 112, 121, 126, 221
「漢方医継続に就て」 69
肝油 176, 203, 204, 208, 209, 224, 236, 237
聞き取り 44, 146, 161, 166, 167, 172, 181, 183, 184, 187, 194, 242
急性伝染病 5
牛乳 203-206, 208, 209, 237
「教育する家族」 37, 196

近代家族論 28, 34, 35, 37, 195, 196, 239
「京城（府）」 224, 227, 230, 232, 240, 241
系譜学研究 4
啓蒙教育 44, 183, 186, 259, 271, 280
啓蒙主義（時代） 7
結核 106, 136, 137, 140, 184, 190, 191, 193, 200, 208, 223-225, 236, 261, 280, 282
結核予防法 137
健康
――形成・――維持 ii, 83, 97, 121, 177, 276, 287
――と病の社会学 21
――（の、を）保護 i, 57-59, 96
――優良児（表彰） 29, 177-183
子ども（児童）の――（身体）管理 11, 12, 37, 121
権力 6, 13, 15, 17, 19, 25, 31, 145, 147-149, 176, 198
規律―― 31
規律（＝）訓練型―― 26, 27, 196, 197
「個体的で局部的」な―― 148, 149
国家―― 148, 149
司牧者―― 18, 19
生――（論） 21, 27, 31, 33, 197, 279, 284
口述資料 iii, 44, 146, 161, 172, 193, 194, 279
構造
――化 5, 151, 152, 157, 198
客観（的）―― 153, 155-159, 194, 274, 278, 283-285
国家
国民――（論） 3, 26, 27, 33
『――衛生原理』 83, 87, 98, 102
個別化 19, 20, 26
――と全体化 17, 21, 39
個別的かつ全体的 103, 120

個別的／全体的に	89	十二指腸虫	188, 192
コレラ	5, 70, 89, 122, 200	住民（／人口）（ポピュラシオン）	8, 15-17, 20, 48, 51

〔サ行〕

細菌（学）　　　　　　　　　　4, 201
再生産　　　　151, 155, 156, 276, 284, 285
再生産（の）戦略　　195, 197, 199, 209, 237
ジェンダー　　　　　　　　27, 251, 273
歯科医
　——師法　　　　　　　　　40, 79, 81
　——団体（歯科職能団体）　　40, 43, 82,
　　124, 126, 130, 138, 139, 144, 254, 273, 280
歯科学（知）　　　25, 39-41, 79, 122, 126, 127,
　　131, 133, 137, 139, 141, 143, 144, 160, 285
歯牙検査　　　　　　　138, 142, 224, 281
歯牙の中心感染説　　　　　　　135, 137
資源　　　　213, 217, 220, 222, 235, 239, 275
　——の変動（変容）　　　　　223, 226, 227
　医療——　　　　　　　　　　232, 237
　経済——　　　　　　　　　　236, 237
　社会関係——　　　　　　　　213, 281
　情報——　　　　　　　　　　　　232
　文化（的）——　　　　　　232, 236, 282
資産　　　　　　　　　　　　　　　159
慈善　　　　　　　　　　　　　10, 24, 97
実践（実践／慣習行動）　　ii, 31, 33, 150, 152,
　　153, 155-157, 159, 187, 213, 238, 256, 283
実践（プラチック・慣習行動）　　　　　151
支配管轄権　　　　　　　　　128-131, 143
支配管轄権獲得闘争　　　　　　　　　143
支配権獲得クレイム　　　　　128-130, 132,
　　　　　　　　　　　　　　137, 139, 140
社会構築主義　　　　　　　　　　3, 4, 21
社会史　　　　　　　　　　　　　3, 4, 11
社会的差別　　　　　　　　　　　　　5
修正可能性　　　　　　　　　　　283, 284

住民（／人口）（ポピュラシオン）
　　　　　　　　　　　　8, 15-17, 20, 48, 51
主体（性）　　　31, 147, 149, 150, 152, 278
主体化（服従＝主体化）　　33, 41, 147, 161,
　　　　　　　　　　　197, 249, 271, 274
『主婦之友』　　　　　　　　　　　36, 234
受容（者）　　ii, iii, 33, 34, 37, 41-44, 125, 144-
　　146, 159, 161, 194, 199, 217, 239, 277, 278
『松香私志』　　　　　　　　　　　57, 75
植民地医学　　　　　　　　　　　　241
女高師　　　　　　　　166, 167, 170, 171,
　　　　　　173, 195, 199, 200, 240, 281
人口　　　　　　　　　　　　13, 19, 28
人口の生 - 政治学　　　　　　　　21, 29
身体
　子どもの——（の衛生管理）　　ii, 11, 12,
　　　23, 24, 29, 38, 121, 126, 276, 277, 287
　——虚弱児　　　　　　　203, 208, 209
　——検査　　　　　　　　131, 138, 206
　——の解剖 - 政治学　　　　　　　21
身体化　　　　44, 185, 186, 194, 223, 226,
　　　　238, 239, 250, 252, 253, 257,
　　　　258, 261, 269, 274, 275, 280
身体化／ハビトゥス化　　　　　　　　271
新中間層　　　　　　　　　36, 170, 199
　——家族／家庭　　　iii, 34, 35, 37, 41, 122,
　　　　186, 196, 215, 233, 252, 255, 272, 274
清潔　　　　　i, ii, 214, 215, 233, 284, 286, 287
性病　　　200, 252, 253, 258-261, 263, 271
『西洋民間薬』　　　　　　　　　112, 115
腺病質　　　　　　　　　　　136, 206, 208
専門職化　　　22, 23, 25, 26, 33, 37, 40, 41,
　　　79, 122, 124-128, 144, 280, 281, 285
専門職システム（論）　　　　　　　43, 128
専門知（学問的専門知）　　128, 129, 131, 143

専門分化　　　125, 127, 143, 144, 277, 285
戦略　　13, 14, 31, 32, 44, 146, 151-156,
　　　　158, 159, 172, 193, 222, 271, 278
戦略分析　　　　　　　　　　278, 279
咀嚼　　　　　　　　　　　　133, 137
咀嚼教練　　　　　　　　　　　　144

〔タ行〕

大学東校　　　　　　　　　　50, 51, 55
代替不能性　　　　　　　　　　223, 224
大日本私立衛生会　　　　　45, 68, 72-74,
　　　　　　87-89, 107, 110, 123, 184
大日本私立衛生会雑誌　　　73, 86, 90, 107
(人工)太陽灯　　　　　203, 204, 208, 236
知識　　　　　　　　　　　　　　　33
秩序(維持)　　　　　　　　　　4, 6, 17
通俗衛生会　　　　　　　　　73, 122, 123
抵抗　　33, 44, 146, 147, 149-151, 155, 158,
　　159, 172, 193, 199, 274, 278, 281, 284, 285
　意識的な――　　　　　　　　　　150
　意図せざる(のない)――　　　　175, 274
　無意識的(で潜在的)な――　　　　150,
　　　　　　　　　　　　　　194, 279
帝国医療　　　　　　　　　　　240, 241
伝染病予防規則　　　　　　　　　　70
統治(近代統治、統治技法・技術、統治性)
　　　　ii, 7-11, 14, 17, 19, 83, 102, 120,
　　　　　147, 148, 150, 151, 158, 159, 287
都市社会史　　　　　　　　　　4, 6, 26
富山の置き薬(薬売り)　　　189, 221, 271
トラホーム　　　　　　106, 140, 184, 200

〔ナ行〕

内務省衛生局　　　　　　61, 74, 77, 83, 85
入学試験(入試)　　　　　　　　203, 237

〔ハ行〕

場　　ii, 20, 27, 37-40, 42, 269, 277, 279, 286
配置薬　　　193, 221, 222, 236, 237, 265, 282
ハビトゥス　　44, 146, 150-155, 157-159,
　　　　　172, 193, 222, 225, 226, 239, 250,
　　　　　251, 272, 274, 275, 278, 279, 283-286
ハブ草　　　253, 265-267, 269, 271, 273, 274
歯磨(き)　　　　　　　186, 253, 257, 258,
　　　　　　　　　263, 271-273, 280, 285
歯磨教練(訓練)　　　　　　140, 141, 144
歯磨体操　　　　　　　　　　　　141
病院・施療院　　　　　　　　　7, 12, 60
フーコー・パースペクティヴ　　31-33, 41,
　　　　　　　　145, 239, 249, 276, 277
ペスト　　　　　　　　　　　　5, 200
保護健全意見書　　　　　　51, 56, 58, 61
ポリス／ポリツァイ　　　7-10, 14, 15, 17,
　　　　　　19-21, 45, 58, 82, 84, 85, 89,
　　　　　　98, 100, 102, 120, 122, 240, 278
『ポリス論』　　　　　　　　　　　　9

〔マ行〕

まなざし　　　　　　　　5, 6, 16, 32, 105,
　　　　　　　　　　106, 145, 196, 208, 209
慢性伝性病　　　　　　　　　　　200
民間医学　　　　　　　　43, 112, 117, 119
民間療法　　　43, 112, 115, 117, 119, 193,
　　　　　　220-222, 224, 233, 236, 237, 253,
　　　　　　265, 266, 269-271, 274, 277, 282
ムシ歯予防デー　　　　　　　　254, 255
『迷信の研究』　　　　　　　　　　112
メディア　　145, 150, 184, 233, 235, 239, 282

〔ヤ行〕

養生(論)　　27, 82, 83, 95, 96, 102, 123, 221

【ラ行】

ライフストーリー　161, 165
ライフ・ヒストリー　161, 162, 164-166
六歳臼歯　133-135, 137

人名索引

〔ア行〕

アダムス(T. L. Adams)	22, 128
アボット(A. Abbott)	43, 127-129
アームストロング(D. Armstrong)	23, 24, 125
安保則夫	5
ヴァカン(L. Wacquant)	155
柄本三代子	42
大西永次郎	139, 142, 143
尾﨑耕司	84-86, 101

〔カ行〕

貝原益軒	97
神谷昭典	47, 49, 51, 52, 56
川越修	34
川村邦光	28, 159
後藤新平	35, 45, 68, 70, 73, 77, 82, 83, 85, 86, 88, 90, 98, 100, 101, 105
小林丈広	5, 6

〔サ行〕

相良知安	49-51, 54, 56
佐藤尚中	49, 51, 54, 56
沢山美果子	36
ジェンナー(M. Jenner)	30, 31
柴野昌山	198, 199
白水浩信	9, 98, 102
鈴木晃仁	222, 223
セルトー(De Certeau)	156, 157, 159

〔タ行〕

高木兼寛	73, 77, 117, 270
高橋準	197, 202
瀧澤利行	73, 82, 83, 90, 123
伊達一男	91, 92, 95
築田多吉	264, 266, 267
天童睦子	198
ドラマール(N. Delamare)	9, 10
ドンズロ(J. Donzelot)	6, 7, 11-14, 21, 28-30, 146, 149, 196, 197

〔ナ行〕

長与専斎	i, 55-59, 73, 75-77, 82, 89, 90
成田龍一	27, 159
ネトゥルトン(S. Nettleton)	25, 26, 125

〔ハ行〕

橋本鉱市	77
長谷川泰	55, 66, 67, 69-71, 73, 77, 78, 101, 105
ひろたまさき	5
フーコー(M. Foucault)	ii, 3, 4, 6-11, 14-22, 25-27, 29-32, 43, 146-148, 150, 158, 159, 196-198, 249, 276-278, 285
富士川游	45, 112, 114, 115, 117
フランク(J. P. Frank)	10, 58
ブルデュー(P. Bourdieu)	43, 151, 153-159, 198, 278, 283

〔マ行〕

三島通良	35, 104, 106, 110, 120, 130

宮島喬	151, 156	山下大厚	29, 196
牟田和恵	28	山本起世子	29, 196
森林太郎（森鷗外）	82, 89, 91, 94, 97, 121		

〔ヤ行〕

〔ラ行〕

ラプトン（D. Lupton）　4, 31, 32, 147-150

著者紹介

宝月　理恵（ほうげつ　りえ）

1976年大阪府生まれ。2008年お茶の水女子大学大学院人間文化研究科博士後期課程修了。博士（社会科学）。現在、お茶の水女子大学大学院人間文化創成科学研究科リサーチフェロー。専門は社会学（健康と病いの社会学、医療の歴史社会学）。

主な論文

「大正から昭和初期における学校口腔衛生の確立——歯科学の専門職化の観点から」（『年報社会学論集』第21号、2008年）

「一九三〇年代母親の衛生実践の一局面——新中間層家庭における」『ソシオロジ』51巻3号、2007年）

近代日本における衛生の展開と受容　　　　定価はカバーに表示してあります。

2010年2月28日　　初　版第1刷発行　　　　　　　〔検印省略〕

著者©宝月理恵／発行者　下田勝司／装幀　桂川　潤　　　印刷・製本／中央精版印刷

東京都文京区向丘1-20-6　　郵便振替00110-6-37828　　　　発　行　所
〒113-0023　TEL (03) 3818-5521　FAX (03) 3818-5514　　株式会社 東信堂
Published by TOSHINDO PUBLISHING CO., LTD.
1-20-6, Mukougaoka, Bunkyo-ku, Tokyo, 113-0023 Japan
E-mail : tk203444@fsinet.or.jp　http://www.toshindo-pub.com

ISBN978-4-88713-970-1　　C3036　　© HOGETSU, Rie

東信堂

〈現代社会学叢書〉

開発と地域変動——開発と内発的発展の相克	北島 滋	三二〇〇円
在日華僑のアイデンティティの変容——華僑の多元的共生	過 放	四四〇〇円
健康保険と医師会——社会保険創始期における医師と医療	北原龍二	三八〇〇円
事例分析への挑戦——個人現象への事例媒介的アプローチの試み	南 保輔	三八〇〇円
海外帰国子女のアイデンティティ——生活経験と通文化的人間形成	水野節夫	四六〇〇円
現代大都市社会論——分極化する都市？——神戸市真野住民のまちづくり	園部雅久	三八〇〇円
インナーシティのコミュニティ形成	今野裕昭	五四〇〇円
ブラジル日系新宗教の展開	渡辺雅子	七八〇〇円
イスラエルの政治文化とシチズンシップ——異文化布教の課題と実践	奥山眞知	三八〇〇円
正統性の喪失——アメリカの街頭犯罪と社会制度の衰退	G・ラフリー／室月誠監訳	三六〇〇円

〈シリーズ 社会政策研究〉

福祉国家の社会学——21世紀における可能性を探る	三重野卓編	二〇〇〇円
福祉国家の変貌——グローバル化と分権化のなかで	小笠原浩一編	二〇〇〇円
福祉国家の医療改革——政策評価にもとづく選択	武川正吾編	二〇〇〇円
共生社会の理念と実際	近藤克則編	二〇〇〇円
福祉政策の理論と実際〔改訂版〕福祉社会学研究入門	三重野卓編	二五〇〇円
韓国の福祉国家・日本の福祉国家	武川正吾・キム、ヨンミョン編	三二〇〇円
改革進むオーストラリアの高齢者ケア	平岡公一編	二〇〇〇円
認知症家族介護を生きる——新しい認知症ケア時代の臨床社会学	木下康仁	二四〇〇円
認知症をめぐる制度・表象・地域	井口高志	四二〇〇円
新版 新潟水俣病問題——加害と被害の社会学	飯島伸子・舩橋晴俊編	三八〇〇円
新潟水俣病問題の受容と克服	関礼子編	五六〇〇円
公害被害放置の社会学——イタイイタイ病・カドミウム問題の歴史と現在	堀田恭子	四八〇〇円
	藤川賢・渡辺伸一・飯島伸子編	三六〇〇円

〒113-0023 東京都文京区向丘1-20-6
TEL 03-3818-5521 FAX 03-3818-5514 振替 00110-6-37828
Email tk203444@fsinet.or.jp URL:http://www.toshindo-pub.com/

※定価：表示価格（本体）＋税

東信堂

人は住むためにいかに闘ってきたか──〔新装版〕欧米住宅物語	早川和男	二〇〇〇円
イギリスにおける住居管理──オクタヴィア・ヒルからサッチャーへ（居住福祉ブックレット）	中島明子	七四五三円
居住福祉資源発見の旅──新しい福祉空間、懐かしい癒しの場	早川和男	七〇〇円
どこへ行く住宅政策──進む市場化、なくなる居住のセーフティネット	本間義人	七〇〇円
漢字の語源にみる居住福祉の思想	李桓	七〇〇円
日本の居住政策と障害をもつ人	大本圭野	七〇〇円
障害者・高齢者と麦の郷のこころ──住民、そして地域とともに…健康住宅普及への途	山本直美 加田内樹 伊藤静美	七〇〇円
地場工務店とともに	水月昭道	七〇〇円
子どもの道くさ	吉田邦彦	七〇〇円
居住福祉法学の構想	黒田睦彦	七〇〇円
奈良町の暮らしと福祉──市民主体のまちづくり	中澤正夫	七〇〇円
精神科医がめざす近隣力再建──進む「砂漠化」、はびこる「付き合い拒否」症候群	片山善博	七〇〇円
住むことは生きること──鳥取県西部地震と住宅再建支援	ありむら潜	七〇〇円
最下流ホームレス村から日本を見れば	髙島一夫	七〇〇円
世界の借家人運動──あなたは住まいのセーフティネットを信じられますか？	張秀萍 柳中権	七〇〇円
「居住福祉学」の理論的構築	早川和男	七〇〇円
居住福祉資源発見の旅II──地域の福祉力・教育力・防災力	早川和男	七〇〇円
居住福祉の世界──早川和男対談集	高橋典成	七〇〇円
医療・福祉の沢内と地域演劇の湯田──岩手県西和賀町のまちづくり	金持伸子	七〇〇円
「居住福祉資源」の経済学	神野武美	七〇〇円
長生きマンション・長生き団地	山下千代佳夫	八〇〇円

〒113-0023　東京都文京区向丘1-20-6　TEL 03-3818-5521　FAX 03-3818-5514　振替 00110-6-37828
Email tk203444@fsinet.or.jp　URL:http://www.toshindo-pub.com/

※定価：表示価格（本体）＋税

東信堂

〈シリーズ 社会学のアクチュアリティ：批判と創造 全12巻+2〉

クリティークとしての社会学――現代を批判的に見る眼	宇都宮京子編	一八〇〇円
都市社会とリスク――豊かな生活をもとめて	藤浦野正弘編	二〇〇〇円
言説分析の可能性――社会学的方法の迷宮から	佐藤敏俊樹編	二〇〇〇円
グローバル化とアジア社会――ポストコロニアルの地平	友枝敏雄編	二三〇〇円
公共政策の社会学――社会的現実との格闘	新原道信他編	二五〇〇円
社会学のアリーナへ――21世紀社会を読み解く	厚東洋輔他編	二二〇〇円

〈シリーズ世界の社会学・日本の社会学〉

地域社会学の政策とガバナンス	矢澤澄子監修	二七〇〇円
グローバリゼーション/ポスト・モダンと地域社会	古城利明監修	二五〇〇円
地域社会学の視座と方法	似田貝香門監修	二五〇〇円

〈地域社会学講座 全3巻〉

タルコット・パーソンズ――最後の近代主義者	中野秀一郎	一八〇〇円
ゲオルグ・ジンメル――現代分化社会における個人と社会	居安正	一八〇〇円
ジョージ・H・ミード――社会的自我論の展開	船津衛	一八〇〇円
アラン・トゥーレーヌ――現代社会のゆくえと新しい社会運動	杉山光信	一八〇〇円
アルフレッド・シュッツ――主観的時間と社会運動	森元孝	一八〇〇円
エミール・デュルケム――社会の道徳的再建と社会学	中島道男	一八〇〇円
レイモン・アロン――危機の時代を透視した警世家	岩城完之	一八〇〇円
フェルディナンド・テンニエス――ゲマインシャフトとゲゼルシャフト	吉田浩	一八〇〇円
カール・マンハイム――時代を診断する亡命者	澤井敦	一八〇〇円
ロバート・リンド――アメリカ文化の内省的批判者	園部雅久	一八〇〇円
費孝通――民族自省の社会学	佐々木衞	一八〇〇円
奥井復太郎――都市社会学と生活論の創始者	藤本弘鎭	一八〇〇円
新明正道――綜合社会学の探究	山本雄久	一八〇〇円
高田保馬――新総合社会学の先駆者	中島隆滋	一八〇〇円
米田庄太郎――理論と政策の無媒介的拡充	川合隆男	一八〇〇円
福武直――家族・実証社会学の軌跡	蓮見音彦	一八〇〇円
戸田貞三――民主化と社会学の現実化を推進		

〒113-0023・東京都文京区向丘1-20-6
TEL 03-3818-5521 FAX03-3818-5514 振替 00110-6-37828
Email tk203444@fsinet.or.jp URL:http://www.toshindo-pub.com/

※定価：表示価格（本体）＋税